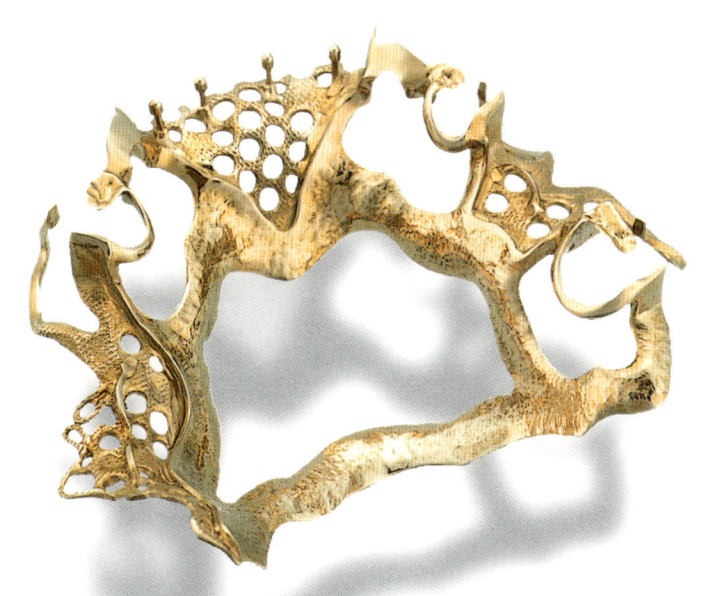

バイオ・キャストパーシャル
Bio-Cast Partial
10 days golden course

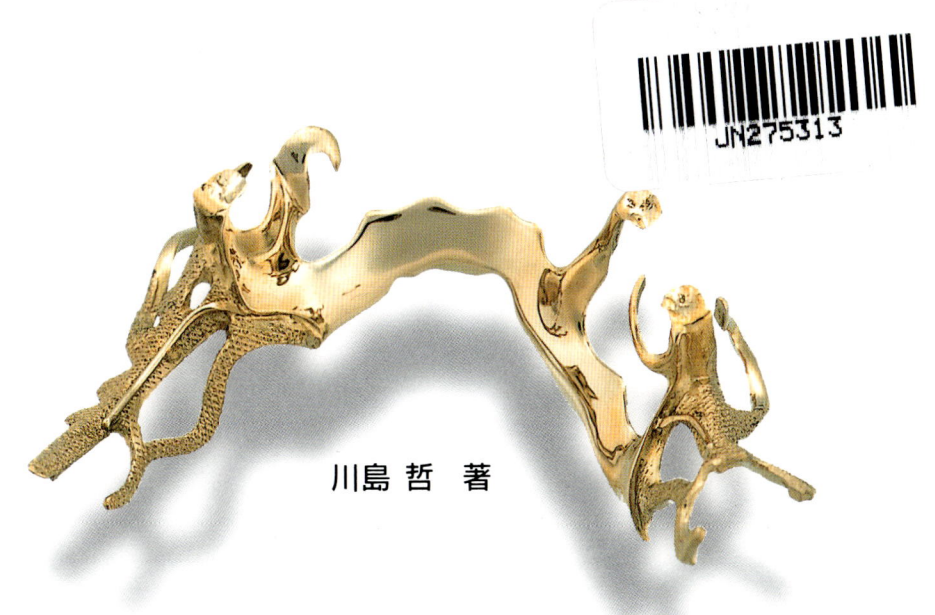

川島 哲 著

医歯薬出版株式会社

This book was originally published in Japanese under the title of :

BAIO KYASUTOPAHSHARU
Bio-Cast Partial

KAWASHIMA, Tetsu
  President, dental laboratory UNIDENT Co. Ltd.

© 2000 1st ed.

ISHIYAKU PUBLISHERS, INC.
  7-10, Honkomagome 1 chome. Bunkyo-ku,
  Tokyo 113-8612, Japan

はじめに

　技工学校を卒業後まだ2～3年の若い歯科技工士の諸君を対象に，1990年に『1週間でマスターするキャストパーシャル』上，下巻を出版したが，あれからもはや10年が経過した．

　あの，かつての時代に筆者は，個人の努力によって達成できるゆとりある技工，誇りある歯科技工のために，キャストパーシャルを一つの可能性として呈示した．そして「キャストパーシャルは少しもむずかしくない」ということを一連の製作システムを確立することで提案してみた．

　その後，今日まで多くの歯科技工士がキャストパーシャルにトライし，学校教育の現場においても大いに注目されるようになったことは大変喜ばしいことであった．かつてはマイナーな存在であったキャストパーシャルが，今日ではトレンディーな存在となっている．当分はキャストパーシャルは自分には関係がないと思っていた人までも，キャストパーシャルに大いに関心を寄せて下さったことは，とっても力強く感じられたことでもあった．

　また，経済的意味でのキャストパーシャルは，歯科医院とラボのこれからの収益部門であるという当時の提案も，人口動態の分析を通して予測したのである（筆者は，10年前に2001年における65歳以上の人口を2202万人と推定していた）．その後，歯科医院の収益性を高める役割を大いに果たしてきた．そして同時に高齢化社会から高齢社会へ，そして超高齢社会*へと加速度的に進むことは，キャストパーシャルにとって，さらに追い風となってゆくことはいうまでもない．

　私たち歯科医療人は，いつもその時代で停滞していてはいけないと考える．そこで，この10年間，新世紀へ向けて，新たなる課題へ向けて検討を重ね，実践してきた．それは，今日国民の3割がアレルギーに悩んでいる**ことを見るならば，そのあらたな"国民病"の撲滅をめざして，生体に"やさしい"キャストパーシャル，すなわち「Bio-Cast Partial（バイオ・キャストパーシャル）」への道を提案することである．このことこそが新世紀への橋わたしと考えている．

　これからの，多くのヤングオールドたち（65～75歳）は，金属アレルギーをたずさえた補綴患者さんなのだ．そのためにも従来のキャストパーシャルからステップアップすべきと考え，本

---

* 国連では，65歳以上の老齢人口が7％を超えた国を「高齢化の国」とよび，14％を超えた国を「高齢の国」とよんでいる．わが国は，1995年に14％を超え，高齢の国になった．また，2015年には，老齢人口は25％に達し，「超高齢の国」になることが予測されている．

** 読売新聞夕刊，2000年4月12日号，「アレルギー研究ネットーアトピー，花粉症…新たな"国民病"」

書の発刊を企図した．

　新世紀のキャストパーシャルは，単にメカニカルな面のみではなく，Bio（生物的，生命・生体の），Biological（生物学的）歯科技工学として，欠損補綴を考えなければならない．そこで本書では，技術書は実際に役に立ってこそ価値（バリュー）があるという観点に立脚し，Gold-platinum alloyによる一連のシステムを，総合的にT.K.M.（Tetsu Kawashima Method）として開発，提案した．

　君たちはきっと思っていた，あるいは思い込んでいたことだろう．Gold-platinumを用いた一連の製作システムは，すでに確立していたと．残念ながら，不幸にもこれらをシステムとして解説した技術書（成書）は一冊もないのである．

　Gold自体は今から6,000年以上の歴史を有する金属である．また，Goldの溶解・冶金技術は紀元前4,000年にブルガリア黒海沿岸のVarna地方で発明されたといわれている[***]．ここで序文が本文のように増長になっているが少し"ガマン"して貴金属の歴史について聞いてもらいたい．

　アメリカンムービーの西部劇（ウェスタン）でよく登場する，カリフォルニアのゴールドラッシュは，1848年ひとりの大工がAmerican川とSacramento川の合流点近くの製粉所の放水路で，金の粉を発見したのが始まりといわれる．この噂を聞き，Goldを求めて多くの人たちが一攫千金をねらって集まってきた．採金者たちは最初はSacramento川で採取していたが，やがてSierra Nevada山脈の金鉱脈が発見され，1853年には93トンの金が生産されることになった[***]．

　カナダのゴールドラッシュは，1896年に2人の探鉱家がカナダ北部のYukon川の支流で金を発見したのが発端という．噂を聞いた人々は続々とこの川に集まってきたが，その道中もまた現地のDawsonの生活も悲惨なものであった．しかし1900年までの3年間でこの地で産出されたGoldは75トンとなった．Dawsonのゴールドラッシュはこの年で終わるが，この地の産金操業は1966年まで続いた[***]（余談になるが，今は観光地になっているので君たちもためしに行ってみるとよい）．

　Platinum（白金）の発見は金や銀よりもはるかに遅く，Platinumが人類と関わりをもつようになったのは紀元前720年といわれている[***]．当初はこの物質に価値を見いだすことがで

[***] 鈴木平，目黒謙次郎監修編：貴金属の科学－基礎編．田中貴金属工業株式会社　創立100周年記念出版，1985，1〜9．

きず，Gold採取が目的のため，Platinumは取り除くのに苦労するただのじゃま物であった．ここで君たちに白金族について知ってもらいたい．白金族金属には，白金，パラジウム，ルテニウム，ロジウム，イリジウム，オスミウムなどの金属元素がある．Platinumは，独特な生物的・化学的・物理的性質をもつため，近年とくに研究者の注目を集めている．

　貴金属の歴史を少しひもといたが，こんなに長い歴史をもってしてもGold-Platinum alloyの鋳造に関する専門書はほとんどなく，キャストパーシャルの分野でも事情は同じである．これは歯科技工学そのものの基盤の脆弱さにも起因していると考えられる．
　いずれにしても，T.K.M.を君たち自身がスタディーすることで，ブレークスルー（突破），あるいはテイクオフ（離陸）してもらいたい．そのゴールドカードを君たちは手にしたのである．
　あとは実践あるのみである．生体に対して，毒性のない，加工性・鋳造性にすぐれ，耐腐食性が良い，イオン化による溶出がほとんどない，Bio（バイオ）メタルをたずさえて，補綴臨床に取り組もう．患者さんに"やさしい"，ゆとりある歯科ライフを提供すべく誠実に取り組もう．そして，人類6000年の夢をともに実現しよう．

　なお，最後になってしまったが，本書の構成・執筆にあたって全面的なご助力をいただいた医歯薬出版第3出版部の担当編集者に心より感謝申し上げる．また，本書で紹介した各機材のメーカー，商社の方に，使用貴金属の分析に協力して下さったメーカーの方々，そして，筆者を日夜支えてくれたユニデント社員の諸氏の御協力に感謝申し上げる．
　2000年4月25日

川島　哲

筆者注
「キャストパーシャル」「補綴構造設計」は2010年7月，川島　哲により商標登録されました．本商標権の取得は学術の混乱を未然に防止することが狙いであり，グローバルな視点で歯科界の発展に寄与する方々の学術活動を制限するものではありません．

目次

1章 Gold-platinum alloyの性質をマスターしよう — 1
患者さんに喜んでいただけるキャストパーシャルを作ろう — 2
- Gold-platinum alloy の魅力を再発見しよう — 2
- Gold-platinum alloy は，今まで世界的にもなぜ普及しなかったのか？ — 3

Gold-platinum alloy をもっとよく知ろう — 4
- Gold-platinum alloy の性質を思い出そう — 4
- 自分の鋳造能力をチェックしよう — 5

本章のまとめ — 8
- 患者さんにとって Gold-platinum alloy こそベストパートナー — 8

2章 超適合性を引き出すヒートトリートメント(T.K.M.熱処理)をマスターしよう — 9
熱処理の用語を整理しておこう — 10
- まず，軟化熱処理と硬化熱処理の違いを知ろう — 10
- 軟化熱処理後，硬化熱処理をすると合金はどうなるのだろう — 14

熱処理の効果をほかの金属でも比較すると — 16
T.K.M.熱処理で"超"適合精度を得よう．同時に，金属の性質を最大限引き出そう — 18
- T.K.M.熱処理をマスターしよう — 19
- 〔コラム〕T.K.M.熱処理に"らくらく"助っ人誕生 — 25

本章のまとめ — 28
- T.K.M.熱処理をマスターできたか — 28

3章 基本設計をマスターしよう — 29
- 基本設計についてもう一度その定義を確認しよう — 30
- 基本設計の「肩代わり」を依頼されたら — 32
- キャストパーシャルデンチャーの基本設計は「レスト」で決まる — 34
- 基本設計に沿ったレストレーションの実際 — 36
- 模範的なレストのケースプレゼンテーション — 40
- 間違いだらけのレストレーション — 43
- レストの設定をレッスンしてみよう — 44
- 基本設計の手順をレッスンしてみよう — 47
- 基本設計にアタッチメントを用いるのはどういう場合か — 49
- クラスプを用いてもこうすれば審美的にできる
  - Gold-Platinum ワイヤーを用いて — 52
- 基本設計にテレスコープを用いるのはどういう場合か — 55
- 基本設計の番外編 — 56
  - インプレッションの不良個所は再インプレッションにトライ！ — 56
  - マスターモデルの製作はだれが行うのか — 58
  - マスターモデルに必ず行う重要な処理を知ろう — 60

4章 構造設計をマスターしよう — 61
構造設計図の実際にふれてみよう — 62
- 補綴「構造設計」への理解を求めて：その"真髄"にせまる — 63
- 「阪神淡路大震災」と「建築構造物」からの教訓 — 65
- 構造設計の定義 — 69

構造設計の基本をマスターしよう — 70
- 2の3乗の世界を思い出そう — 70
- 強い構造システムを理解しよう — 70

構造設計のちょっとした工夫をマスターしよう — 72
- 既製 wax pattern を用いた場合のちょっとした構造的工夫 — 72
- コネクターの補強構造のちょっとした例 — 73
- コーヌス外冠の補強構造 — 74

構造システムの分類をマスターしよう — 75
- 幾何学的要素 — 75
- 応力伝達機構 — 76
- 応力 — 76
- ひずみ — 77
- 応力-ひずみ曲線 — 77

構造設計をレッスンしよう — 79
ラピッドフレックスシステムによるクラスプの数値化をレッスンしてみよう — 82
Gold-platinum alloy を用いた場合のキャストクラスプのアンダーカット量の基準を覚えておこう — 85
- I バークラスプ，ローチクラスプ — 85
- スタンダードクラスプ（エーカースクラスプ） — 85
- ハーフ＆ハーフクラスプ — 85
- リングクラスプ，バックアクションクラスプ — 85
- スタンダードクラスプ（エーカースクラスプ）は先端寄り 1/3 をアンダーカットに入れよう — 86
- スタンダードクラスプはなぜ先端寄り 1/3 をアンダーカットに入れるのか — 86
- クラスプアームの長さ（鉤腕長）1/3 理論をもっとよく知ろう — 87

T.K.M. 熱処理の番外応用法 — 88

5章 数値化したキャストクラスプの製作法をマスターしよう — 89
数値化にはまず正確なサベヤーから — 90
- サベヤーの使用目的 — 90
- 精密計測のらくらくサベヤーを用いよう — 91

数値化したキャストクラスプの製作法 — 92
- クラスプアームの長さのらくらく測定法 — 92
- 簡便 Au-Pt 表とは何か — 92
- クラスプの研磨目減り分を wax pattern 段階でどう見込むか — 92
- 簡便 Au-Pt 表をどう用いるか — 94

6章 シリコーン複印象法をマスターしよう — 97
複印象用フラスコの選択と使い方をマスターしよう — 98
ビギナーにも使いやすい BEGO 社の複印象用フラスコ — 100
アドバンス用には Heraeus Flask システムを使いこなそう — 110

Heraeus Flaskシステムの使用法と注意事項	111
Heraeus Flaskシステムの弱点とその克服法	114
さらに上級者は，ケースによってスタビライザーの有無を使い分けよう	118
シリコーン複印象法：すぐに役立つナイスヒント	120
耐火模型材には何を選ぶか	121

7章 合理的なスプルーイングとキャスティングテクニックをマスターしよう 127

君たちはほとんど酸化膜のないGold色でキャストできるか	128
キャストタイミングをつかむには，インゴットづくりから始めよう	130
あらかじめインゴットをつくっておく理由	130
必要量のインゴットをつくってみよう	131
インゴットにする理由の理工学的裏づけ	133
クルーシブルフォーマーの設定法	135
スプルーイングをマスターしよう	140
外埋没材には何を用いるか	144
加熱スケジュールのプロテクニックをマターしよう	146
キャスティングのプロテクニックをマスターしよう	147
割り出しのプロテクニックにふれてみよう	150
T.K.M.マジックカップ法で鋳造体を完成させよう	152

8章 全製作ステップの復習をしよう 155

Optivestを用いた場合の製作ステップ	156
Deguvest Fを用いた場合の製作ステップ：上顎の場合	178
Deguvest Fを用いた場合の製作ステップ：下顎の場合	186

9章 臨床例にみるGold-platinumの魅力 193

Case 1　Cherilyn G. Sheets, D.D.S.の臨床	194
Case 2　Jacinthe M. Paquette, D.D.S.の臨床 その1	196
Case 3　Jacinthe M. Paquette, D.D.S.の臨床 その2	200
Case 4　Jacinthe M. Paquette, D.D.S.の臨床 その3	204

10章 新開発金合金－ニューバイオメタルに期待する 213

ニューバイオメタルの登場とその臨床応用	214
国産初の金チタン合金の臨床評価	220

付章 器材の選択基準・器材一覧・メーカー一覧 223

器材の選択基準	224
器材一覧・メーカー一覧	236

文献	240
索引	242

1章
Gold-platinum alloyの性質をマスターしよう

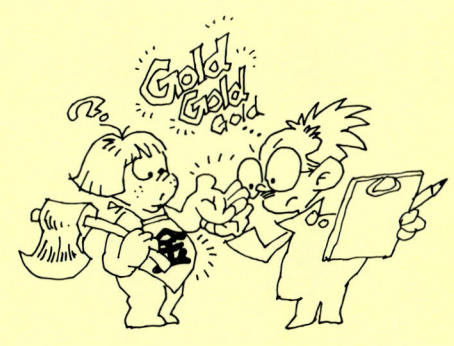

まずは相手の性質をよく知ろう

1章　Gold-platinum alloyの性質をマスターしよう

患者さんに喜んでいただけるキャストパーシャルを作ろう

Gold-platinum alloyの魅力を再発見しよう

　10年以上前，筆者はコバルトクロム合金のキャストパーシャルをどのように作ったらいいか，製作システムの確立に取り組んだ．その成果が『1週間でマスターするキャストパーシャル（上），（下）巻』であった．

　この本をきっかけとして，一気にコバルトクロムによるキャストパーシャルが広まったのは，周知の事実である．

　これは，一言でいえば，鋳造用コバルトクロム合金の欠点である製作上のむずかしさを一連の製作システムの確立によって克服したからである．また，そのことによって，金合金に比較してコスト的なメリットを生かしたリーズナブルなキャストパーシャルの製作が可能になったのである．

　そのような時代に，いまなぜGold-platinum alloy（白金加金）なのか，そのことをもう一度，君たちと一緒に考えてみよう．

　Gold-platinum alloyの機械的な性質などについては，次項で述べる．ここでは，まず，「患者さんにやさしい歯科補綴」とは何か，そのための「患者さんに喜んでいただけるキャストパーシャル」とは何か，そこから考えてみよう．

　精密鋳造が困難なコバルトクロム合金に，あえて取り組んだのは，主としてコスト面からであった．リーズナブルなキャストパーシャルを提供するという意味で，今日でもこの経済性は重要な意味をもっている．しかし，コバルトクロム合金などのような非貴金属合金では，その合金成分中の金属による金属アレルギーなどがいずれ問題になってくる．さらに，非貴金属合金は，食物が金属味を帯びるなどの問題も聞かれるところである．

　貴金属合金もその合金の添加成分によっては，金属アレルギーを起こすことがあるが，非貴金属に比べて，安全性の高い，生体親和性のある金属といわれている．筆者は，一流の料理人が，コバルトクロムのキャストパーシャルから，Gold-platinum alloyのキャストパーシャルに変えて，「味覚を取り戻せた」と

大変喜んだ話を実際に聞いている．これも先の金属味を帯びるという欠点が Gold-platinum alloy にないからである．

また，患者さんに喜ばれる義歯の条件とは，異物感の少ないもの，すなわち装着感のよい義歯ということになる．その点，筆者が独自に開発した Gold-platinum alloy のヒートトリートメント（熱処理）により，金属凝固時に生じる偏析的なことでの外部変形と内部での残留応力を解放し，それらのひずみを取り除くことにより適合精度を回復させ，かつ機械的な性質を向上させることができるようになった．以下この熱処理を T. K. M.（Tetsu Kawashima Method）熱処理とよぶ．その結果，"超"適合性に優れ，患者さんにとって装着感のよいキャストパーシャルを設計・製作することが可能になった．この T. K. M. 熱処理については，別章でわかりやすく解説する．

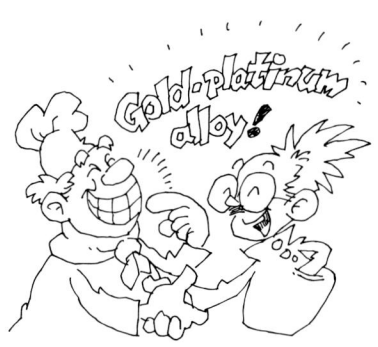

「Gold-platinum alloy」は料理人の強い味方

Gold-platinum alloy は，今まで世界的にもなぜ普及しなかったのか？

それでは，このような利点をもつ Gold-platinum alloy が今までなぜ普及しなかったのかを考えてみよう．

まず第一に，リサイクルがきくとしてもメタル自体のコストが高いことがあげられていた．今日では，純金の国際相場は下落し，1 g あたり 1000 円弱ほどである．しかし，そのことよりも基本的にはまず適合精度がよくなかったことがあげられる．そのため，今日まで世界中で製作されていた Gold-platinum alloy のキャストパーシャルのほとんどが，歯科技工士の手作業で調整されてきたのである．そして，前述した，金合金自体のもつ凝固時のあまりよくない特性（適合精度を悪くする）のメカニズムが解明されず，かつその精度回復の手法に熱処理技術があることがわからなかったためである．また，機械的性質を最大限に引き出す熱処理技術も同様に確立していなかった．

つまり，製作全体のシステムがあたかも確立しているかのように見えて，実はまったく確立していなかったのである．

1章 Gold-platinum alloyの性質をマスターしよう

Gold-platinum alloyをもっとよく知ろう

Gold-platinum alloyの性質を思い出そう

　君たちは，Gold-platinum alloyについて，学生時代にどう習っただろうか．ここで，Gold-platinum alloyとよんでいるものは，あの暗記した，ADAタイプⅣ金合金のことである（表1-1，2）．参考書などでは，それぞれ，タイプⅠ〜Ⅳの金合金がどのような修復物に応用できるかを覚えたにちがいない．硬く，融解温度が低く，引張り強さも大きいので，ブリッジやクラスプに応用できるのがタイプⅣ金合金（金を合金化して強さを増し，白金Ptを微細化元素として用いる），すなわち白金加金（Gold-platinum alloy）である．そして，これらは高カラット金合金であることはいうまでもない．君たちはすでに知っているだろう．なぜ白金を2.5〜10％添加するかといえば，この元素が結晶粒度を小さくする特性をもつので，合金の引張り強さなどの機械的性質を向上させるからである．

表1-1　鋳造用金合金の規格（ADAS No.5）

タイプ	金および白金族元素 最低 (％)	硬さ (Hv)			引張り強さ (Mpa)		伸び (％)		融解温度* (℃)
	軟化	硬化 最高	硬化 最低	硬化 最低	軟化		硬化 最低	最低	最低
Ⅰ	83	50	90	—	—		18	—	930
Ⅱ	78	90	120	—	—		12	—	900
Ⅲ	78	120	150	—	—		12	—	900
Ⅳ	75	150	—	220	622.5		10	2	870

*：wire methodとよばれる特殊な試験法で計測するもので，液相点，固相点の中間値に相当する．
（長谷川二郎ほか：歯科技工士教本/歯科理工学②．医歯薬出版，東京，1995，19．）

表1-2　鋳造用白金加金合金の代表的な組成，融点，硬さ

記号	Au	Ag	Pt	Pd	融点	硬さHv
A	76.5	9.0	1	3	900〜960	135〜170
B	70.0	4.7	3	2	880〜940	190〜270
C	65.9	6.0	11	6	1060〜1100	180〜265
D	55.0	19.9	1	3	830〜860	165〜245

市販鋳造用白金加金合金B〜Dは，ベニアクラウン，ブリッジ，鋳造クラスプなどに用いられる．（浜中人士：金属材料の現状と今後の発展．歯科技工学臨床研修講座5，医歯薬出版，東京，1998，186．）

自分の鋳造能力をチェックしよう

Gold-platinum alloy の鋳造体を分析してみたら

　最初に，Gold-platinum alloy の鋳造体の理工学的な分析をしてみた．これは，Gold-platinum alloy の鋳造体の性質を知るとともに，自分自身の鋳造能力についても裏づけを取りたかったからである（図1-1，2）．また，図1-3〜6 に引張り試験の破断面の状態を示した．

　自分の鋳造したものが的確なものでなければ，結局は機械的性質が具備されていないわけである．そういう意味で，鋳造能力を確立しておかないと，Gold-platinum alloy を使ったからいいということにはならない．

　T. K. M. 熱処理の具体的な方法や，その効果については，次章でマスターしよう．

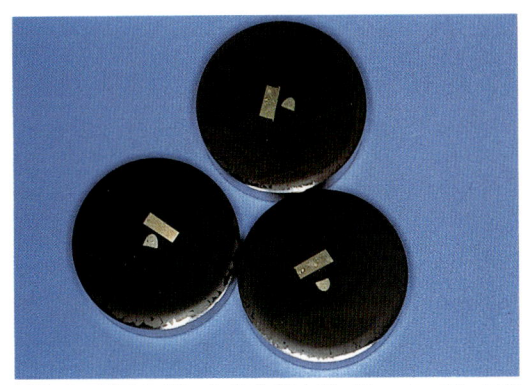

図1-1 試験に用いた白金加金は，Degulor M，MO である（DeguDent 社）．図は Degulor M のテストピース1である．鋳造は筆者が行った．

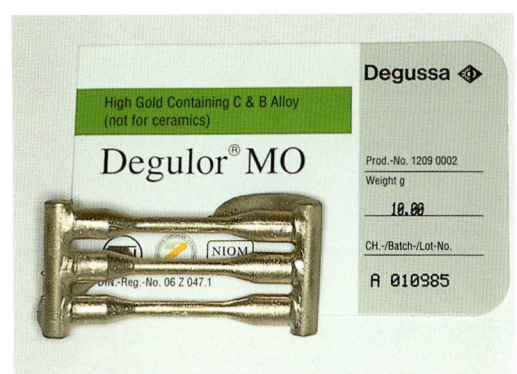

図1-2 筆者が鋳造した Degulor MO のテストピース2．これはすべてヨーロッパ規格の引っ張り試験用テストピースの形状である．以下の分析は，すべて DeguDent 社の金属研究所で行ったものである．

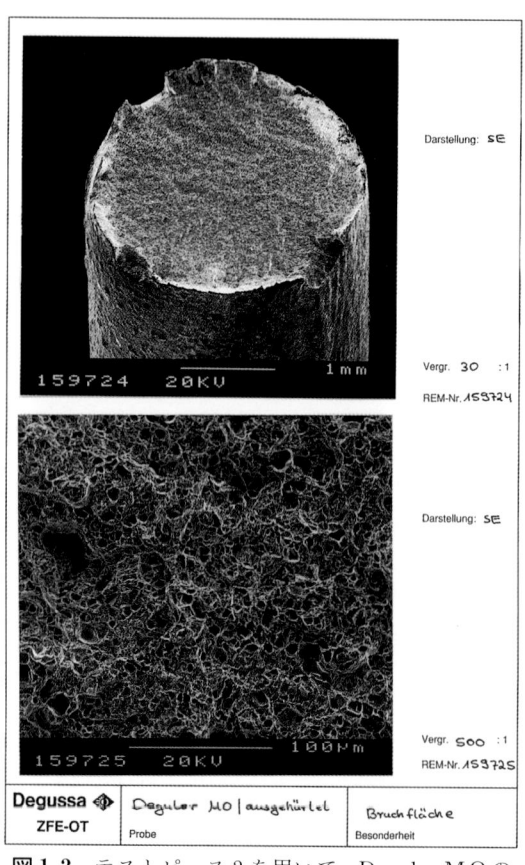

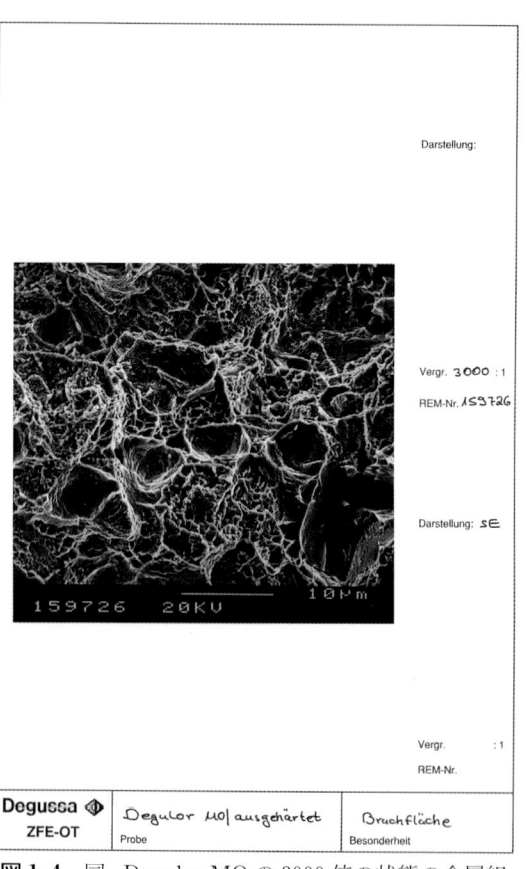

図1-3 テストピース2を用いて，Degulor MOの引っ張り試験を行った断面．Degulor MOは，platinum含有度が高いGold-platinum alloyである．上が破断面の状態(30倍)，下がそれを強拡大した金属組織である（500倍）．

図1-4 同，Degulor MOの3000倍の状態の金属組織である．

Gold-platinum alloy をもっとよく知ろう

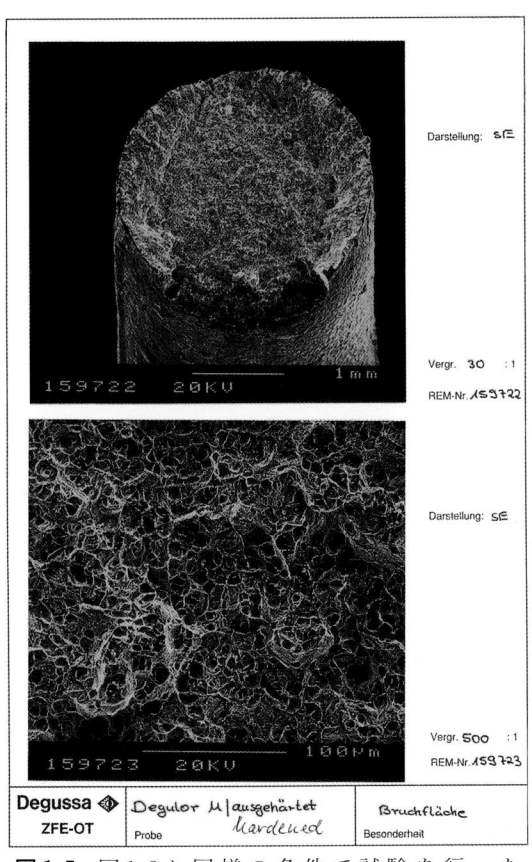

図1-5 図1-3と同様の条件で試験を行った Degulor M の状態．上が破断面の状態（30倍），下がそれを強拡大した金属組織である（500倍）．

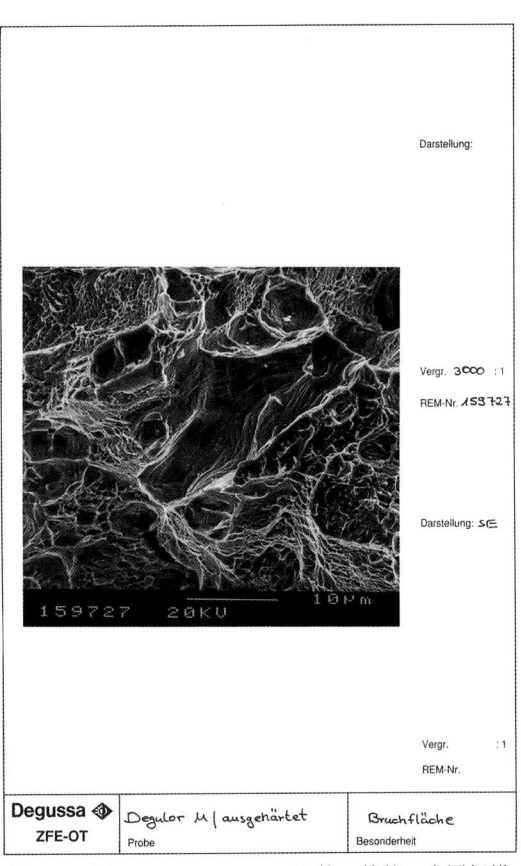

図1-6 同，Degulor M の 3000 倍の状態の金属組織である．

本章のまとめ

患者さんにとってGold-platinum alloyこそベストパートナー

(1) 生体安全性に優れている．生物学的に安全である．
(2) メタル自体の機械的なパフォーマンスが違う．
(3) 適合がよく，耐久性がある．
(4) 味覚を変化させない．
(5) リサイクルがきくので経済的で，環境にもやさしい．

2章
超適合性を引き出すヒートトリートメント（T. K. M. 熱処理）をマスターしよう

"超"適合性を引き出そう

2章 超適合性を引き出すヒートトリートメント(T. K. M 熱処理)をマスターしよう

熱処理の用語を整理しておこう

まず，軟化熱処理と硬化熱処理の違いを知ろう

(1) 軟化熱処理とはなんだろう

　軟化熱処理は，溶体化処理ともよばれているものである．これは，鋳造後均一に冷却されないために生ずる鋳造体の成分金属の片寄（これを偏析もしくは偏析的状態という）やそれによって生じた外的変形や内部応力による金属のひずみを直すため，金属が溶けている状態（液相点）が最もよい分子構造であるので，それに近い金属が固まる温度（これを固相点という）内で加熱し，そのよい分子構造の状態を保持するために水中で急冷することをいう．金合金では，700℃で10分～15分間ファーネスで係留（保持）してから水中（水温は30℃以下であること）で急冷することをいう．筆者の加熱時間は，特別な埋没材中に包埋するため，熱が十分に伝わるよう，係留は15分間としている[*]．

[*] 長谷川二郎，太田喜一郎：歯科材料学の常識とウソ．デンタルダイヤモンド社，東京，1990, 65.

(2) 軟化熱処理をすると合金はどうなるのだろう

　合金を液相点近くに加熱すると，合金は各成分金属が均等に混じり合った単一な相に変化する．これを水中で急冷すると冷却が早いため，冷却中に成分金属が片寄をもって固まること（先の偏析，たとえば人間社会でいうと悪い集い）ができなくなる．つまり，合金が，均一に混じり合った理想的な結晶状態のまま，固まるのである．これは，新鮮な魚を急速冷凍することにより，その鮮度が保たれるのによく似ている．この処理によって，引張り強さ，比例限界および固さは減少するが，延性は増加する．言い換えれば，合金が，ひずみなどもなく，素直なねばり強いもの（たとえば，ひねくれ者が改心した状態）になると考えればよい（図2-1）．

　これに対し，合金が固まっていく場合は，均一に溶けている状態より金属の分子構造状態がよくない．それは，固まって結晶化するときに，結晶粒の微細化元素であるplatinumが本来の役割を放棄してplatinumだけで固まろうとする，悪い状態で固まるからである．それが外部変形と内部応力などの影響で，

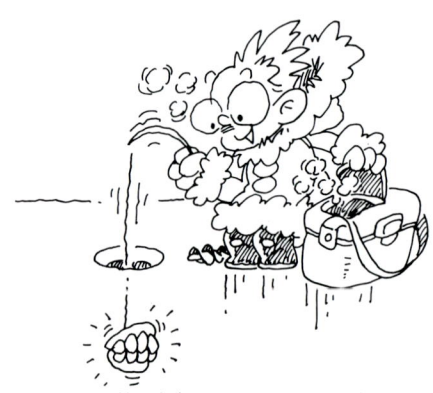

軟化処理は，釣りたての新鮮な魚を急速冷凍するようなもの．フレッシュな状態を保つには，これがいちばん

硬化熱処理したら急に金属がさらに外的に変形していたり，アズキャストの状態で研磨しても適合しなかったりする原因になる．

　先の軟化熱処理の700℃という温度は，高カラット金合金Type Ⅳ（Gold-platinum alloy）に最適の軟化熱処理温度である．ただし，この熱処理温度は使用する合金によって異なるので注意が必要である．

　表2-1は，Deglor Mを軟化熱処理したテストピースの結晶状態の分析結果である．700℃で15分間メタルを係留して水中急冷したものである．軟化熱処理をした各テストピースは，ビッカースかたさは166.3±3.4と下がる．比例限界（0.2％耐力）も落ちてくる．しかし，伸びは大きく上がる．これは，合金が軟らかくなるからである．これは1995年7月13日にDeguDent社の金属研究室で筆者のテストピースを分析し，表にしたものである．

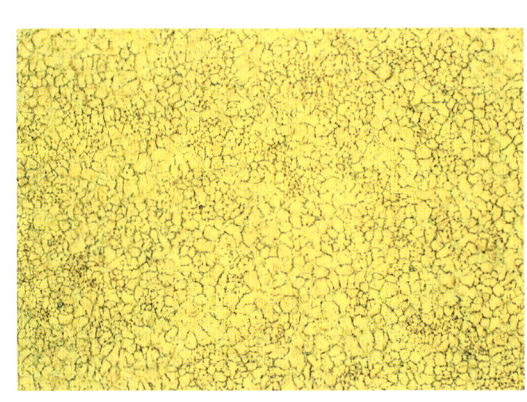

図2-1　アズキャストした状態のテストピースを軟化熱処理し，断面をカットした状態の拡大（Degulor MO，500倍；以下同じ）．軟化熱処理によって，均一で，単一な相であることが見て取れる．結晶粒界（マトリックス）のところが黒く発達していないことに注意．余談だが，Degulorは，日本ではデグロールと表記されるが，ヨーロッパではデグロアーとよんでいる．

表2-1　軟化熱処理後の機械的性質

試料番号	直径 (mm)	0.2％耐力 (N/mm²)	引張り強さ (N/mm²)	伸び (％)	ビッカース硬さ (Hv 5)
1	2.14	333	373	5.1	163.3±3.4
2	1.96	325	349	4.0	
3	2.00	306	380	7.6	
平均値		321	367	5.6	
標準偏差		14	16	1.8	

合金：Degulor M（#950301；DeguDent社製），測定長：20 mm
試料製作条件：軟化熱処理（700℃/15分＋水中急冷），引張り率：1.5 mm/分
試験：DeguDent社，試料製作：川島　哲

(3)硬化熱処理とはなんだろう

硬化熱処理というのは，時効*硬化**処理ともいわれている．通常は，軟化熱処理後に鋳造体を450℃で再加熱し，規則格子の発達もしくは第2相の析出***を促して，合金に必要とされる機械的性質を得ることをいう．ADASでは450℃に加熱後，15分〜30分かけて250℃まで冷却することをいう****．

(4)硬化熱処理をすると合金はどうなるのだろう

軟化熱処理をすると合金の均一化などは達成できるが，機械的性質が落ちる．つまり，延性とか伸びがよくなっても，歯科で使える機械的性質，望む性質が出ないので，次に硬化熱処理するわけである．

硬化熱処理をすると，高温では単一な相であったものが2相3相に分離し，原子の移動が起こり，機械的な性質が向上する．すなわち一般的な表現では硬くなる．鋳造後，軟化熱処理をしないで硬化熱処理のみしただけでは，均一な組織から十分に規則格子が発達することができない．この状態では，機械的性質は向上するものの最高値にはならず，適合のよい鋳造体を得ることもできない（**図2-2**）．

表2-2は同じくDegulor Mに硬化熱処理だけを行ったものである．硬化熱処理は，450℃から250℃まで30分間かけて下げる．すると，機械的性質のデータは全部向上する．普通の歯科技工士は，この処理しかやらない．けれども，これでは適合しない．なぜ適合しないのか．それは「軟化熱処理」の項で述べたように，450℃で再加熱されると，鋳造後の金属凝固時に起こる偏析的なことで生じた残留内部応力が解放され，外的変形につながるからである．

(付)硬化熱処理には3つの方法がある

① 450℃から250℃まで30分間かけてファーネス中で下げる．
② 400℃で20分間係留(保持)する．
③ 700℃から室温まで徐冷する．

通常は，②の400℃で20分間ファーネスで係留(保持)する方法が一般的である．筆者は，このうち①の450℃から250℃まで30分かけて下げる方法を使っている．その理由は，この方法が最も機械的性質の向上が得られるからである．十分なビッカースかたさを得るには，この方法がいちばんである．

* 時効 aging．金属を加熱して温度を上げてやると，金属の原子が拡散を起こして析出してくる．この過程の進行に伴って，合金の種々の性質が時間的に変化する．これを時効現象とよぶ（小原嗣郎：金属組織学概論．朝倉書店，東京，1966, 63.）．

** 時効硬化 age hardening．時効により硬度が増加すること（小原嗣郎：金属組織学概論．朝倉書店，東京，1966, 63.）．

*** 析出 eduction；extraction；separation．ある相から別の相が分離して現れてくる現象（日本熱処理技術協会編：熱処理ガイドブック―基礎編．大河出版，1983, 59.）．一様な固溶体の結晶の内部に，別な成分の結晶が分離して生じてくる現象を析出 precipitation という（小原嗣郎：金属組織学概論．朝倉書店，東京，1966, 63.）．

**** 硬化熱処理全体の参考文献（長谷川二郎，太田喜一郎：歯科材料学の常識とウソ．デンタルダイヤモンド社，東京，1990, 118.）．

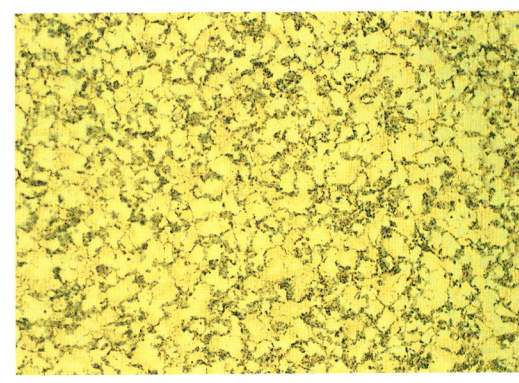

図 2-2　同じくテストピースに軟化熱処理をせず硬化熱処理のみをした状態の断面．結晶粒界（マトリックス）間が非常に緻密になる．したがって，硬化熱処理すると，規則格子の周囲が発達し，比例限界(0.2％耐力)とか引張り強さという機械的性質が向上し，それに伴って，伸びがなくなってくる．

表 2-2　軟化熱処理をせず，硬化熱処理のみ後の機械的性質

試料番号	直径 (mm)	0.2％耐力 (N/mm²)	引張り強さ (N/mm²)	伸び (％)	ビッカース硬さ (Hv 5)
1	2.13	500	602	5.6	235.6±10.9
2	1.96	504	622	5.5	
3	2.00	503	543	3.5	
平均値		502	589	4.9	
標準偏差		2	41	1.2	

合金：Degulor M（#950301；DegDent 社製），測定長：20 mm
試料製作条件：硬化熱処理のみ（450℃〜250℃/30 分），引張り率：1.5 mm/分
試験：DeguDent 社，試料製作：川島　哲

軟化熱処理後，硬化熱処理をすると合金はどうなるのだろう

　それに対し，軟化熱処理（水中急冷を伴う）をして硬化熱処理をすると，規則格子間（粒子と粒子の間）が最も緻密になった状態になる．言い換えれば，軟化熱処理によって素直な状態にある結晶格子が，硬化熱処理をすることでその格子間の結合が析出という現象で，第2，第3の相に分離するため，さらに緻密になる（**図2-3**）．

　表2-3は，同じくDegulor Mに軟化熱処理後，硬化熱処理を行ったものの断面性状である．いままで，この方法の可能性については成書でもふれられていたが，技法的に確立していなかった．軟化熱処理をする際，軟らかくなった金属の形態を変形しないように保つのができなかったのである．試行錯誤の結果，それを筆者が確立したわけである（7章参照）．

　軟化熱処理は700°Cで15分間加熱後，水中急冷し，その後，450°Cから250°Cまで30分かけて下げる硬化熱処理を行った．軟化熱処理を行わず硬化熱処理のみを行った場合と比べて，比例限界（0.2％耐力），引張り強さなどの機械的性質ならびにビッカース硬さも本来合金のもつべき最高値に向上している．

熱処理の用語を整理しておこう

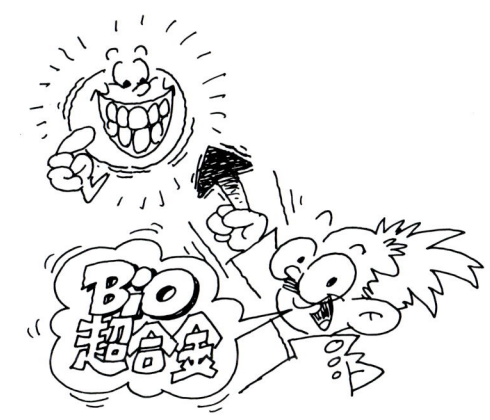

キャストパーシャルに望むのは
これだ

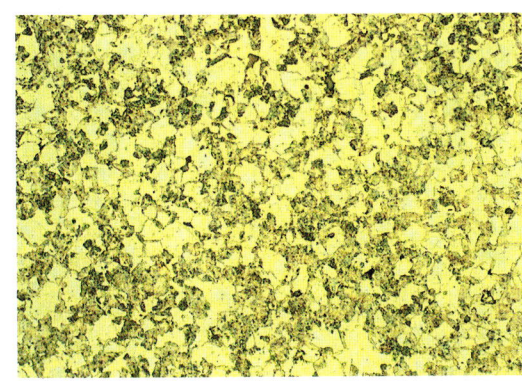

図 2-3 同じくテストピースを軟化熱処理後，硬化熱処理した状態の断面．結晶粒界間の金属組織が超緻密に結合し，黒く見える結晶粒界は硬化熱処理だけのもの（**図 2-2**）に比べてより発達していることがわかる．

表 2-3 軟化熱処理＋硬化熱処理後の機械的性質

試料番号	直径 (mm)	0.2%耐力 (N/mm²)	引張り強さ (N/mm²)	伸び (%)	ビッカース硬さ (Hv 5)
1	1.97	551	600	5.6	264.4±10.6
2	1.97	420	653	5.5	
3	1.97	394	637	3.5	
平均値		455	630	4.9	
標準偏差		84	27	1.2	

合金：Degulor M（#950301；DegDent 社製），測定長：20 mm
試料製作条件：軟化熱処理＋硬化熱処理（700℃/15 分＋水中急冷＋450℃〜250℃/30 分）
引張り率：1.5 mm/分，試験：DeguDent 社，試料製作：川島　哲

2章 超適合性を引き出すヒートトリートメント(T. K. M. 熱処理)をマスターしよう
熱処理の効果を
ほかの金属でも比較すると

　軟化熱処理，硬化熱処理，軟化熱処理＋硬化熱処理後の性状の比較を再度，行った．これは，使用する合金とテストピースの形状をクラスプにあわせて行ったものである（**図2-4，5**）．BI YELLOW は，ADA規格のタイプIVに相当する金合金（Gold-platinum alloy）である．まず，アズキャストの状態のデータを出した．そのうえで，Degulor M，MO との比較をするうえでも各熱処理の方法は，同様の条件で行った．また，データの分析は筆者が山本貴金属に依頼して，工業試験場で行った（**表2-4，5**）．試験日は，1995年6月16日である．

　表2-4からわかるように，アズキャストの状態でも，機械的性質はかなりよい．5つのテストピースでデータを出したが，BI YELLOW はキャストパーシャル向けであるという結果がでている．

　このアズキャストしたものをそれぞれ熱処理した結果が，**表2-5**である．硬化熱処理のみの試料Bに対して，軟化熱処理後，硬化熱処理した試料Cは，ビッカース硬さを除いて，機械的性質はすべて上回っていることに注意．硬化熱処理しかしない場合，君たちは，この試料Bの性質しか使っていなかったことになる．なお，A，B，CのデータはすべてBI YELLOW のテストピースの平均値で出したものである．

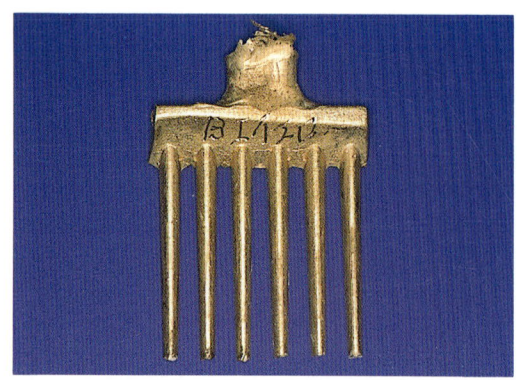

図2-4　テストピースは，DeguDent社のラピッドフレックスワックスパターンを用いた．これは，できるだけクラスプに似た形態で追加分析を行いたかったからである．

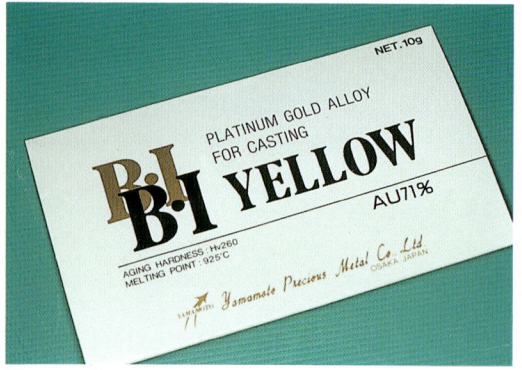

図2-5　使用した合金は，山本貴金属の BI YELLOW である．Auは71％で，ADA規格のタイプIVに相当する．

熱処理の効果をほかの金属でも比較すると

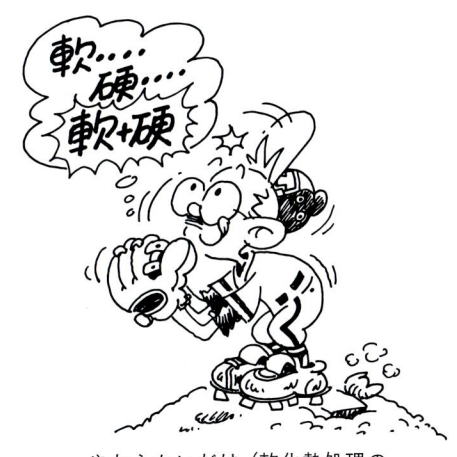

やわらかいだけ（軟化熱処理のみ）でもダメ，かたいだけ（硬化熱処理のみ）でもダメ．やはりやわらかくしたうえで，かたくしないとね！

表 2-4　アズキャスト状態の BI YELLOW の機械的性質

試料番号	0.2％耐力 (N/mm²)	引張り強さ (N/mm²)	伸び (％)	ビッカース硬さ (Hv 5)
1	637	755	9	265
2	627	729	8	262
3	618	745	8	263
4	618	744	10	263
5	627	739	8	—

合金：BI YELLOW（#119422；山本貴金属製）
試料製作条件：アズキャスト
試験：工業試験所，試料製作：川島　哲

表 2-5　熱処理後の BI YELLOW の機械的性質

試料製作条件	0.2％耐力 (N/mm²)	引張り強さ (N/mm²)	伸び (％)	ビッカース硬さ (Hv 5)
A	452	565	20.3	184
B	762	833	4.5	296
C	802	872	5.5	295

合金：BI YELLOW（#119422；山本貴金属製）
試料製作条件：
　A；軟化熱処理（700℃/15 分＋水中急冷）
　B；硬化熱処理のみ（450℃〜250℃/30 分）
　C；軟化熱処理＋硬化熱処理（700℃/15 分＋水中急冷＋450℃〜250℃/30 分）
試験：工業試験所，試料製作：川島　哲

T.K.M.熱処理で"超"適合精度を得よう
同時に，金属の性質を最大限引き出そう

　軟化熱処理時に合金がたわまないように保持する工夫を含め，軟化熱処理後に硬化熱処理をする一連のシステムを筆者は，T.K.M.（Tetsu Kawashima Method；テツ・カワシマ・メソッド）熱処理（heat treatment；ヒートトリートメント）とよんでいる．

　このことにより，機械的性質は，比例限界（0.2％耐力）や引張り強さが向上する．また，ビッカース硬さも，硬化熱処理のみのものと比べて遜色なく，上回ってもいる．先の**表2-5**にみられるように，T.K.M.熱処理により，メタルの能力を最大限に引き出すことができる．ただし，この方法は考えつくまでには多くの時間を要したが，中味は意外と簡単である．なぜなら，市販のものでできてしまう工夫だからである．

　筆者は，この方法により，Gold-platinum alloyキャストパーシャルの爆発的な変化が起これば十分満足である．それには君たちがまず，T.K.M.熱処理をマスターすることからはじめなければならない．

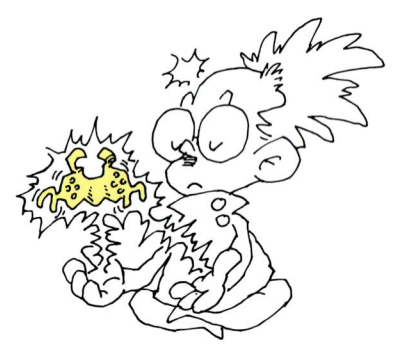

メタルの潜在能力を最大限に引き出そう

T. K. M. 熱処理をマスターしよう

　はじめに，T. K. M. 熱処理のおさらいをしておこう．
①軟化熱処理：700℃/15分．このときメタルがたわまないようにする工夫が必要である．その後水中急冷を行う．
②硬化熱処理：450℃〜250℃/30分．他の硬化熱処理法もあるがこの方法がいちばんメタルの機械的性質を引き出せる．
　①，②を一連の操作で行う．

(1) 軟化熱処理を実際にやってみよう

　アズキャストの状態から軟化熱処理を行う．軟化熱処理は，金属元素の片寄（偏析，偏析的状態）・内部応力（残留応力）を直す作業である．しかし，万一，フレーム（鋳造体）にこれらの偏析で若干の変形があった場合も，その変形を取り除くことができる．言い換えれば，適合をよくするための作業である．

軟化熱処理前に，まずパウダーで固定しよう

　まず，フレームをバイブレーター上でスチール缶，ないしはステンレス缶の中に入れて固定する（**図2-6，7**）．このとき，粉末の中にフレームをただ中に押し込むようにする．フレームだけでここのファーネスに入れてしまうと，変形してしまう．軟

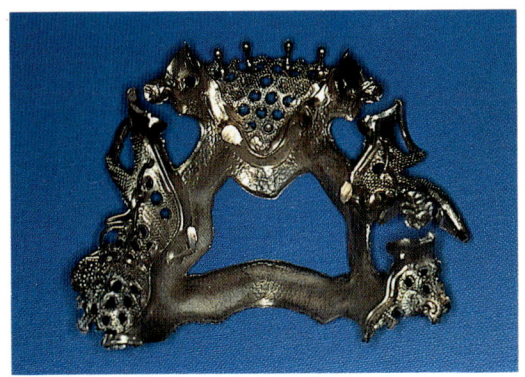

図2-6　アズキャスト状態のフレームワーク．これを熱処理でたわまないようにするため，ステンレス缶の中にパウダーで固定する．

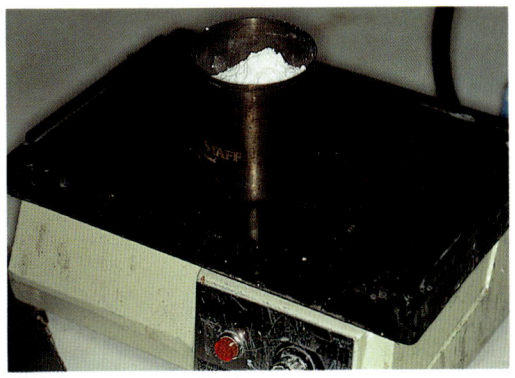

図2-7　鑞付け用埋没材（デグベストL）でステンレス缶の中に固定する．フレームは，パウダーの中に押し込むように操作し，バイブレーターをかける．この際，埋没材は水で練らず，パウダーのままである．これは無重力状態を作るようなものである．

らかくなって，自重で垂れて，曲がってしまう．それで，金属が自重で垂れ下がって変形しないようにパウダーに入れるわけである．これは NASA の宇宙飛行士が"無重力"状態にいるようなものである．

固定に使用するパウダーは，鑞付け用埋没材のデグベスト L（DeguDent 社）である．以前は OK パウダー（松風）を使っていたが，現在は生産中止になっている．

鑞付け用埋没材を使う理由は，この埋没材は膨張しないからである．普通の埋没材を使うと，膨張して，適合性を高めるという目的からはずれてしまう．他社の鑞付け用埋没材が使用できるかどうかは，まだ，テストしていない．余裕があれば，読者自身が試してみるのもよいだろう．

埋没法は，してはいけない

以前は，パウダー法ではなく，粉と精製水を混ぜて硬化させる埋没法でやっていた（図 2-8〜10）．筆者と同じように，再度この方法に取り組んで，失敗する人が出ないようここで補足しておこう．

軟化熱処理のため，500℃のファーネス中に入れ，700℃/10 分加熱する．その後，水中急冷すると，水蒸気爆発が起こる．

その際，水中急冷によって，爆発するときに変形することがある．筆者の経験では，2 割ぐらい失敗する．硬化させないパウダー中に固定する方法を考案するまでは，筆者もすべてこの方法でやっていたが，効率が悪い．それでやめたわけである．

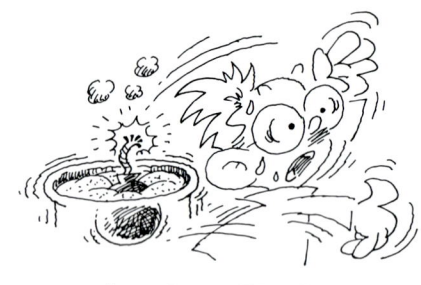
「マイボツ」は爆発だ！

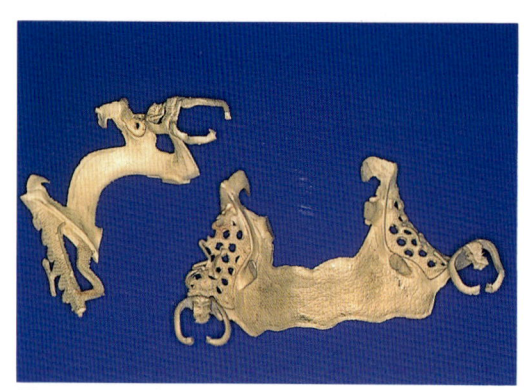
図 2-8　埋没前のメタルフレーム．アズキャストの状態で，スプルーはカットしておく．

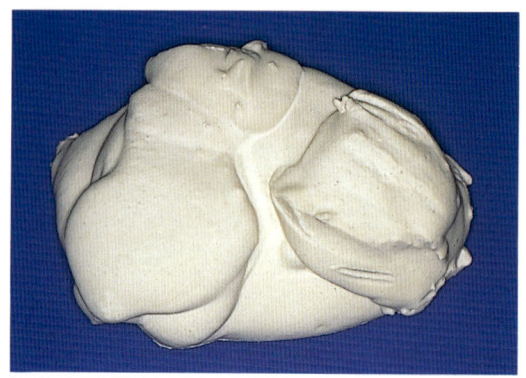
図 2-9　埋没材でメタルフレームを包埋したところ

軟化熱処理の主目的が適合の向上なのに，これで変形しては元も子もなくなる．

軟化熱処理で適合を獲得しよう

　パウダーによる固定ができたら，ファーネスを700℃にセッティングする（**図2-11**）．

　軟化熱処理（softening heat treatment）というのは，主要にはフィットネス，適合が目的である．機械的性質の向上をまず選んでいるわけではなく，最初の目標は適合をよくしたいから軟化熱処理をするということである（**図2-12〜17**）．

　ところが，従来，変形が起こったり，適合しなかったりすると，鋳造以外の問題だというとらえ方が多かった．確かにその

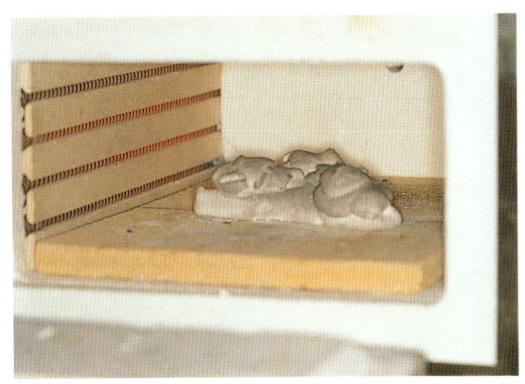

図2-10　ファーネス中で700℃/15分加熱する．軟化熱処理のため，その後水中急冷すると，水蒸気爆発が起こる．爆発の際，フレームが変形するため，確率のいい方法とはいえない．

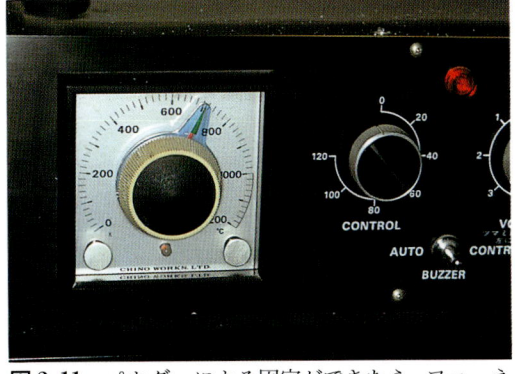

図2-11　パウダーによる固定ができたら，ファーネスをあらかじめ700℃にセッティングする．

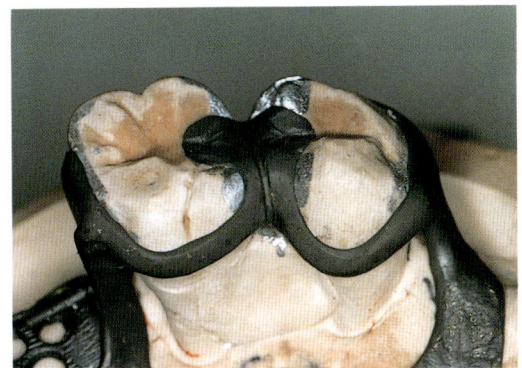

図2-12　軟化熱処理後に硬化熱処理を行うとレスト部分の適合が向上している．

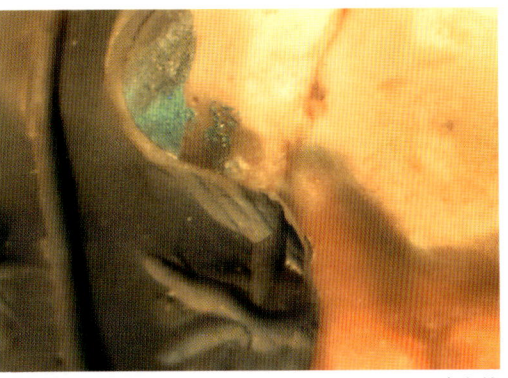

図2-13　同左のレスト部分の拡大（45倍）．適合状態も向上している．

ような一面もあるが，要は偏析的なことで変形する．それを今まで，複印象が悪かったり埋没材が悪かったりするんだといっていた．つまり，鋳造以前のテクニカル的な誤差が積み重なって適合が悪くなると従来はいわれていた．これは，ただ金属自体が偏析的なことを起こして変形するというメカニズムの解明とその概念がなかったから，やむを得ない面もある．

　そして，ファーネスに入れ，700℃で15分間加熱する（**図2-18**）．10分間では，パウダーがあるので，熱が十分に届かないからである．加熱完了後，一挙にファーネスから取り出して水中急冷を行う（**図2-19**）．このとき，全部が一挙に水で急冷される状態にしたいので，水道水をかなり強くかけ，水の中にもつけてしまう．水道水でパウダーを除去してしまう．

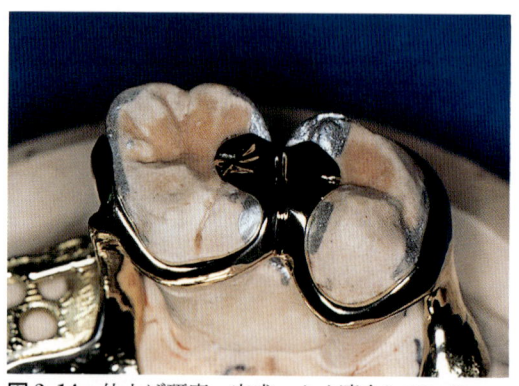

図2-14　仕上げ研磨，完成．よく適合している．

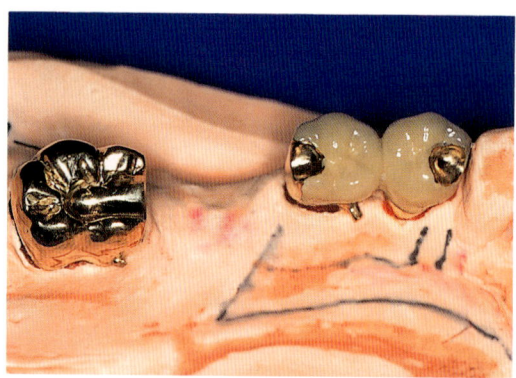

図2-15　支台装置（レストレーションなど）の状態．

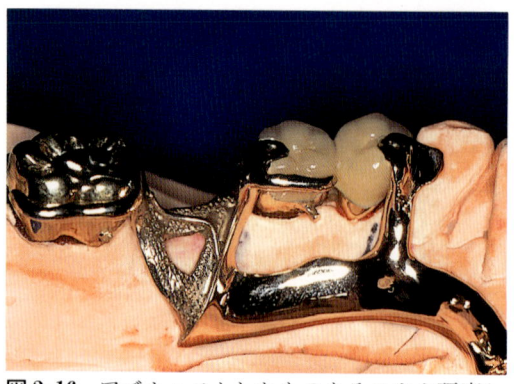

図2-16　アズキャストしたものをそのまま研磨して適合状態を確認する．金属冠との間，7̲のレストが大きく浮いている．

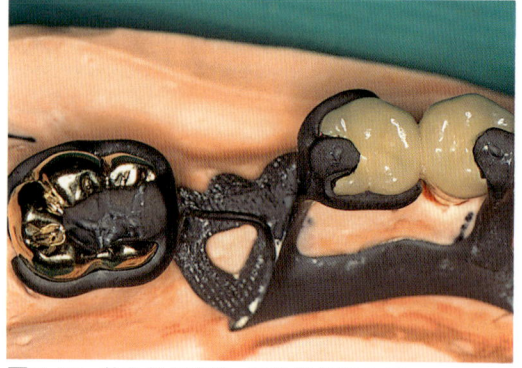

図2-17　軟化熱処理後，硬化熱処理を行ってからマスターモデルに入れてみた．7̲が適合してくるのがわかる．レストが0.6mmも挙上していたのが完全に適合している．

このときに注意しなければならないのは，部分的に急冷してはいけないということである．全体がボンと急冷されるようにする．だから，ここが最初ジュッとなって，あっちが後でジュッとなったらいけない．

　軟化熱処理が完了したメタルフレーム(**図2-20**)．この段階では，熱処理に伴う酸化膜におおわれている．

(2)硬化熱処理を実際にやってみよう

　先の水中急冷で，埋没材のパウダーが失われているので，再度スチール缶などに新しいパウダーで固定する．この際，軟化熱処理時と同様に，メタルフレームをパウダーの中に押し込む

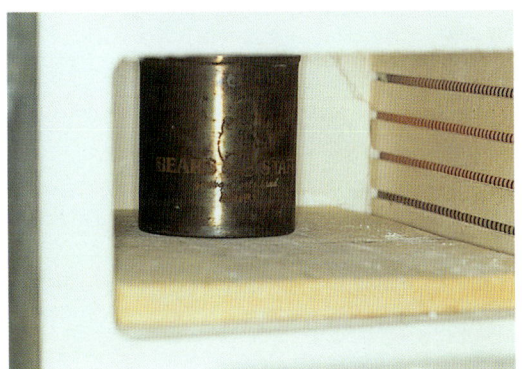

図2-18 ファーネスに入れ，10分間では，パウダーがあるので熱が伝わりきれないため，700℃で15分間加熱する．

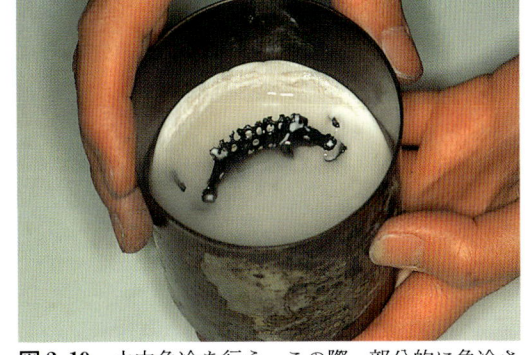

図2-19 水中急冷を行う．この際，部分的に急冷されないよう，水道水の強い流水下で，また，水中に一気に投入する．そして，パウダーも除去する．

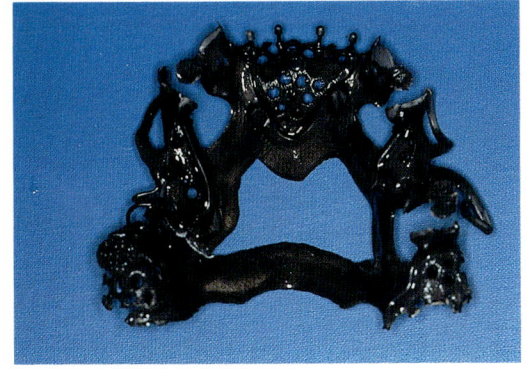

図2-20 軟化熱処理完了後のメタルフレーム．酸化膜におおわれているが，変形もなく，この段階で適合性は向上する．

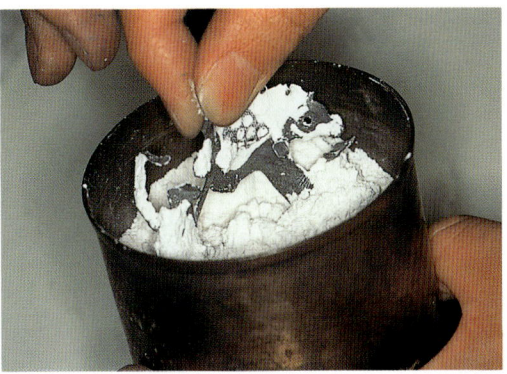

図2-21 再度ステンレス缶などに新しいパウダーで固定する．この際，軟化熱処理時と同様に，メタルフレームをパウダーの中に押し込むようにする．

ようにする（**図2-21**）．
　同じく軟化熱処理時と同様にバイブレーター上で，振動を与える．メタルフレームは，スチール缶などのニュートラルな位置で固定される（**図2-22**）．このあと，ファーネス中で，450℃から250℃まで30分かけて下げる硬化熱処理を行う．
　その後室温まで冷却されたら，メタルフレームに付着しているパウダーをスチームクリーナーで除去し，酸処理（ピックリ

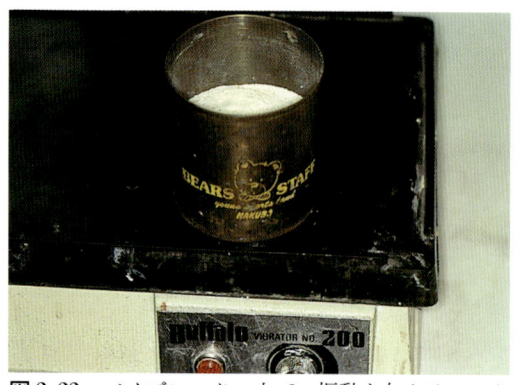

図2-22 バイブレーター上で，振動を与える．メタルフレームは，ステンレス缶などのニュートラルな位置でパウダー固定される．このあと，ファーネス中で，450℃から250℃まで30分かけて徐冷して，硬化熱処理を行う．

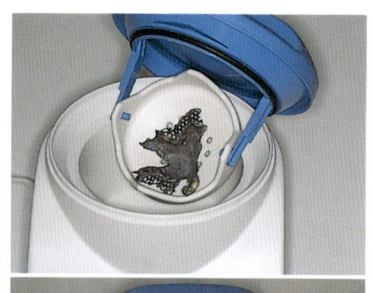

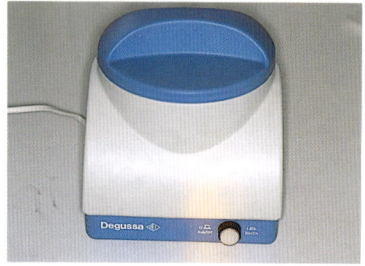

図2-23 酸処理器は，ニアシッドピックリングユニット（DeguDent社）を使用している．

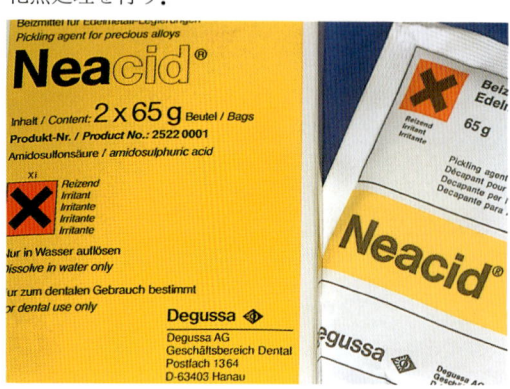

図2-24 酸処理は，ニアシッド（DeguDent社）の粉末（1袋65g入り）と250mlの水を酸処理器内に入れると70℃に自動保温される．そこにメタルフレームを投入して行う．酸処理時間は，通常5分以内で終了する．溶液の色が濃い青緑に変わったときが劣化のサインで，液の取り替えどきである．

ング）を行う．筆者は，酸処理器としてニアシッドピックリングユニット（DeguDent 社，常時 70℃で自動的に保温されている）を使用している（**図 2-23**）．酸処理は，ニアシッド（**図 2-24**）の粉末（1 袋 65 g 入り）と 250 ml の水を酸処理器内（自動的に 70℃に温められている）に入れ，そこにメタルフレームを投入して行う．酸処理時間は，通常 5 分以内である．また，液が目に入らないように注意し，酸処理後のフレームは水洗する．

T.K.M.熱処理に"らくらく"助っ人誕生

筆者が開発したマジックカップ（特許出願済み，PAT・P，**図 7-53～68**）を君たちに推奨する．マジックカップ法に従えば，システム的に T.K.M.熱処理が手順良く完了する（7 章参照）．

この方法をマスターすれば，君たちは熱処理の専門家への道を簡単にゲットできたことになる．

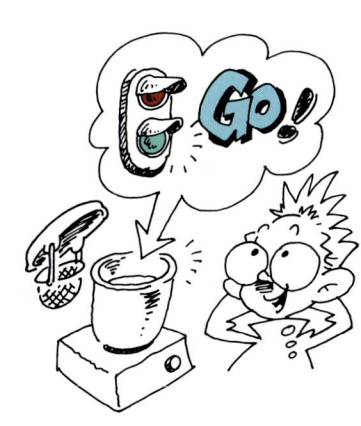

液の替えどきが一目でわかる．青が替えどきのゴーサイン

(3) 軟化熱処理，硬化熱処理の完了

　硬化熱処理まで終わり，酸処理が終了したフレームである（**図2-25**）．適合がよいうえ，結果的に，これは機械的性質も向上している．鉤歯に対するレストやIバーの適合も45倍大倍率のマイクロスコープで見てもパーフェクトである（**図2-26〜34**）．

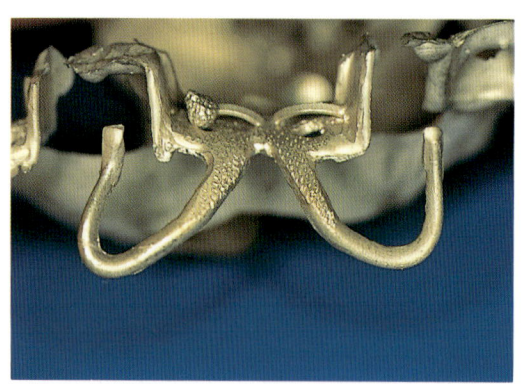

図2-25　硬化熱処理まで終わり，酸処理が終了した鋳造体である．

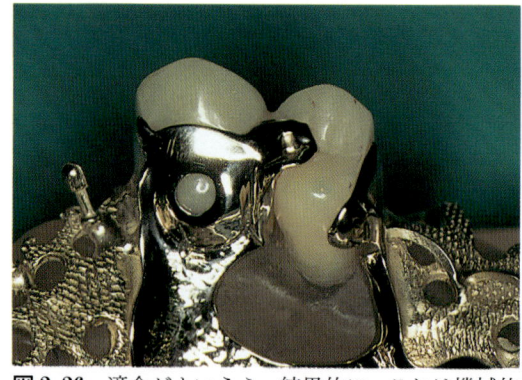

図2-26　適合がよいうえ，結果的に，これは機械的性質も向上している．鉤歯に対するレストやIバーの適合もパーフェクトである．

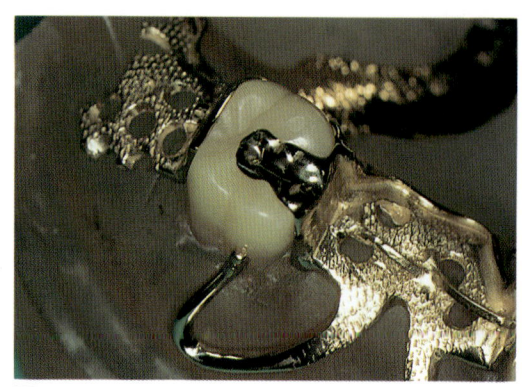

図2-27

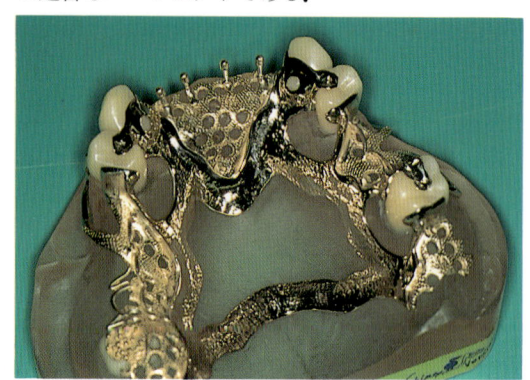

図2-28

T.K.M.熱処理で"超"適合精度を得よう．同時に，金属の性質を最大限引き出そう

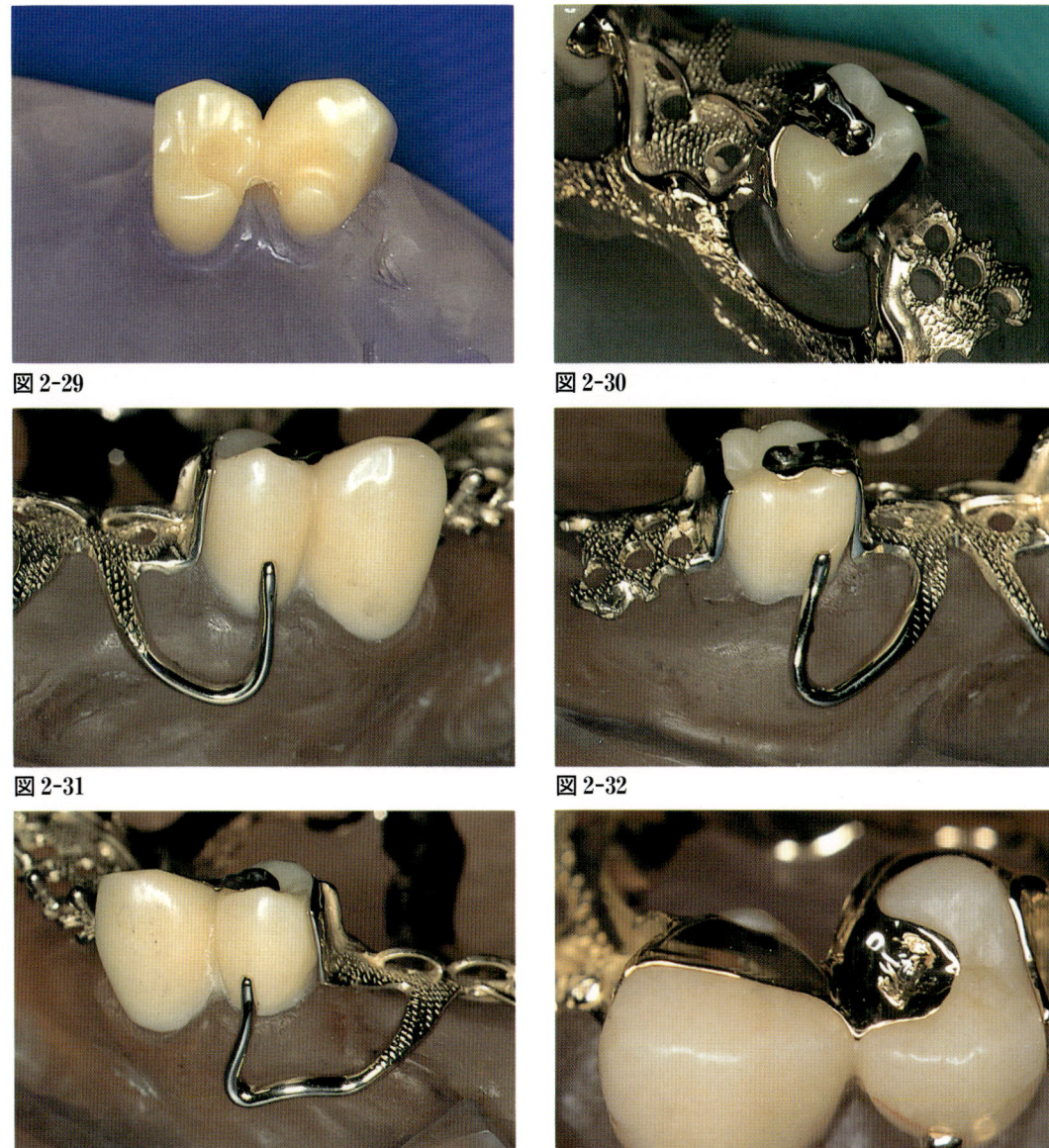

図 2-29

図 2-30

図 2-31

図 2-32

図 2-33

図 2-34

本章のまとめ

T. K. M. 熱処理をマスターできたか

(1) 軟化熱処理は,ファーネスに入れ700℃で15分間加熱する.
(2) 水中急冷は,一気に行う.
(3) 硬化熱処理は,ファーネス中で450℃から250℃まで30分かけて下げる.
(4) 軟化熱処理前のフレームの固定は,ステンレス缶のニュートラルな位置で鑞付け用埋没材の粉末中に包埋して行う.埋没法は行ってはいけない.
(5) 酸処理には,専用の酸処理器を用いる.この容器中に粉末1袋 (65 g) に対し水250 mlの割合とし,70℃に温められた状態で酸処理を5分間行う.

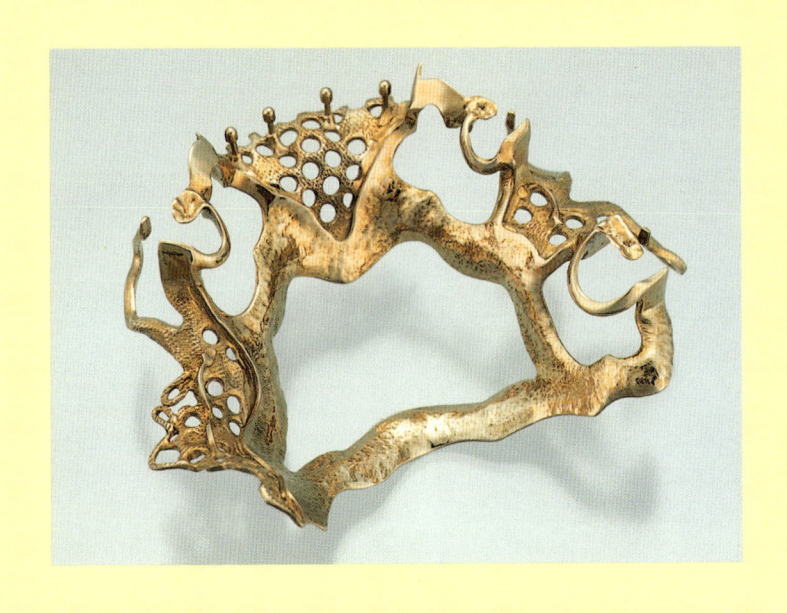

3章
基本設計を
マスターしよう

3章 基本設計をマスターしよう

基本設計について
もう一度その定義を確認しよう

　筆者の前著『1週間でマスターするキャストパーシャル』の上巻で，基本設計について，詳しく解説した．詳細は，同書を参照してほしい．そこで，ここでは，その概略にふれるとともに基本設計の今日的意味について考えてみよう．

キャストパーシャルの基本設計と構造設計の違い＜基本設計の定義＞

　まず，基本設計と構造設計の違いを復習しよう．筆者は，かつて，その違いをつぎのように定義した．
①診断や治療などに基づいて歯科医師が行う「製作の基礎となる設計」……基本設計
②使用材料の性質などに基づいて歯科技工士が行う「数値化された設計」……構造設計

　すなわち「基本設計」は，歯科医師が模型上または図上に示す「デンチャーのアウトラインおよびレイアウト」である．このように基本設計は，歯科医師が行うもので，歯科技工士が行う構造設計の基本となるものである（図3-1～7）．

　したがって，よりよいデンチャーをつくるためには，この基本設計を決しておろそかにすることはできない．しかし，現状では，本来歯科医師が行うはずの基本設計が，製作する立場の歯科技工士に「肩代わり」を依頼されることがある．そのため，この基本設計の「肩代わり能力」は歯科技工士にとって必須のものになっている．

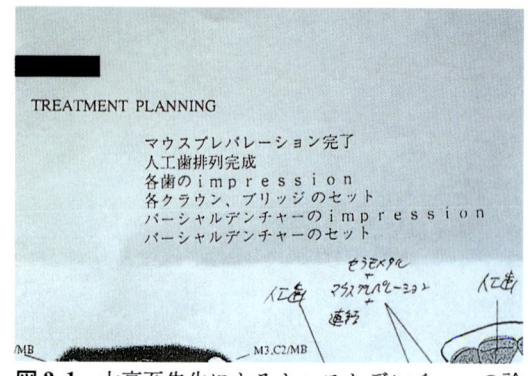

図3-1　大高至先生によるキャストデンチャーの診療計画書である（図3-1～7）．

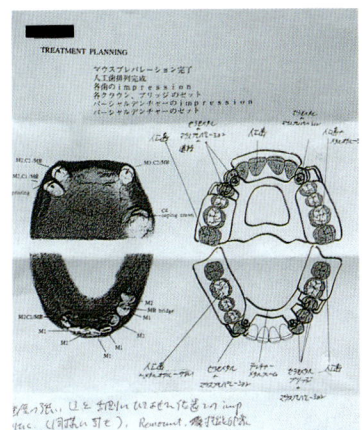

基本設計についてもう一度その定義を確認しよう

図3-2 製作側の歯科技工士にとって，このような形で提供される歯科医師による基本設計は理想的である．

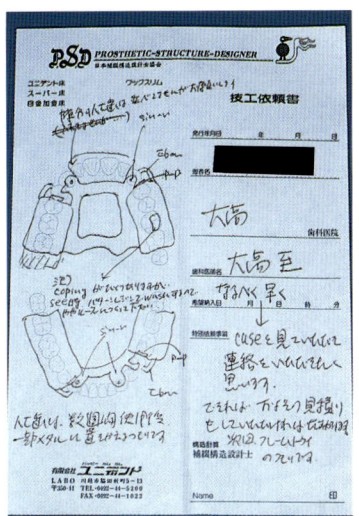

図3-3 歯科医師からの「技工依頼書」である．基本設計を含めて，製作の基礎となる情報を交換するには，限りなく親切なコミュニケーション文である．

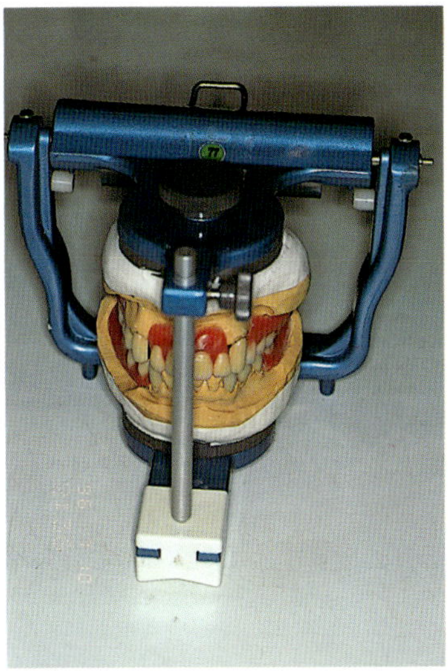

図3-4 歯科医師サイドで咬合器へのマウントまでがなされている．

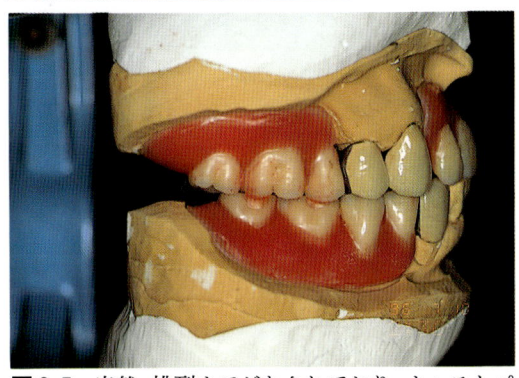

図3-5 当然，排列までがなされており，キャストパーシャルの製作で大いに参考となる（右側面観）．

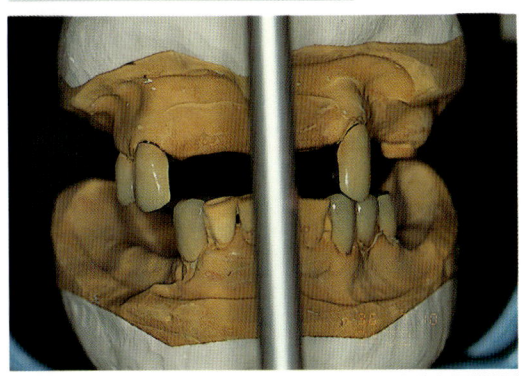

図3-6 バーティカルディメンション（垂直顎間距離，咬合高径）の状態の情報が入るので，人工歯を維持するためのデザインをパーフェクトに行うことができる（正中面観）．

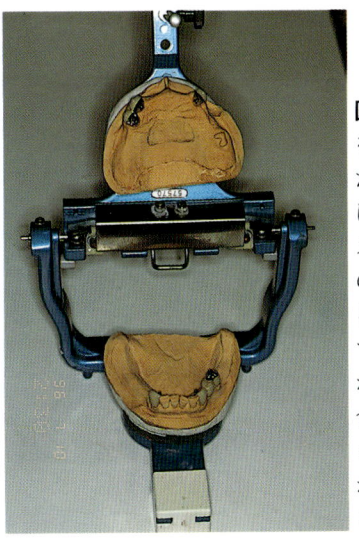

図3-7 咬合器をオープンにしたところ．本来は，ラボにキャストパーシャルの製作を依頼するときは，上下マスターモデルがこのように咬合器にマウントされていることがベストである．

3章　基本設計をマスターしよう

基本設計の「肩代わり」を依頼されたら

　万一，君が本来歯科医師が行うべき基本設計の「肩代わり」を依頼されたら，個々の患者の口腔内の状況はもちろん（**図3-8〜13**），その社会的・心理的背景などについても十分な情報を伝達してもらわなければならならない．

　逆にいえば，基本設計の「肩代わり」を歯科技工士に依頼しようとする歯科医師は，そうした情報を技工依頼書に詳しく明記すべきであろう．

　このように，基本設計が行えるということは，一つのソフトウェアであり，スキル（能力）であるから，かつて筆者が行った「肩代わり能力」の提言は，製作料とは別の「新技工料」として，現状では定着している．

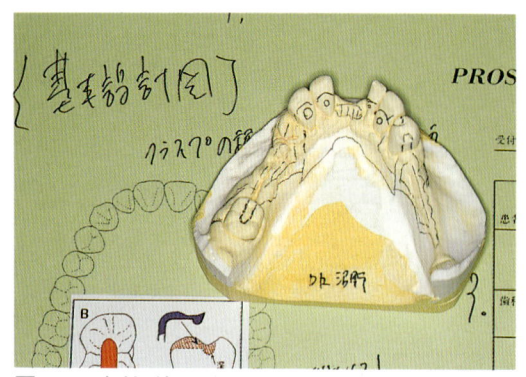

図 3-8　歯科医師の求めにより基本設計を肩代わりしたケース．スタディモデルを含めて，患者の社会性もしくは心理状態，経済的要求等の情報を基に基本設計を行った．

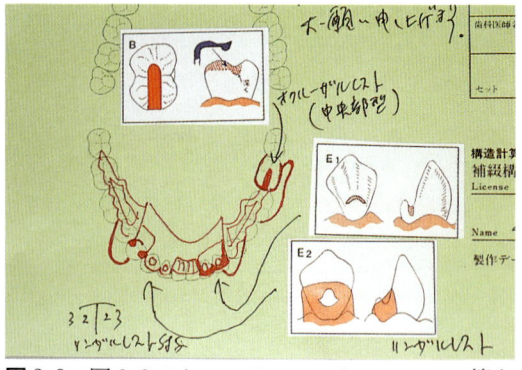

図 3-9　図 3-8 のケースで，レストレーション等を含めたマウスプレパレーション（前処置）を図解したところ．

基本設計の「肩代わり」を依頼されたら

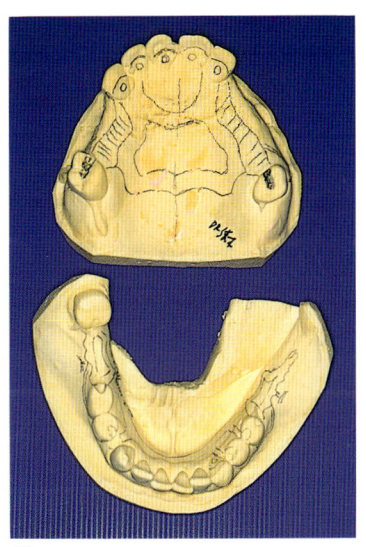

図3-10 上下キャストパーシャルということで基本設計の依頼のあったケース．スタディモデル上にレイアウトを描記してみた．

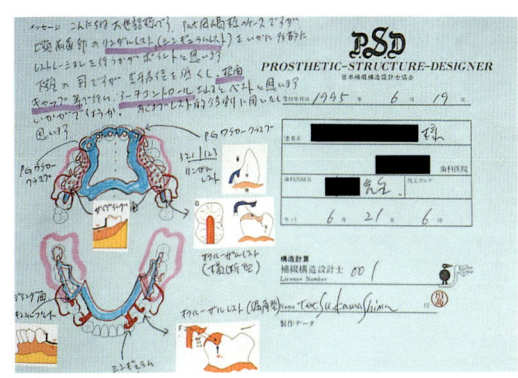

図3-11 図3-10のケースでさらに詳細にわたって基本設計を図解したり，製作サイドの事項を文章化したところ．

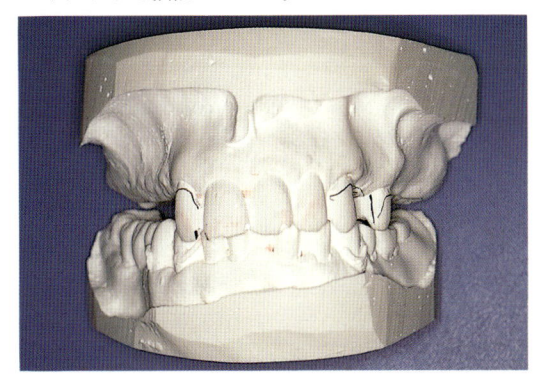

図3-12 スタディーモデル上に歯科医師が簡単なレイアウトを書いてきたが，さらに詳しい基本設計の相談があった．

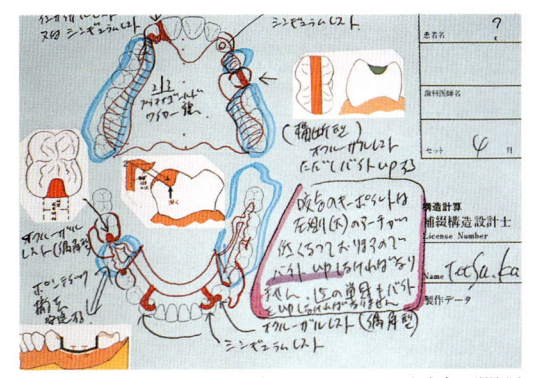

図3-13 バーティカルディメンション（垂直顎間距離，咬合高径）が低位になったりしており，現状の状態での製作は無理であったので，その改善を含めて基本設計を描記してみた．

3章 基本設計をマスターしよう

キャストパーシャルデンチャーの基本設計は「レスト」で決まる

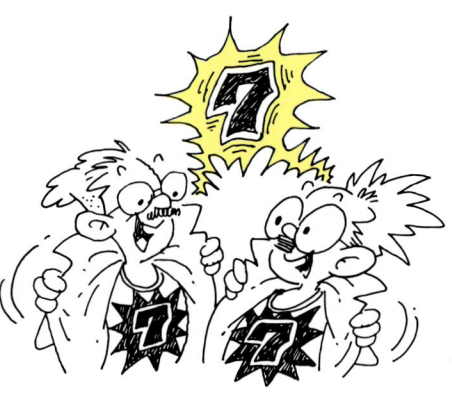

パーシャルデンチャーを大まかに分類すると，クラスプデンチャー，アタッチメントデンチャー，テレスコープデンチャーの3つである．本書では学術的にも偏らず，臨床上最も安全で，患者にとっても満足される，パーシャルデンチャーの基本セオリーを述べていく．

パーシャルデンチャーの7つの構成要素

まず，基本設計は，レストの設定から始める．ここで君は，パーシャルデンチャーの7つの構成要素を思い出してほしい（図3-14）．基本設計について，歯科医師とコミュニケーションをはかる場合は，必ず，この7つの構成要素を用いて話そう．そうすれば，共通の理解が得られるはずである．

コミュニケーションは共通の言語から

レストの役割について確認しよう

咬合圧はレストを介して鉤歯（支台歯）に伝えられる．したがって，その役割は一言でいえばつぎのとおりである．
・咬合圧ができるだけ鉤歯の長軸方向に導かれる形態

レスト設定のための4つの基本原則

1. 中間欠損の場合は，レストは欠損側に設定する．
2. 遊離端（フリーエンド）の場合は，レストは欠損側から見て遠い位置に設定する．
3. 残存歯が少数の場合は，レストはできるだけ多くの残存歯に設定する．
4. 前歯部中間欠損の場合は，遊離端（フリーエンド）の場合と同じに考えレストは欠損側から見て遠い位置に設定する．

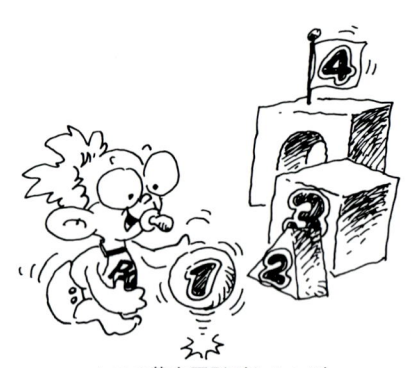

4つの基本原則がわかれば，あとは簡単

レストの種類

レストは大きく前歯部に用いるものと臼歯部に用いるものに分けられ，前歯部に用いるものは2つ，臼歯部に用いるもの1つである．また，臼歯部に用いるものはその形態からさらに3つに細分される．

＜前歯部に用いるレスト＞
①インサイザルレスト（切端レスト）
②シンギュラムレスト（歯頸隆線レスト）

＜臼歯部に用いるレスト＞
①オクルーザルレスト（咬合面レスト）
　a 咬合面中央部まで延長して設定する「咬合面中央部型」
　b 咬合面を近遠心的に横断する「咬合面横断型」
　c 近心または遠心の隅角部に設定する「隅角型」

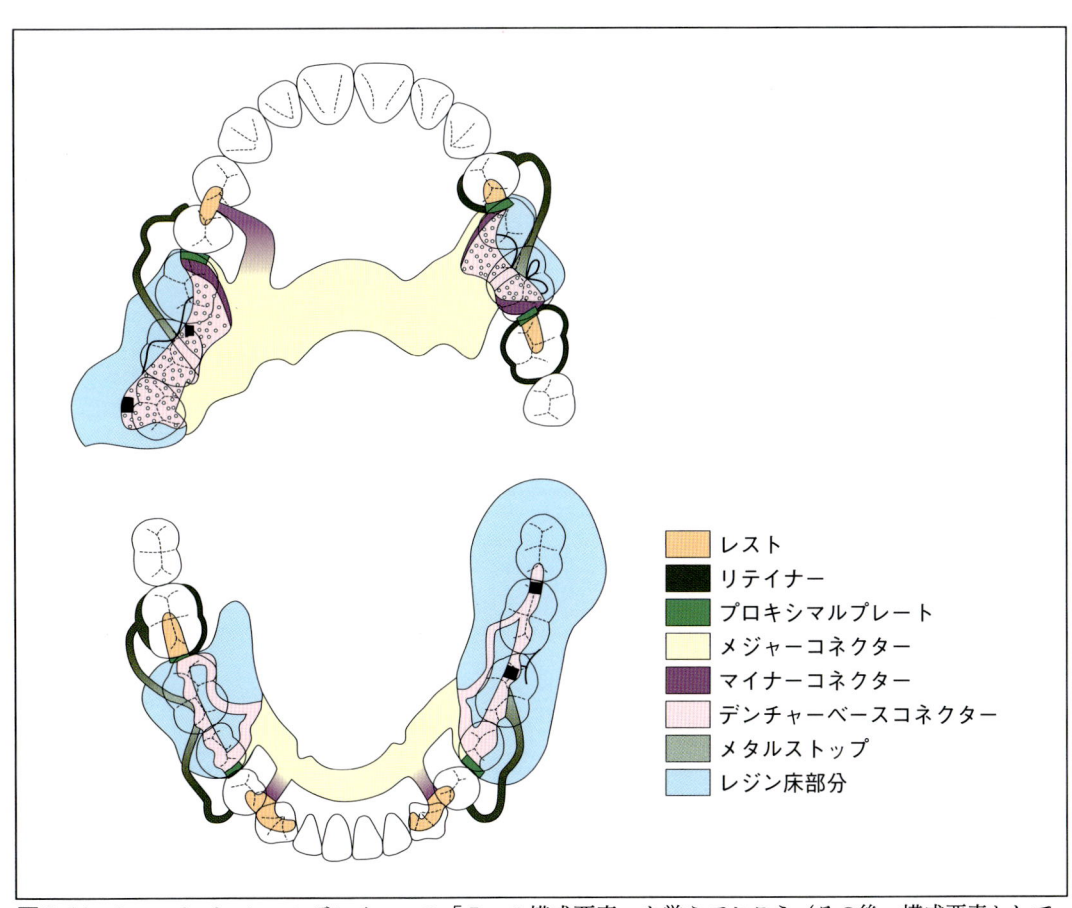

図3-14　キャストパーシャルデンチャーの「7つの構成要素」を覚えておこう（その後，構成要素としては1つ加えて8つとなっている．詳細は，2005年10月発行（医歯薬出版）の『T.K.M キャストデンチャーのすべて Bio-Mimetic Cast Denture』p.89参照）

3章 基本設計をマスターしよう

基本設計に沿ったレストレーションの実際

　基本設計ができあがると，それに基づいて歯科医師により患者の口腔内のレストレーションが行われる．以下その実際を臨床例によってみていこう．

歯冠修復を伴わないレストレーションの場合

　歯冠修復を伴わず，歯科医師が口腔内で基本設計に沿ってマウスプレパレーション，レストレーションを行う場合がある（図3-15〜21）．

　この際大切なことは，レストの形態をスプーン状にプレパレーションすることはいうまでもないが，クラスプの横断スペースを深さ1.5mm以上，幅3mm以上は確保することが必要である（図3-20）．図3-22，23は別のケースで，歯冠修復を行ってもレストレーションを間違ってしまう場合の例である．

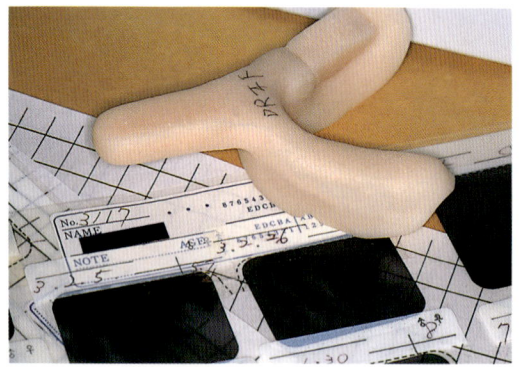

図3-15　木下弘先生による口腔内でのレストレーション．X線写真を参考にして削除量を決める．

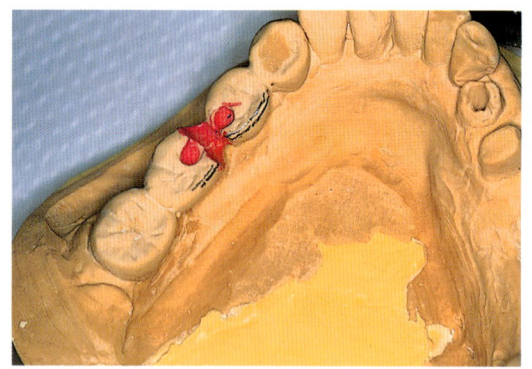

図3-16　スタディモデル上でレストレーションを参考に削ってみる．この点のみ筆者が行った（5 6）．

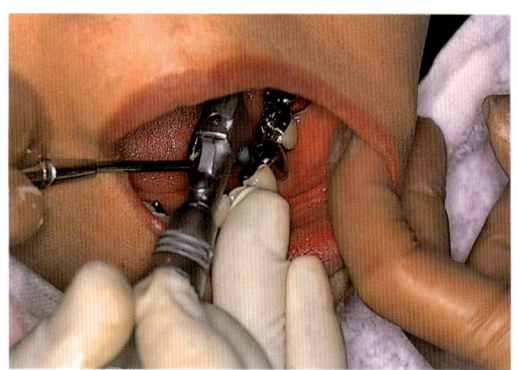

図3-17　歯科医師による口腔内でのレストレーション（5 6）．

基本設計に沿ったレストレーションの実際

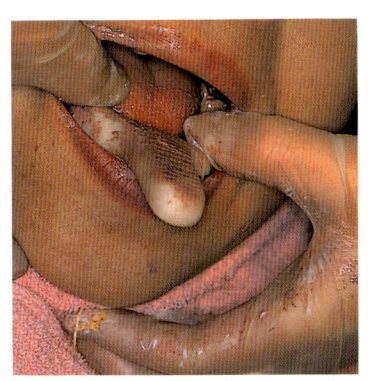

図3-18 歯科医師によるレストレーション終了後，ファイナルインプレッションにはいる．

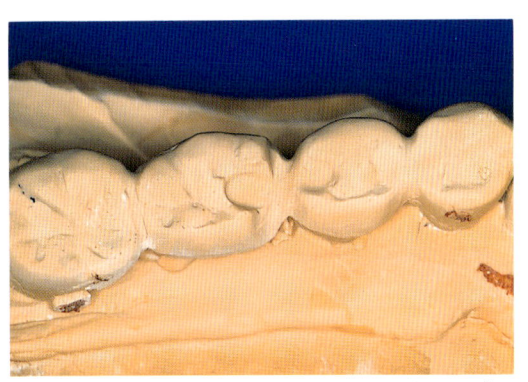

図3-19 レストレーションされたマスターモデルができあがった．図は5̲ 6̲の咬合面観．

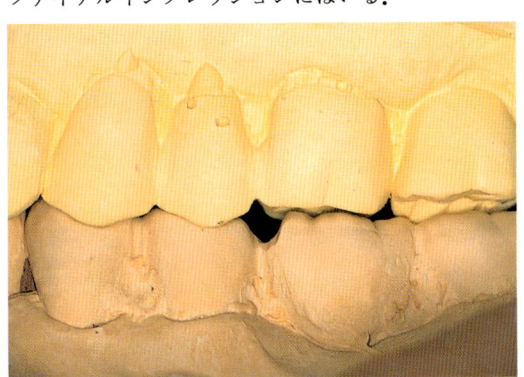

図3-20 クラスプ走行部のプレパレーション．十分なクリアランスもあり，フレームの構造上安全である（左側頰側面観）．

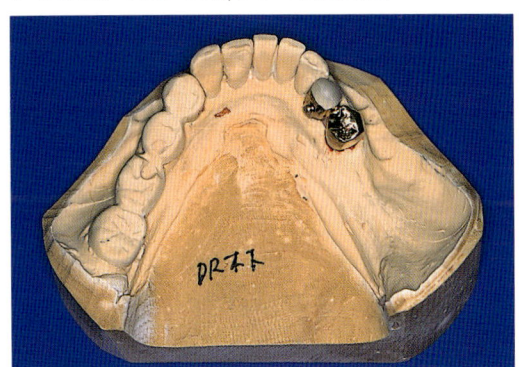

図3-21 マスターモデルの咬合面観．5̲ 6̲はすでに行った口腔内でのレストレーション，4̲ 3̲は歯冠修復によるレストレーションである．

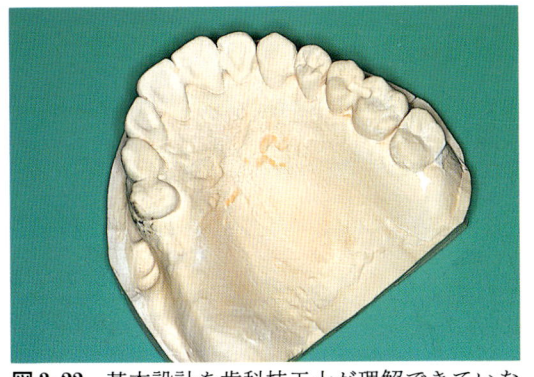

図3-22 基本設計を歯科技工士が理解できていないと，5̲ 6̲にレストはつくっていても，クラスプの横断スペースは忘れている（咬合面観）．

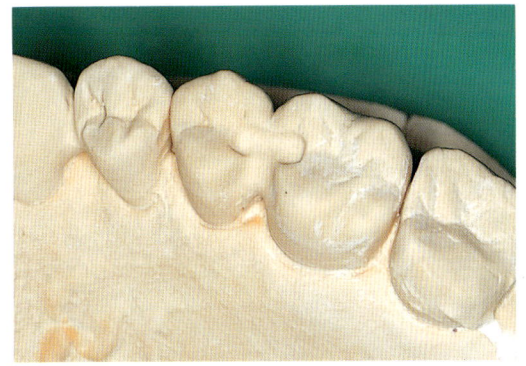

図3-23 図3-22の拡大．5̲ 6̲レストから頰側にクラスプが走行するスペースがない．結局修復し直しとなる（咬合面観）．

37

歯冠修復を伴うレストレーションの場合

　歯冠修復を伴うレストレーションの場合は，支台築造（メタルコア）からレストレーションの製作は始まる．この場合は，メタルコアにレストシート（レスト座）がある．
　レストの理想とする形態と構造上の強度を確保するためには，あらかじめ歯冠修復物に付与するレストレーションを想定して，それに見合った形態の支台築造を製作しなければならない（図3-24〜29）．

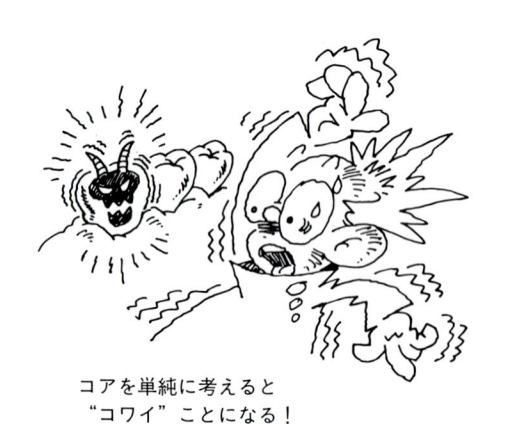

コアを単純に考えると
"コワイ"ことになる！

基本設計に沿ったレストレーションの実際

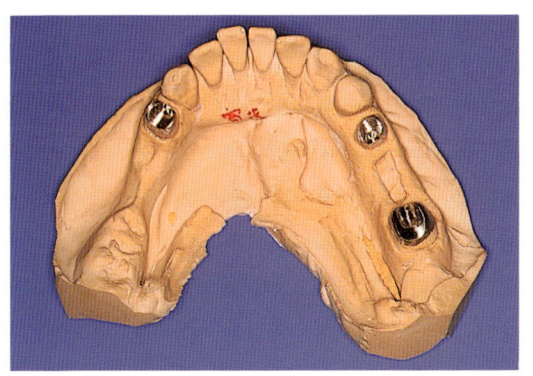

図 3-24 基本設計に基づいて製作された支台築造（メタルコア）である．$\overline{7\,5|4}$ オクルーザルレストの形態が付与されている（咬合面観）．

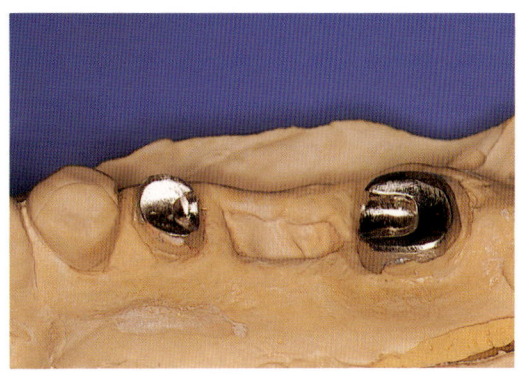

図 3-25 支台築造の $\overline{5|}$ はオクルーザルレスト（隅角型）をつくれるようにした．また，$\overline{|7}$ はオクルーザルレスト（中央部型）をつくれるようにした（右側咬合面観）．

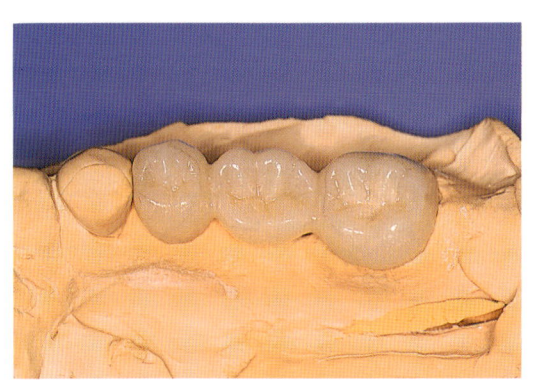

図 3-26 $\overline{7\,6\,5|}$ は歯冠修復が完成するまでのプロビジョナルである（右側咬合面観）．

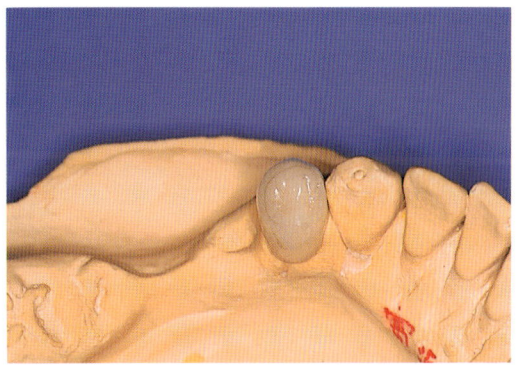

図 3-27 $\overline{|4}$ は同じくプロビジョナルである（左側咬合面観）．

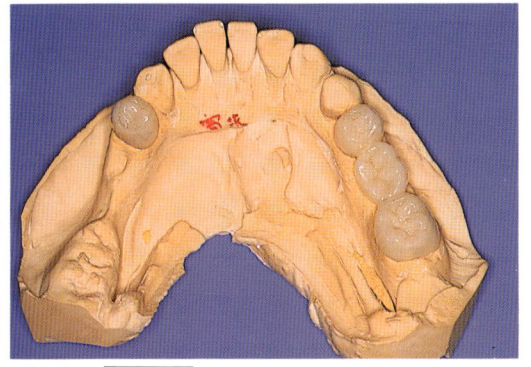

図 3-28 $\overline{7\,6\,5|4}$ のプロビジョナルの全体である（咬合面観）．

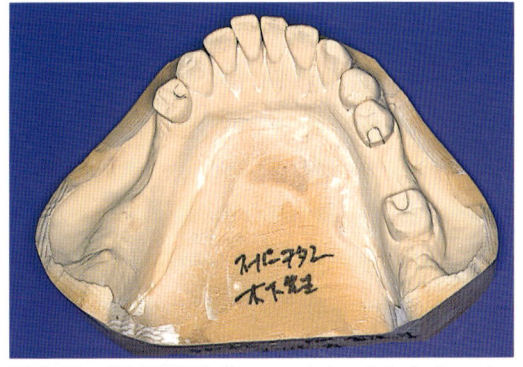

図 3-29 歯冠修復物がセットされ，それをインプレッションしたマスターモデル（咬合面観）．インプレッションは木下弘先生による．

3章 基本設計をマスターしよう

模範的なレストのケースプレゼンテーション

基本設計もしっかりしている模範的な例を以下に紹介する．

ケースプレゼンテーション1

この例は，とてもよく考えられた基本設計で，レストの位置と形態がデンチャー自体から生じる力学的な要件を想定して前処置されている（**図3-30～33**）．

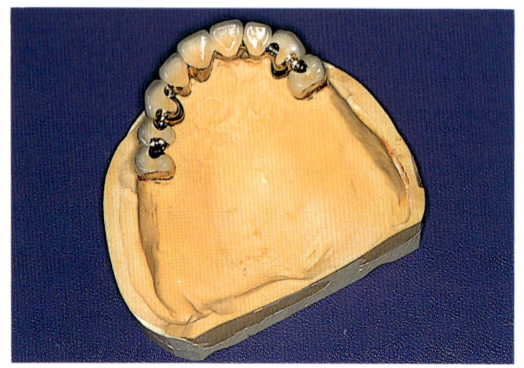

図3-30 荒井洋充先生のケースで，歯冠修復は小川和己氏による．ピックアップインプレッションによる上顎マスターモデル（咬合面観）．

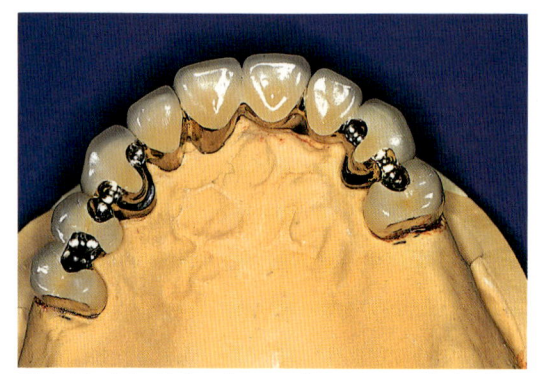

図3-31 同，拡大である．3|3にミリング面が施されているので，このようにピックアップインプレッションがベストである（咬合面観）．

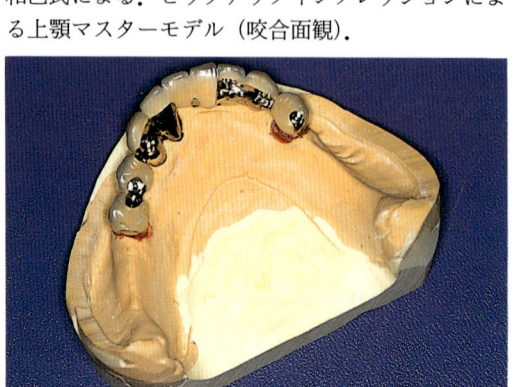

図3-32 荒井洋充先生のケースで，図3-30, 31と同一患者の下顎である（咬合面観）．

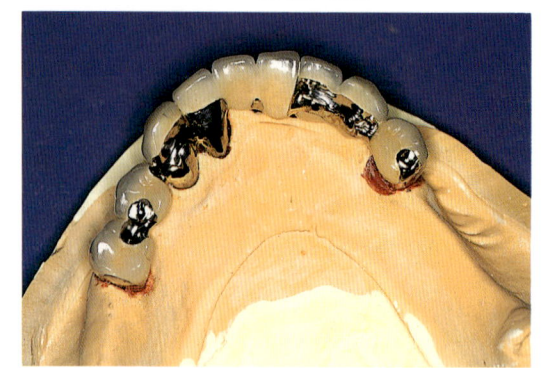

図3-33 同，拡大である（咬合面観）．

模範的なレストのケースプレゼンテーション

ケースプレゼンテーション 2

　この例は，レストレーションはもとより，歯冠修復物を単冠で行った基本設計が感動させてくれる（図 3-34～37）．前歯部をブリッジで処置しなかったこともデンチャーの予知性を高めてくれる．

　このように，筆者は，基本設計を考えた歯科医師と歯科技工士につねづね教えられることが多い．

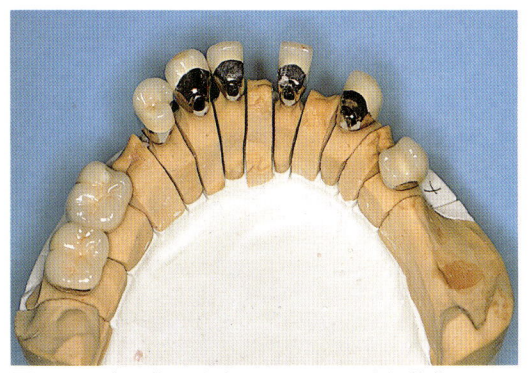

図 3-34 中野俊明先生のケースで，歯冠修復は岡野憲仁氏による．シンギュラムレストの形態に注目してほしい（下顎咬合面観）．

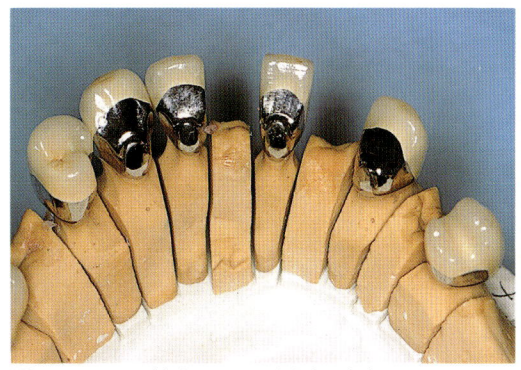

図 3-35 同，拡大である（咬合面観）．

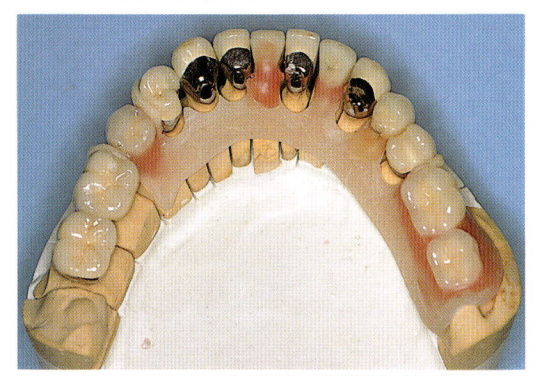

図 3-36 この時点で欠損部の仮排列がなされているので，キャストパーシャル製作上の情報が入手できる（咬合面観）．

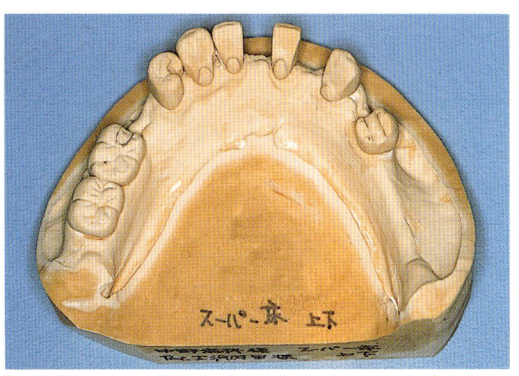

図 3-37 ファイナルインプレッションでできたマスターモデル．歯科医師と歯科技工士の連携プレーが充実していると，キャストパーシャルをつくる側（筆者）にとって，スムーズこの上ない（咬合面観）．患者さんはハッピー！

41

ケースプレゼンテーション3

この例は，寺西邦彦先生と歯科技工士の狩野敦志氏の手によるレストレーションである（図3-38～42）．見事な出来映えでことばもない．

マウスプレパレーションの全体が寺西セオリーの"かたまり"で，世界のトップレベルを見せてくれている．

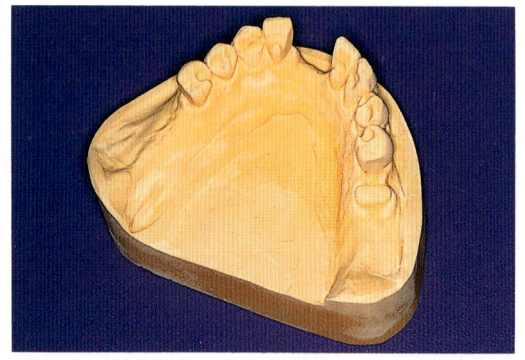

図3-38 寺西邦彦先生と歯科技工士の狩野敦志氏によるコンビネーションワークの手本である（咬合面観）．

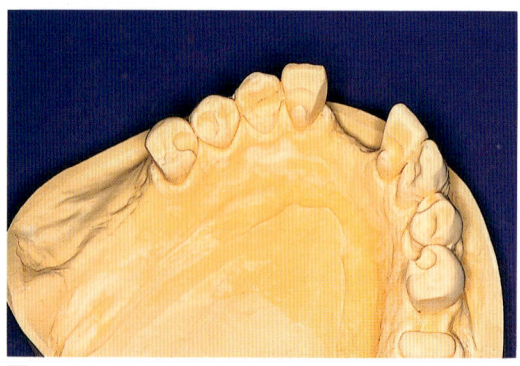

図3-39 同，拡大である（咬合面観）．気泡など一切存在しないマスターモデルの手本である．そのインプレッション技術に"うなる"しかない．

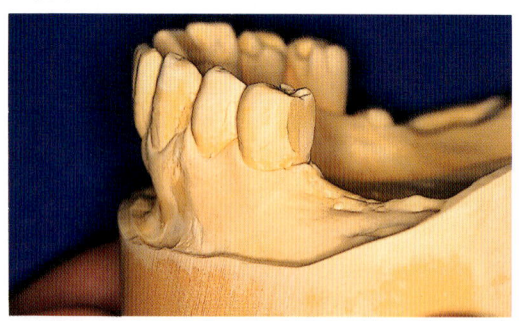

図3-40 レスト以外のガイディングプレートも手本である（左側頬側面観）．

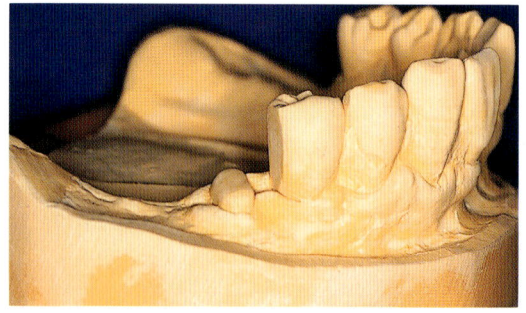

図3-41 クラスプデンチャーがつくりやすい歯の豊隆（カントゥア）が与えられている（右側頬側面観）．

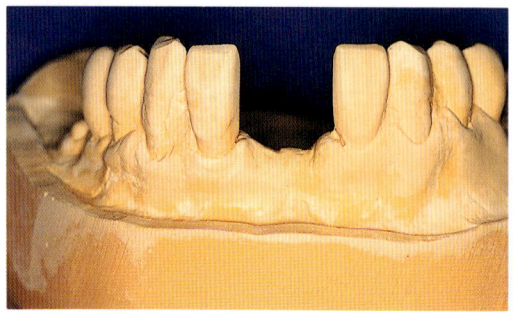

図3-42 人工歯の排列が審美的にできるように考えられているガイディングプレートである（唇側面観）．

3章 基本設計をマスターしよう
間違いだらけのレストレーション

　オクルーザルレストの隅角型のレストシートがスプーン形態につくられていない悪い例である(**図3-43～45**)．本来，パーシャルデンチャーのレストは咬合圧を歯の長軸方向に伝えなければならない．このように，レストシート底面がスプーン形態になっていないと，デンチャーがピッチングやローリングといった動きをした場合，パーシャルデンチャーは抜歯装置として働いてしまう．したがって，この面からも，レストシートをスプーン形態につくることが重要である．

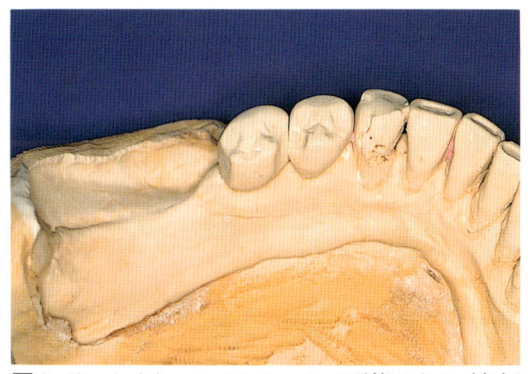

図3-43 よくないレストシートの形態である（左側舌側面観）．

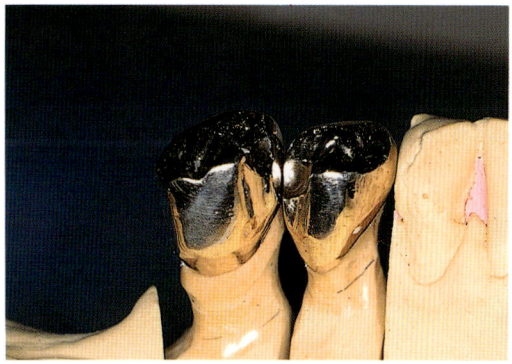

図3-44 レストシートがスプーン形態になっていない．通常は単冠でよいが，本ケースの場合は連結しておけば多少ミスをカバーできた（左側舌側面観）．

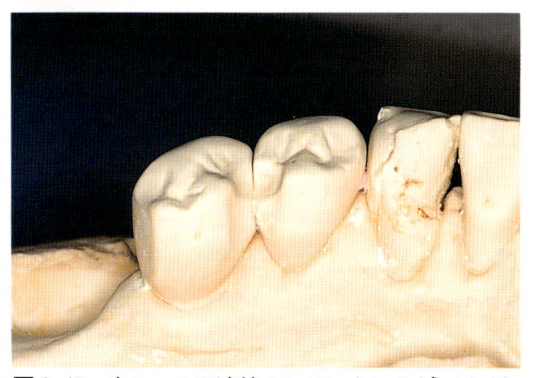

図3-45 本ケースは連結されていないと述べたが，単冠の場合も普段から十分機能するスプーン形態とするよう心がけるべきである（左側舌側面観）．

3章 基本設計をマスターしよう

レストの設定をレッスンしてみよう

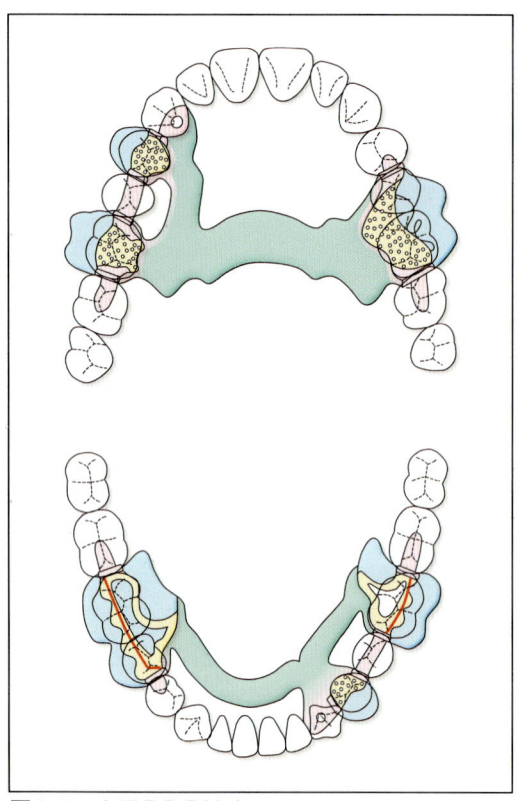

図3-46 LESSON A

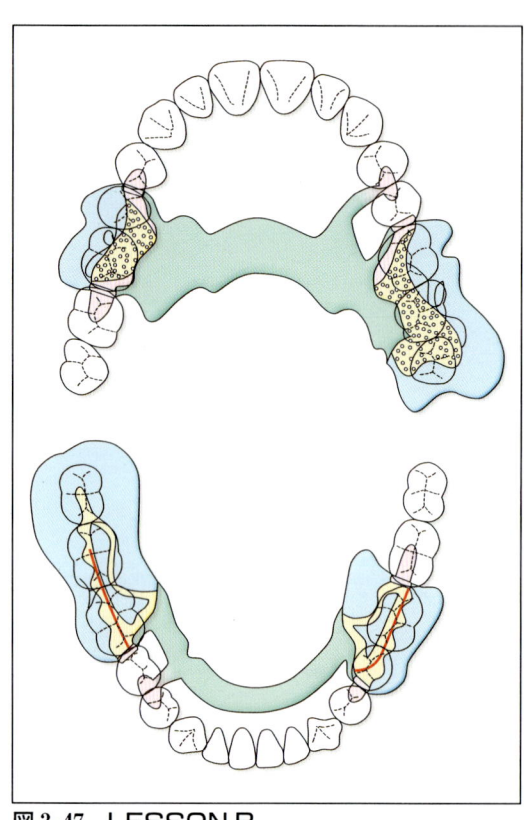

図3-47 LESSON B

LESSON A〜LESSON F までのレストの設定をレッスンしてみよう（図3-46〜51）．

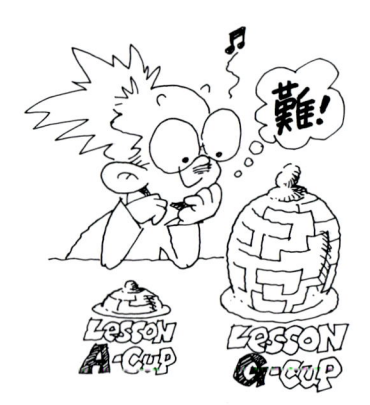

LESSON は
簡単なものから複雑なものへ

レストの設定をレッスンしてみよう

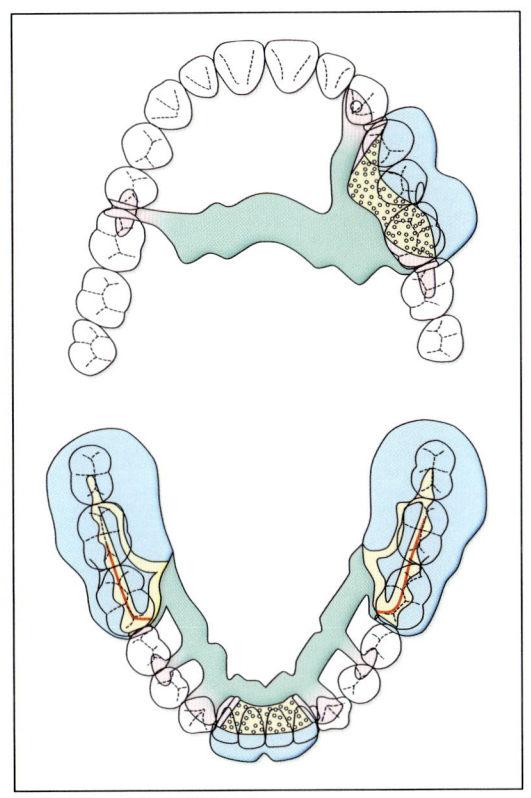

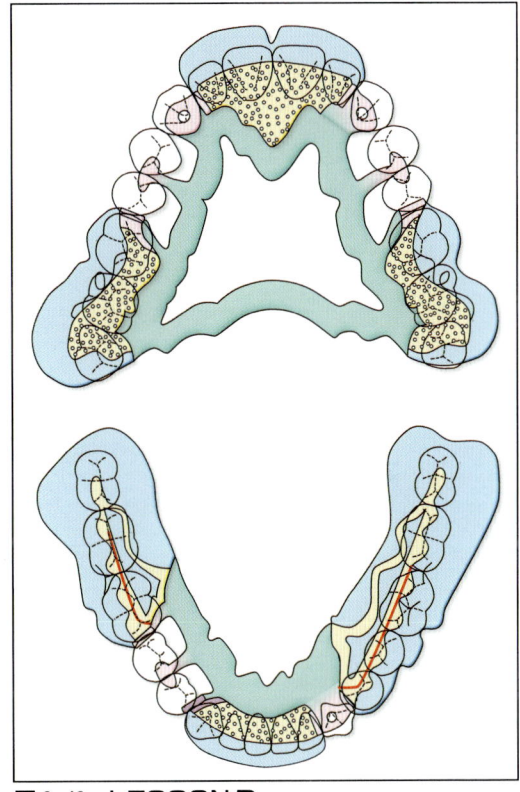

図3-48　LESSON C

図3-49　LESSON D

レストの設定をレッスンしてみよう

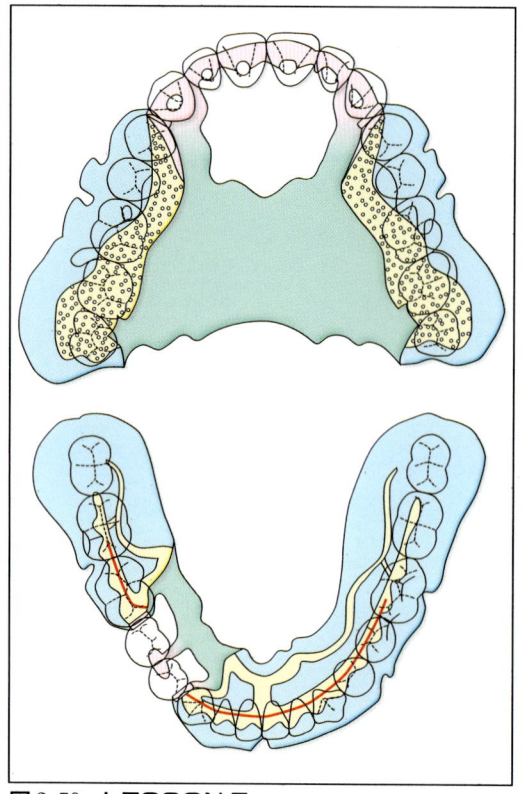

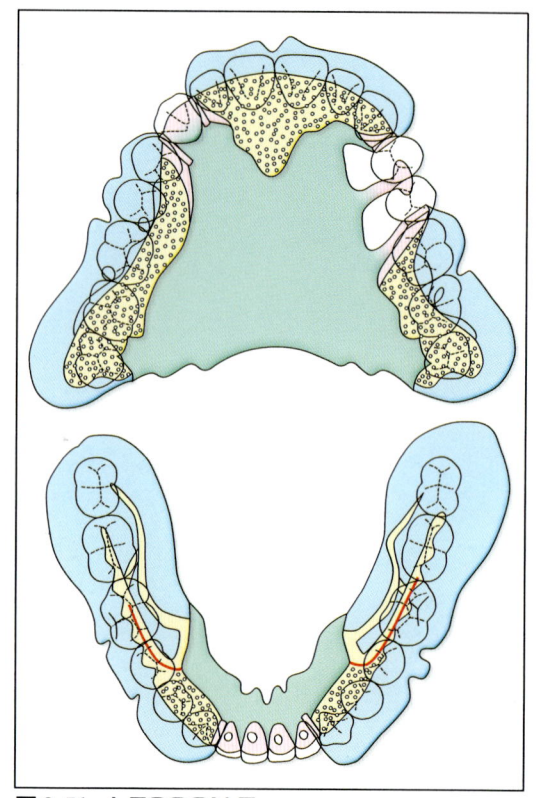

図3-50　LESSON E

図3-51　LESSON F

3章 基本設計をマスターしよう

基本設計の手順をレッスンしてみよう

STEP 1　レストの設定

「レスト設定のための基本原則」を思い出してほしい（**図3-52**）．とにかく基本設計のすべてはレストの設定にかかっている．

STEP 2　フィニッシュラインの描記

メタルとレジンの境目をフィニッシュライン（フィニッシングライン）という．このラインを描くことによって，欠損状態が判断できると同時に，メジャーコネクターの外形もまた不思議と決定しやすくなる（**図3-53**）．

STEP 3　プロキシマルプレートとマイナーコネクターの描記

マイナーコネクターを描かないため，構造上脆弱になることが多いので注意が必要である（**図3-54**）．

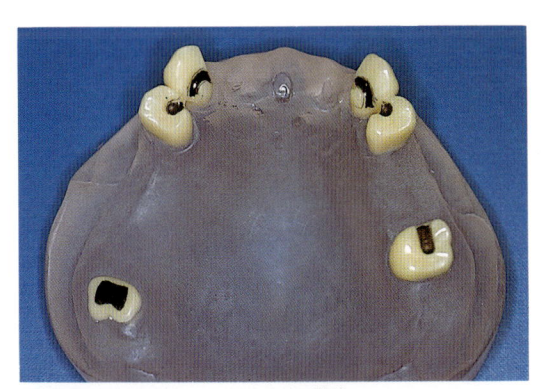

図3-52　STEP 1　レストの設定

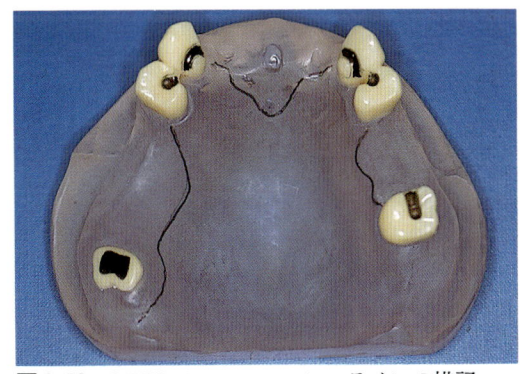

図3-53　STEP 2　フィニッシュラインの描記

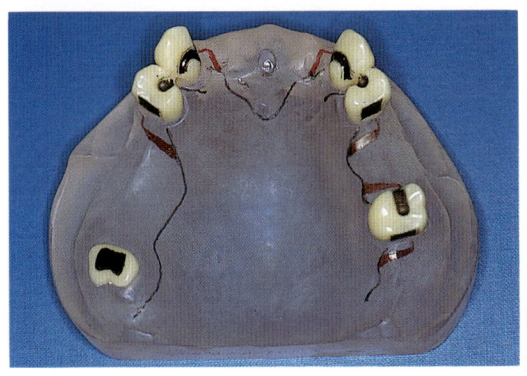

図3-54　STEP 3　プロキシマルプレートとマイナーコネクターの描記

STEP 4 デンチャーベースコネクターとメジャーコネクターの描記

レジン床部を機械的に連結するためのデンチャーベースコネクター（ネットまたはスケルトンともいう）を描いていくと，欠損の状態や粘膜負担の状態がわかりやすくなる．これにより，メジャーコネクターの面積の大小が判断しやすくなり，形態も描きやすい(**図 3-55**)．この際，デンチャーベースコネクターを描いてからメジャーコネクターを描くとよい．

なお，メジャーコネクターの面積は鉤歯（支台歯）の負担能力や欠損の程度を考慮して決める（レスト設定のレッスンで用いた図を参照）．

STEP 5 リテイナーの描記

基本設計の最終ステップがリテイナー（クラスプ）である(**図 3-56**)．

ここではふれないが，やむなく「基本設計上」前歯部に維持力を必要とする場合は，審美性を考慮しなければならない．クラスプでも工夫次第で対応できるが，その方法やほかの方法については別項で述べるので，そちらを参考にしてほしい(**図 3-66〜72，73〜75，9 章参照**)．

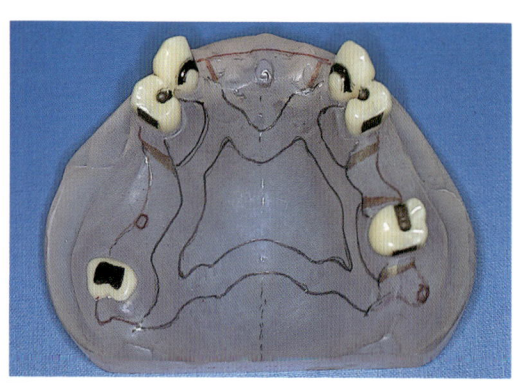

図 3-55 STEP 4 デンチャーベースコネクターとメジャーコネクターの描記

図 3-56 STEP 5 リテイナーの描記

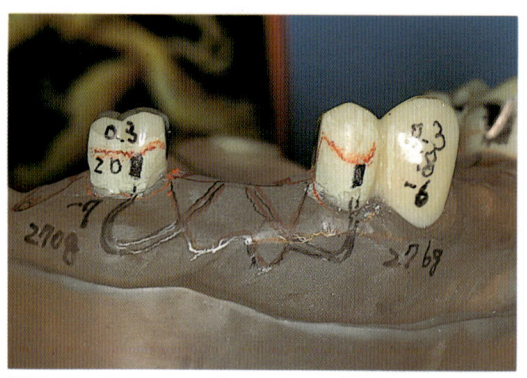

3章 基本設計をマスターしよう

基本設計にアタッチメントを用いるのはどういう場合か

　前述したように，パーシャルデンチャーは大まかには，クラスプデンチャー，アタッチメントデンチャー，テレスコープデンチャーの3つに分類される．そのうち，筆者はアタッチメントデンチャーを用いる場合をつぎのことに限定している．
・審美性を損なわず，前歯部とくに犬歯に維持力を求めるとき（鉤歯への負担を少なくするため，緩圧的，もしくは暖圧タイプのアタッチメントを使用する）

ケースプレゼンテーション1

Vario-Soft 3〔製造元：Bredent社（ドイツ），発売元：日本歯科商社〕を用いた例である（図3-57～59）．これはキーアンドキーウェイタイプの歯冠外アタッチメントで，安価でかつフィメールが破損することがない．上顎の犬歯に用いている．

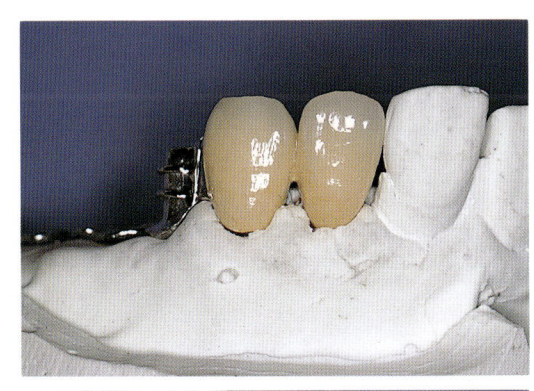

図3-57　木下　弘先生のケース．メール部分の製作は岡野憲仁氏による．|2 3連結のセラモメタルクラウンで，|3の遠心部にBredent社のキーアンドキーウェイタイプアタッチメントを用いた．フィメール部分はすでにワンピースキャストでつくられている（左側頬側面観）．

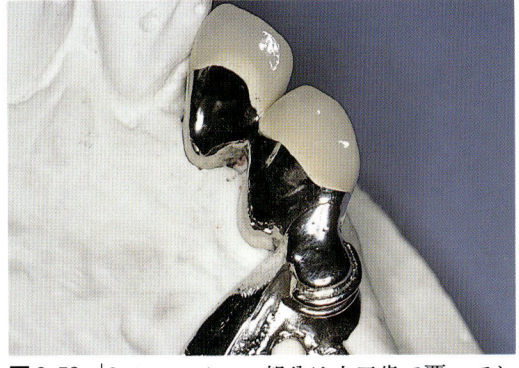

図3-58　|3のフィメール部分は人工歯で覆ってしまうので，審美的になる（咬合面観）．

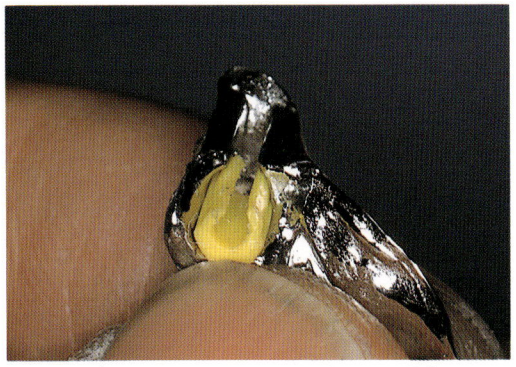

図3-59　|3のフィメール部分の内面で，黄色いマトリックスが見える．このマトリックスはプラスチック製で，交換することができる．

ケースプレゼンテーション2

スタディモデルで歯科医師とコミュニケーションを行い，最終的にダルボの歯冠外アタッチメントを用いた例である（**図3-60〜65**）．

今回用いた歯冠外アタッチメントはダルボ 667C E/C であるが，この場合もレストレーションはクラスプデンチャーと同じように行うべきである．既製アタッチメントが破損しやすいのはレストを併用しないからである．まして，ミニダルボのように小さなアタッチメントを用いる場合はなおさらである．

レストとアタッチメントの併用を唱えるのは筆者だけであるが，デンチャーの予後を考えれば，これは当然のセオリーである．

基本設計にアタッチメントを用いるのはどういう場合か

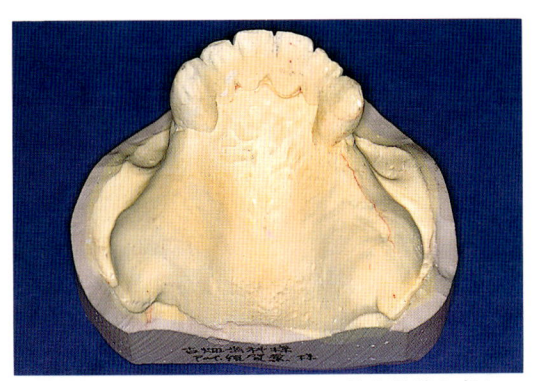

図3-60 古畑 升先生のケース．基本設計を考えるうえでのスタディモデルである（咬合面観）．

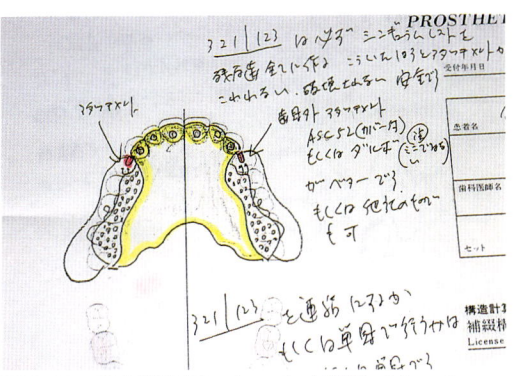

図3-61 基本設計図によって，補綴物のシュミレーションを行っている（筆者の図）．

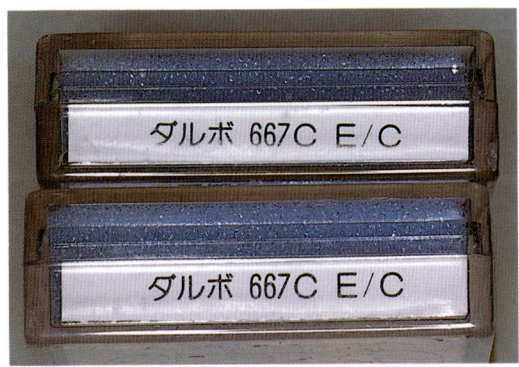

図3-62 最終的に選択されたダルボ 667 C E/C．この既製アタッチメントは高価である．

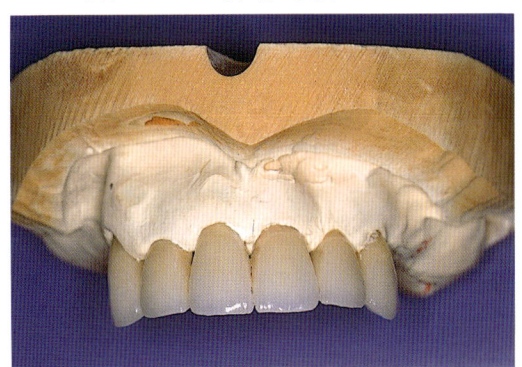

図3-63 メールとフィメールを 3|3 遠心面に付与した状態（唇側面観）．

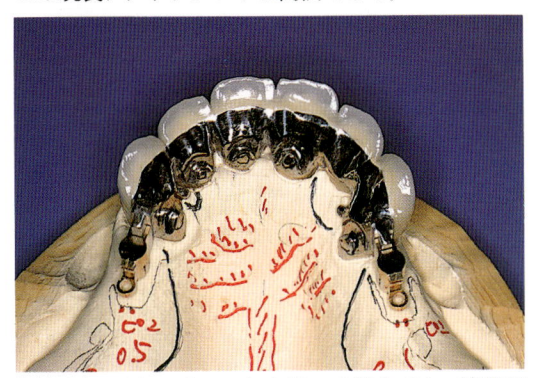

図3-64 アタッチメントを用いる場合でも，前歯部のレストレーションは必ず行うべきである．3 2 1|1 2 3 のすべてにシンギュラムレストが形成されている（咬合面観）．

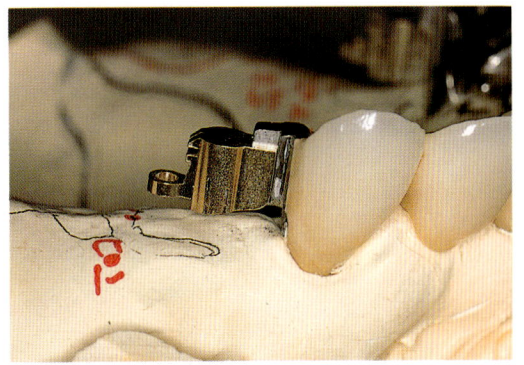

図3-65 咬合高径がこれより低位の場合は，ミニダルボもしくは ASC 52 等に変更すればよい（左側頬側面観）．

51

3章 基本設計をマスターしよう

クラスプを用いてもこうすれば審美的にできる―Gold-platinum ワイヤーを用いて―

ケースプレゼンテーション1

　　寺西邦彦先生と狩野敦志氏によるマウスプレパレーションの例である（図3-66～72）．

　本例のレストレーションは，前歯部はシンギュラムレスト，臼歯部はオクルーザルレスト（中央部型），臼歯部クラスプはキャストタイプのスタンダードクラスプで，犬歯両側にGold-platinum ワイヤーを用いて審美性を考慮してある．

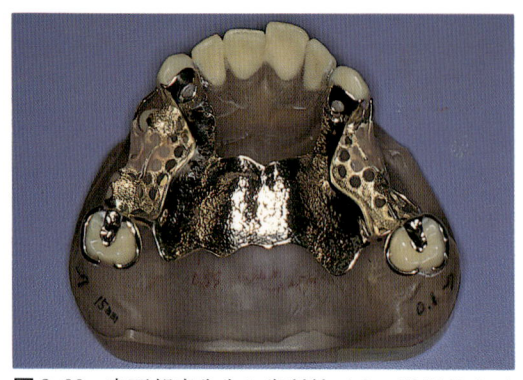

図3-66　寺西邦彦先生と歯科技工士の狩野敦志氏によるマウスプレパレーションである（咬合面観）．

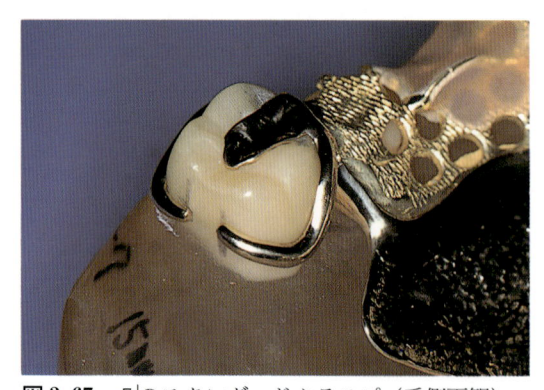

図3-67　7 のスタンダードクラスプ（舌側面観）．

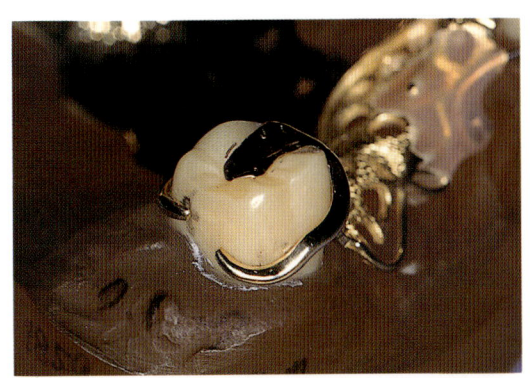

図3-68 $\underline{7|}$のスタンダードクラスプ（遠心頰側面観）.

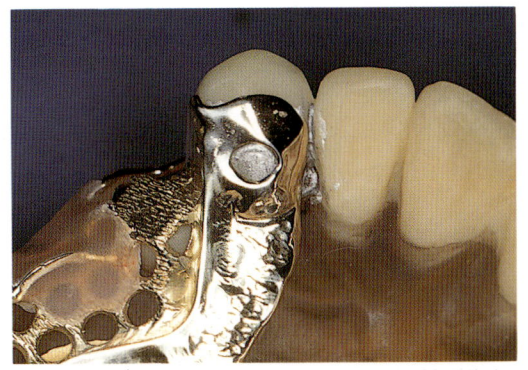

図3-69 $\underline{|3}$のシンギュラムレスト（右側舌側面観）.

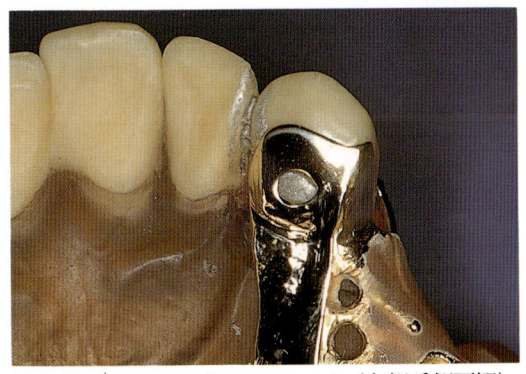

図3-70 $\underline{|3}$のシンギュラムレスト（左側舌側面観）.

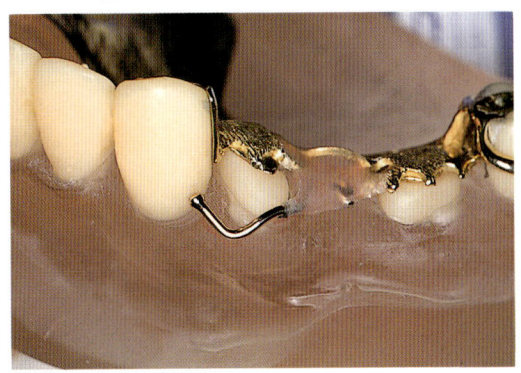

図3-71 $\underline{|3}$の遠心頰側面のアンダーカットに屈曲したGold-platinumワイヤーをリテイナーとした. アームチップは加工して丸くしてある（右側頰側面観）."エーッ"と思うほど審美的.

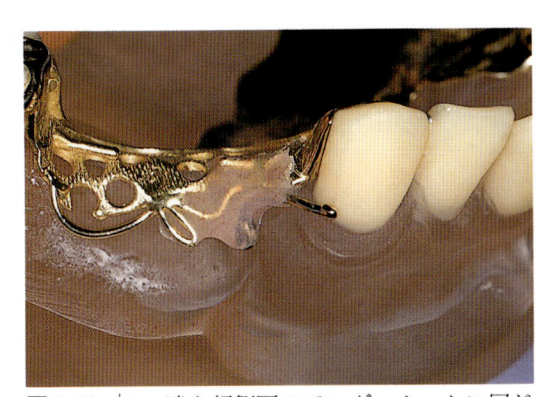

図3-72 $\underline{|3}$の遠心頰側面のアンダーカットに同じくワイヤーをリテイナーとした.

ケースプレゼンテーション2，3，4

図3-73～75のようにワイヤークラスプを用いることにより，高価な既製アタッチメントを用いなくても，安価に審美性が獲得できればgood!である．ただし，メタルフレームとワイヤークラスプのジョイント法は，鑞付け法（鑞着法）を用いてはいけない．せっかく硬化熱処理したワイヤーの機械的性質が劣化してしまうからである．そこで，メタルプライマーⅡ（ジーシー社）を用いて接着性のレジンで止めるのがベストである．

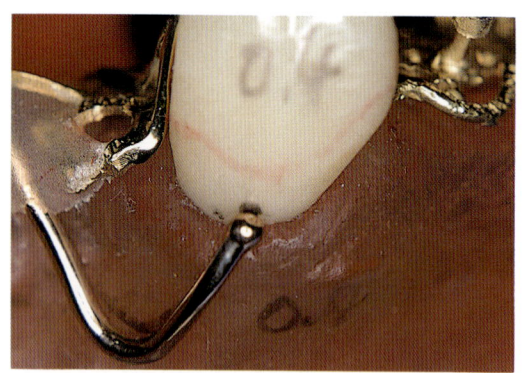

図3-73　図3-66～72とは別のケースである．|3 マージン近くにIバーアームをもってくることにより，審美性を考慮している．また，ワイヤークラスプの機械的性質を利用している．

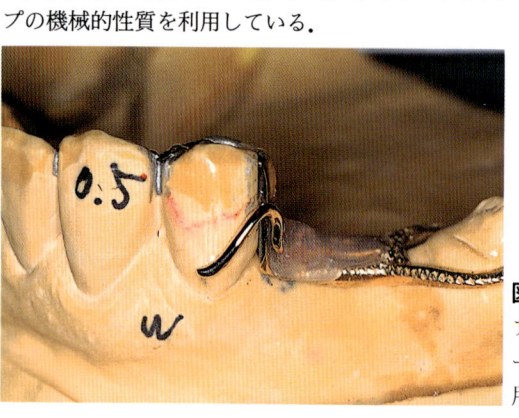

図3-74　パケット先生のケースである．3|にローチクラスプのGold-platinum ワイヤーを屈曲した．アンダーカットは0.5mmとし，直径0.9mmのワイヤーを用いている（右側頰側面観）．

図3-75　図3-74と同じ患者のケースである．|4にハーフクラスプのGold-platinumワイヤーを用い，アンダーカットは0.5mmとし，直径0.9mmのワイヤーを用いている（左側頰側面観）．

3章 基本設計をマスターしよう

基本設計にテレスコープを用いるのはどういう場合か

　コーヌスを含めパラレルミリング等のテレスコープを基本設計に採用するかどうかは，歯科医師の考え方による．万一，筆者に歯科医師からテレスコープを用いたいとの打診があった場合，つぎの場合だけ了解し，積極的に基本設計にテレスコープを採用するよう勧めたりはしない．

・中間欠損もしくはそれに近い症例

　なぜなら，パーシャルデンチャーの予後を考えた場合，支台歯に対するダメージが多くあり，テレスコープタイプの設計では予知性が低く，あまりにも臨床上の成功率が低いことによる．ただし，鉤歯（支台歯）の舌側面をミリングし，頬側にクラスプを用いるようなケースは今後増加してくると思われるので，これからはテレスコープのよい点を部分的に応用するようなことが望まれる．ただしインターホール，ガイディングチャンネル等のあまりにもリジッドなミリングは避けるべきである．

　舌側面ミリングの設計例を**図3-76**に示す．

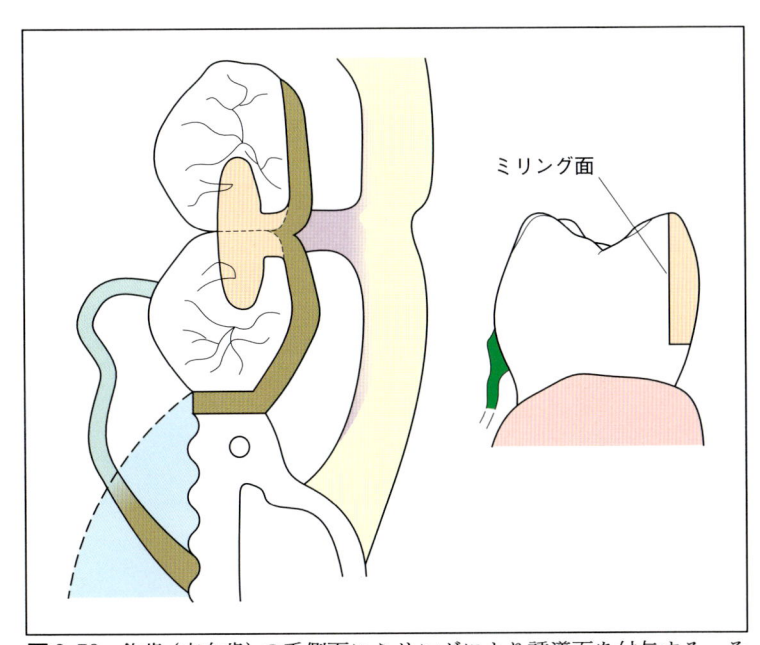

図3-76 鉤歯（支台歯）の舌側面にミリングにより誘導面を付与する．それにより，デンチャー着脱時に側方力が加わるのを防ぐことができる（田中伸一，野谷健治，三木敬一：クラスプ義歯をよりrigidな設計とするために－双子鉤の有効性とそのマウスプレパレーション．日本歯科評論，493，1983より改変）．

基本設計の番外編

インプレッションの不良個所は再インプレッションにトライ！

印象がよくなって患者はハッピー

キャストパーシャルが臨床上不適合で再製作になった場合のうち，インプレッションでのトラブルの原因にはつぎのようなものがある．

1. 個人トレーから印象材がはがれているケース（**図3-77**）
2. ガンタイプのミキシングノズルのみで練和したために，シリコーン印象材のミキシングが不足し，変形したケース
3. 印象材の硬化が遅く，トレーから流れ出てしまったケース
4. 普段使わない"高級な"印象材を自費のキャストパーシャルだからと"はりきって"使って，失敗するケース

インプレッションの問題は，歯科医師の領域なので歯科技工士としていえることは，いちばん使い慣れている印象材を使用してほしいということである．筆者の25年間の歯科技工士としての経験値からいえるのは，これがトラブルを少なくしている現状の方策である（**図3-78～81**）．

また，インプレッションのよくない場合に，歯科医師と歯科技工士の信頼関係に基づき，コミュニケーションをはかることも重要である（**図3-82，83**）．

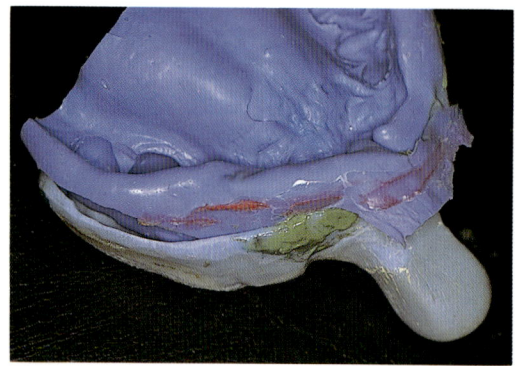

図3-77 個人トレーから印象材がはがれているケース．

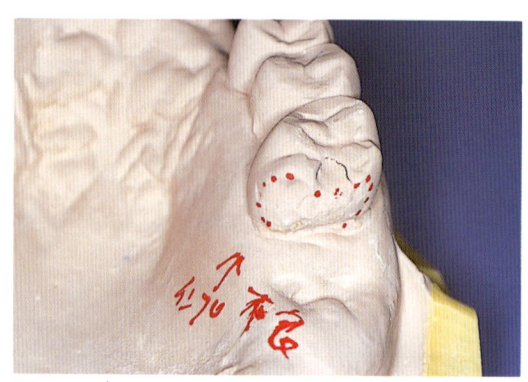

図3-78 |6の印象不良個所（赤マークの遠心面）である．原因は不明である．

基本設計の番外編

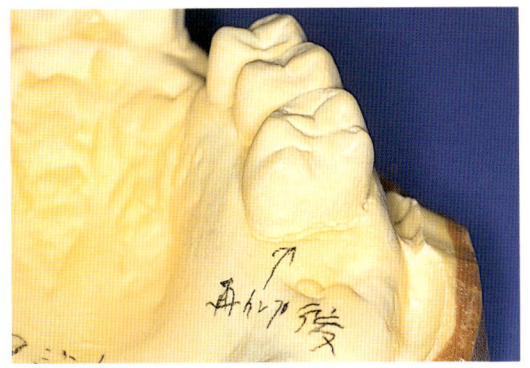

図3-79　同じケースを再インプレッションしていただいた．今度はパーフェクトなインプレッションとなり，ウェルカム．患者さんの喜ぶ顔が目に浮かぶ．

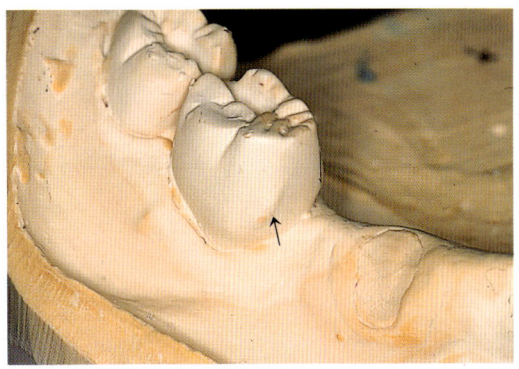

図3-80　⑥近心面に異常な膨らみがある．トレーを口腔内からはずす際に，印象材がトレー内でズレを生じたものと考えられる．

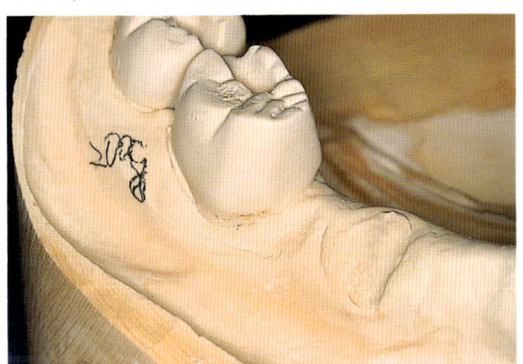

図3-81　同じケースの再インプレッションである．歯科医師の協力により，十分なマスターモデルとなった．サンキュー．

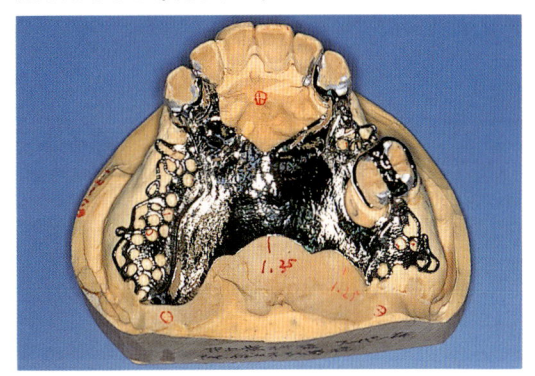

図3-82　⑥の遠心部分の印象がおかしいケース．シルバーでマークしてあるところを拡大すると，そこが膨らんでいる．これで製作してほしいといわれた場合はつくることになる．ただ，できたものが口腔内におさまったときには，その部分がすいてしまう．原因は，印象材がちょっとはがれたのではないかと考えられる．よくある印象不良の例である．

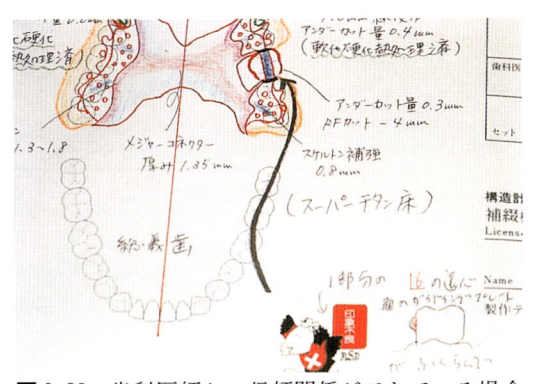

図3-83　歯科医師との信頼関係ができている場合には，コミュニケーションの構造設計図に必ず印象の不良個所を指摘して，レッドカードを出している．つまり，ドクター・サイドの責任と技工士サイドの責任を明確化しようということである．ちょっと冗談っぽくやるというところにコミュニケーションはあるのだと思う．

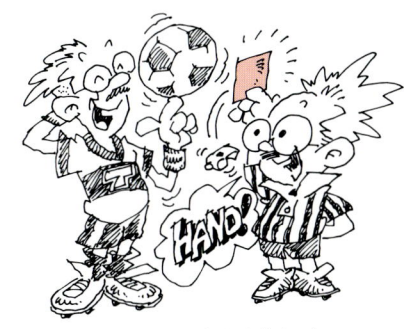

レッドカードもうまく使えばコミュニケーションの助けとなる

マスターモデルの製作は
だれが行うのか

　最高のファイナルインプレッションは，最高のマスターモデルで終わらなければならない．それでは，だれがどのようにすれば最高のマスターモデルができるのだろうか．基本設計をする者，すなわち，原則としては歯科医師自身がつくるべきである．そうでなければマスターモデルの善し悪しや，インプレッションの問題をクリアーできないはずである．場合によって，歯科技工士がマスターモデルの製作を依頼される場合は，同様な注意をはらう必要がある．

　製作にあたって，個人トレーは必ずボクシングし（図3-84，85），プラスター（石膏）は真空撹拌器を用いてミキシングしなければならない．使用するプラスターはニューフジロックファストセット（速効性超硬質石膏，ジーシー社）がよい．

　鉤歯（支台歯）に気泡を入れたり，プラスター注入後，硬化直前にトレーを動かして，不注意に振動を加えたりして，マイクロクラックを発生させたりしてはいけない（図3-86, 87）．

　また，孤立歯，もしくは挺出している歯の場合は，強度上折れやすいので，木ネジを歯軸の中央に入れて補強する必要がある（図3-88～91）．

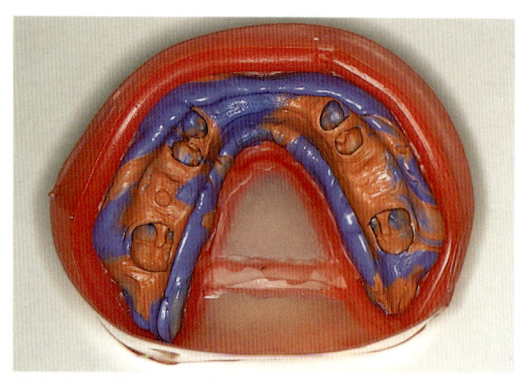

図3-84　ボクシング用のユーティリティワックスは，ロングサイズの山八歯材工業社製を用いている．

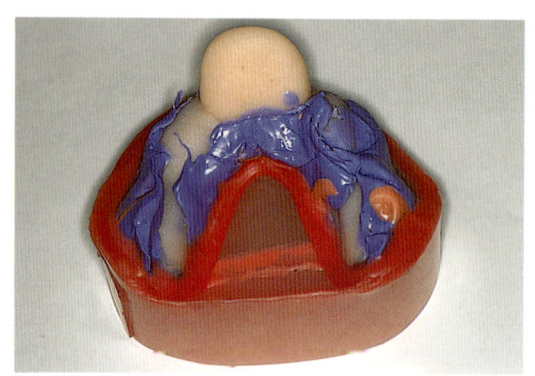

図3-85　ボクシング用のシートワックスは，山八歯材工業社製のPINK GAUGE No.26を用いている．

基本設計の番外編

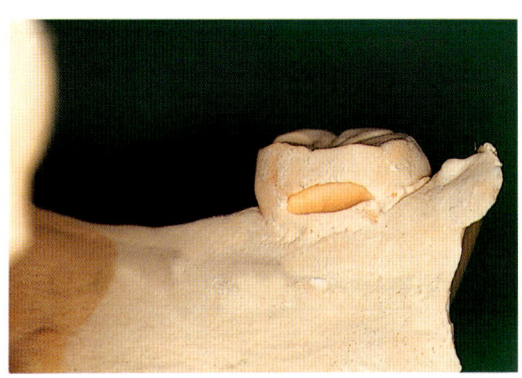

図3-86 大きく気泡の入った鉤歯（支台歯）7̄の舌側面観.

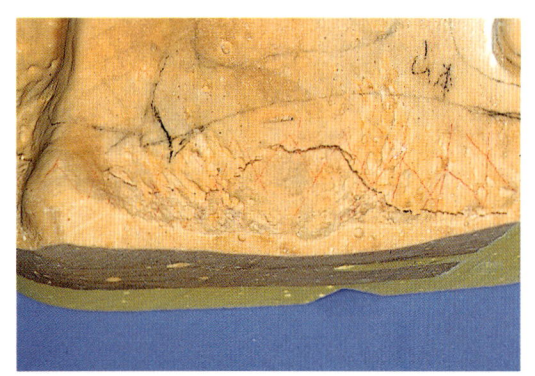

図3-87 マイクロクラックの入っているマスターモデル.

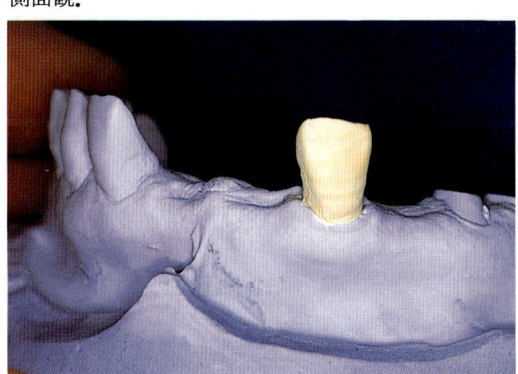

図3-88 補強されている歯は意識的に石膏の色を変えている.

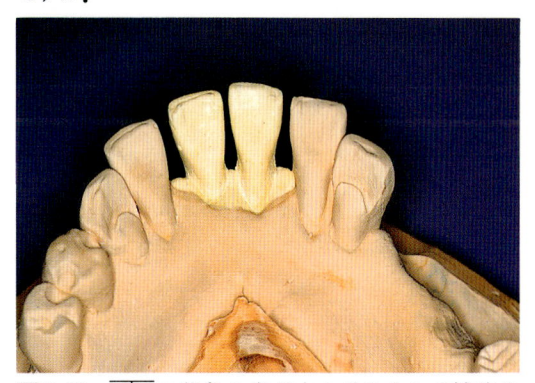

図3-89 1̄|1の黄色の歯が木ネジを入れて補強されているマスターモデルである.

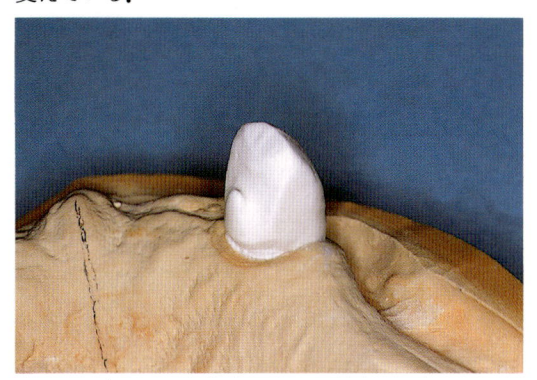

図3-90 |3̄にシンギュラムレストが付与されている単独歯. 木ネジを入れて強固に補強してある.

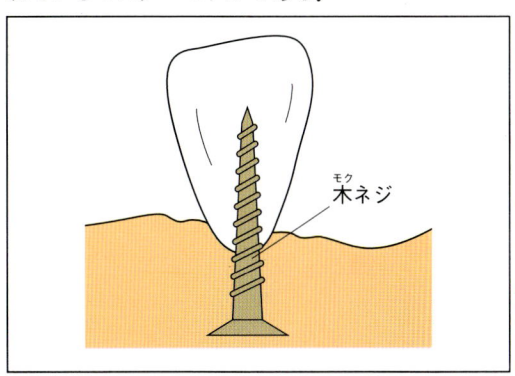

図3-91 補強用の木ネジは, 長さ, 太さなどを各種用意しておくとよい.

59

マスターモデルに必ず行う重要な処理を知ろう

　マスターモデルのレストシートならびに不適合になりやすい鋭角なところには，あらかじめColor Coat（dye spacerともいう）を塗布しておく（図3-92〜95）．Color Coat（東洋化学研究所）はBタイプSilverを別売りのE.Thinnerを用いて2倍に希釈する．

　これで君は再製作の悩みから解放されるかもしれない．

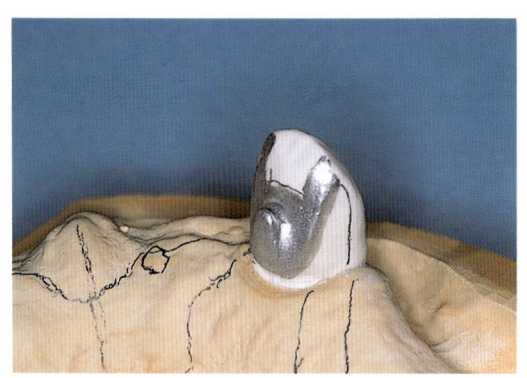

図3-92　|3のシンギュラムレストを含め鋭角なところにはColor Coat（東洋化学研究所）を塗布している．

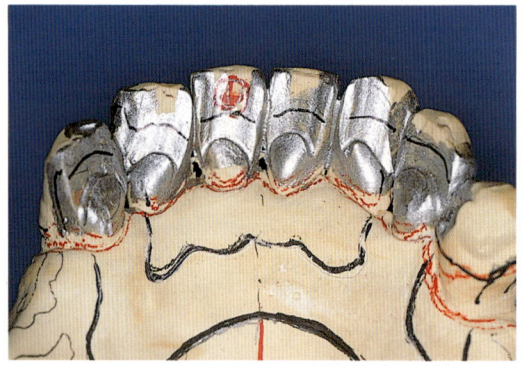

図3-93　荒井洋充先生による3 2 1|1 2 3のプレパレーション（レスト）後にインプレッションされたマスターモデルである．図3-92と同様にColor Coatを塗布する（下顎舌側面観）．

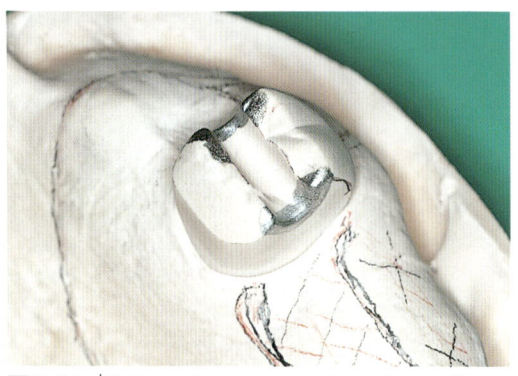

図3-94　|7のレストレーションで，オクルーザルレスト（横断型）である．レストの近遠心部に同じくColor Coatを塗布する（咬合面観）．

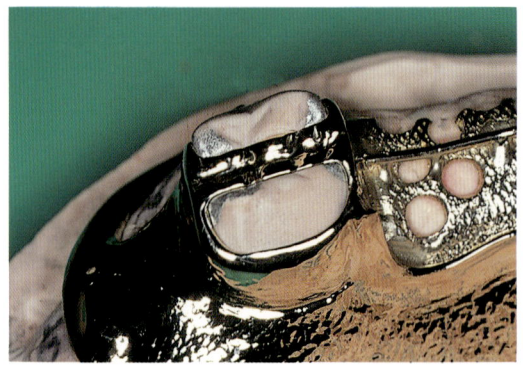

図3-95　図3-94のケースに完成したGold-platinumキャストパーシャルをセットした（咬合面観）．

4章
構造設計を
マスターしよう

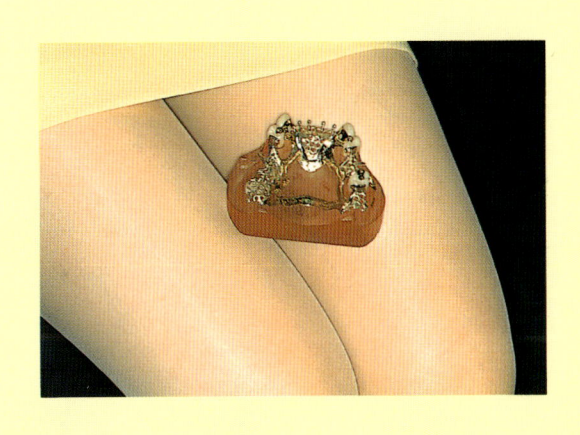

4章 構造設計をマスターしよう

構造設計図の実際にふれてみよう

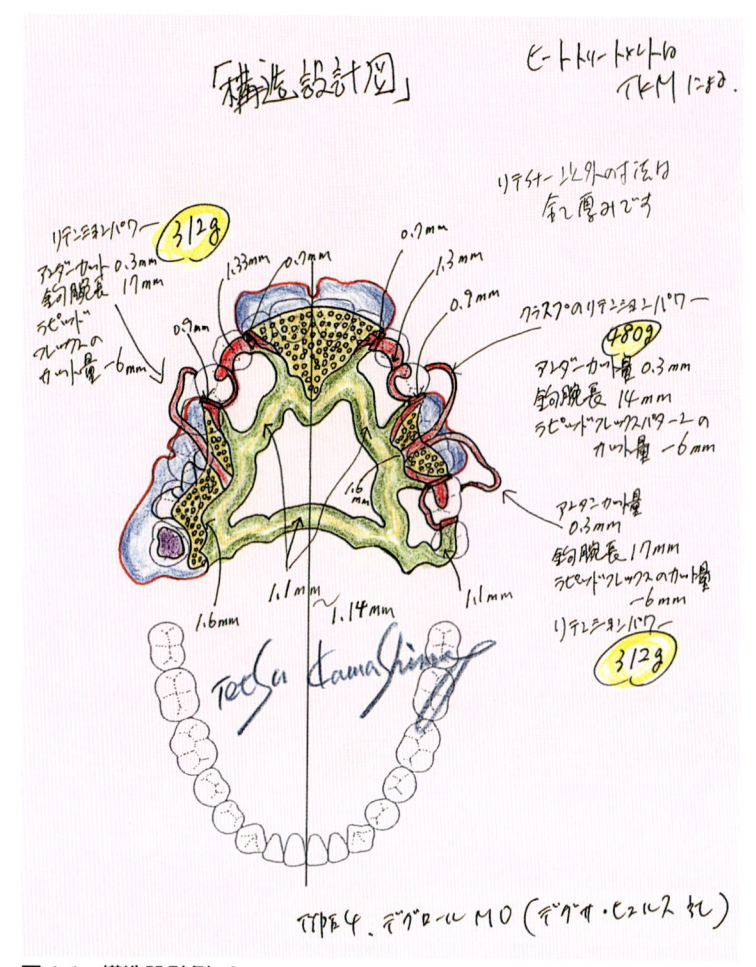

図4-1 構造設計例 A

　構造設計図の実例を3例提示したので参考にしてほしい(**図4-1〜3**)．キャストパーシャルがデンタルオフィスに納入される際には，このような構造設計図が添付されなければならない．君たちにはめずらしい，あるいは考えたことがないことかもしれないが，筆者のラボでは1990年からこれを行っている．残念ながら昨今，数値化された構造設計を行わずに，"構造設計図もどき"を添付する人たちもいると聞く．そのようなことはただちにやめ，歯科医療人として誠実であってほしい．

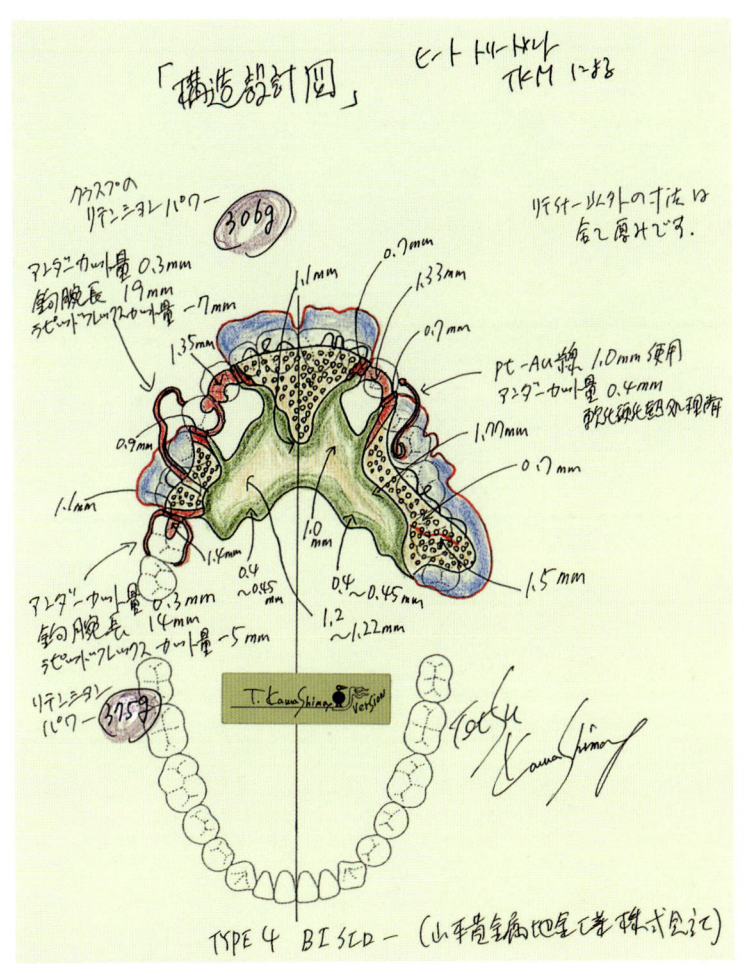

図4-2　構造設計例 B

補綴「構造設計」への理解を求めて その"真髄"にせまる

　構造設計 structure design ということばが今日歯科界に定着しつつあることは，好ましいことである．また，目新しい表現として聞こえないのもそのあかしである．構造設計の基本的な定義については，3章で基本設計の定義と比較して記載した（本章でも後述）．

　そもそも構造設計という用語は，建築関係の用語として定着

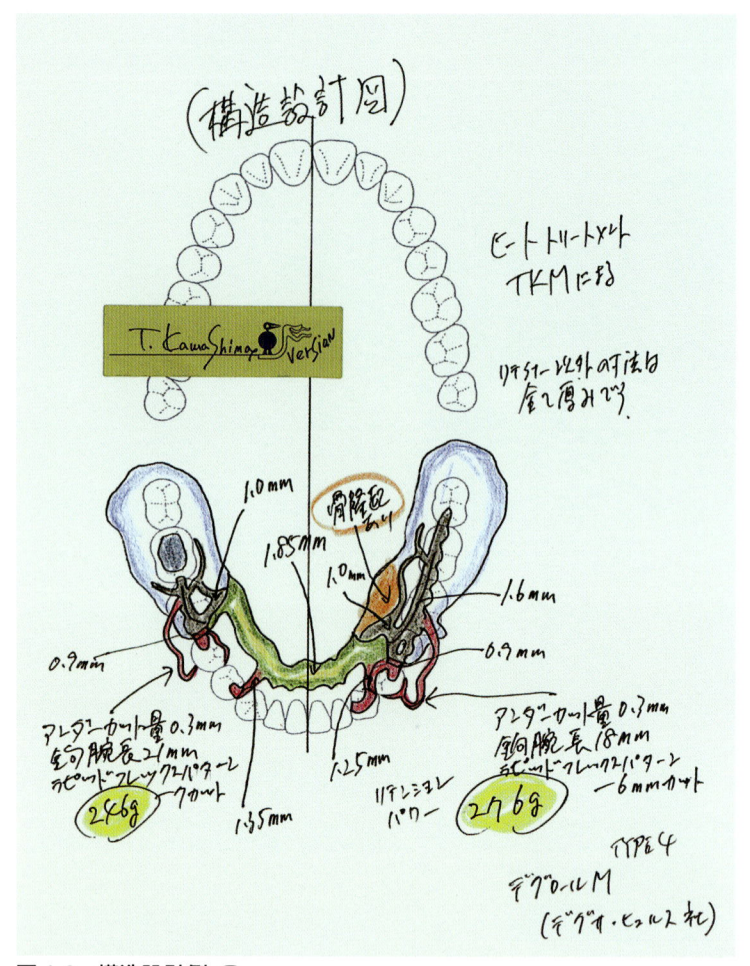

図4-3 構造設計例 C

していたものである．あらゆる建物は，柱・梁・壁・基礎といった構造体が存在しなければ建たないし，建つためには構造的裏づけが必要である（そのために大型コンピュータを用いて建物の強度などを確認する作業が行われるのである）．

歯科補綴物の場合は，建築物とは比較にならないほど極端に小さいため，顎の大小を問わず，また基本設計の条件が過酷であればあるほど，構造設計に期待される比率が高くなる．したがって，私たちは，立ちはだかる口腔内外の諸問題に対して，最適な構造的解決策を見いだし，かつ繊細で美しいものを再構築する，科学的・物理的な歯科技工にしなけらばならない．

科学技術の進歩は目覚ましい限りである．また，構造的解決策は無数に存在する．そのため，新しい構造形式の可能性は無限にある．

　この無限の中から一つの構造を決めていくためには，歯科医師は，構造設計者（歯科技工士＆補綴構造設計士）に対して，患者さんにとって新鮮で，最適な方法を導きうる多彩なアイデア，イメージ，ヒントなどを数多く述べていく必要がある．また，そのことを多くの歯科技工士が願っている．なぜなら，補綴と構造の一体性（協同作業として設計が行われること）からいって，さまざまな問題提起と解決策のせめぎ合いから，最適とされる口腔(空間)と欠損補綴の再構成がなされるからである．

　構造設計者は基本設計者と協同しながら，補綴物，とりわけキャストパーシャルデンチャーの耐久性，経済性，省資源性，生体親和性，審美性などの多くのテーマを集約して，具体的な患者の補綴物をつくることが求められている．したがって，構造設計者の社会的責任が，基本設計者のそれより重いことは，すぐにわかることである．建築物の例を持ち出すまでもなく，構造設計者は，基本設計者の夢をかなえてくれる錬金術師のようなものである．

　ただし，もしも，基本設計者が構造設計者に対し，設計の発注者，設計の統合者であることにこだわるあまり，あたかも自分の単なる下請けであるかのような態度があるとすれば，設計行為のうえでの協同性が問い直されなければならない．今日では，基本設計も構造設計も同じ歯科技工士が担当するケースもあるので，このようなことも過去形になりつつある．

　この項で多少，過大に聞こえる表現があったとすれば，「構造設計」に対する，筆者の多少の思い入れがあってのことと，お許し願いたい．

「阪神淡路大震災」と「建築構造物」からの教訓

　1995年1月17日午前5時46分，大震災が発生した．悲しくも多数の犠牲者を出してしまい，地球エネルギーのすさまじさをまざまざと見せつけられた．

　筆者は所用で震災後の神戸に行くことがあり，その際撮影した被害状況の一部である．神戸ハーバーランドは，一見何事も

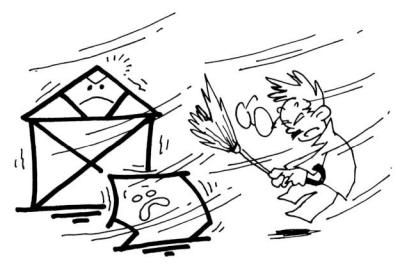

間取りの青写真だけでは家は建たない．構造設計がなされて初めて建物はできる

なかったように見える(図4-4)．しかし，それを撮影している位置である埠頭の街灯は，大きく基礎から傾いていた(図4-5)．3階建ての木造建築物は，1階部分が圧縮されて2階建てになっていた(図4-6)．超高層ビルの基礎部分は，ひどいところでは道路から70cmほどの段差が生じていた(図4-7)．ところが超高層ビルの建物自体は，ほとんど無傷で何事もなかったかのように整然と建っていた(図4-8)．これは構造 structure がしっかりしていたことによる．マグニチュード7にも十分に耐えられる構造計算があり，かつ構造体にそれにふさわしいコストがかかっていることにもよる．

建築物における structure は，structure designer（構造設計士）が「構造計算」をして数値化している（図4-9, 10）．ここ

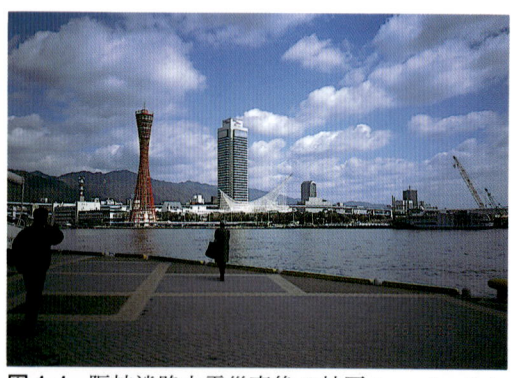

図4-4 阪神淡路大震災直後の神戸ハーバーランド．一見何事もなかったかのように見える．しかし，実際の被害は声も出ないほど深刻である．

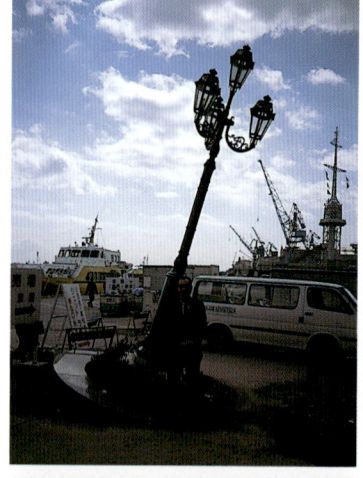

図4-5 同，埠頭の街灯は，大きく基礎から傾いていた．

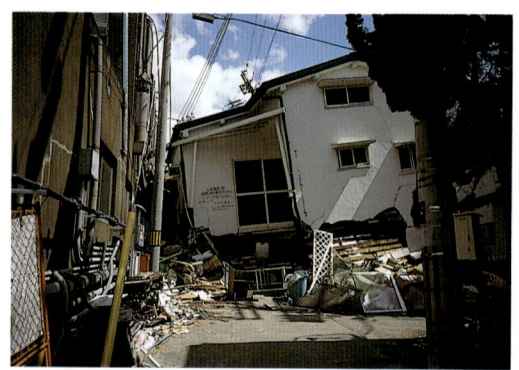

図4-6 3階建ての木造建築物は，1階部分が圧縮されて2階建てになっていた．

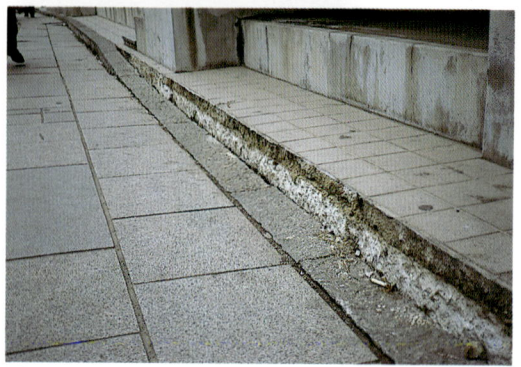

図4-7 超高層ビルの基礎部分は，道路から70cmほどの段差が生じていた．

で参考として，ミュンヘンにあるドイツ博物館(図4-11)で見た構造設計の例を少し紹介しよう．

図4-12は古い時代における，ルノー社製自動車のドアのstructureである．いつの時代でも技術者は構造を工夫することで，強度を確保しながら軽量化し，コストを下げようと努力している．また，人工衛星は，打ち上げロケットの推進力の関係で軽量で，かつ音速を超えるスピードにも耐える構造でなければならない(図4-13)．もしかすると人工衛星やスペースシャトルなどは，地球上で最もコストのかかっている高度な構造体なのかもしれない．

図4-14はルフトハンザ社が所有している，ボーイングジャンボ機のカーゴの構造である．図4-15はその下部の構造である．

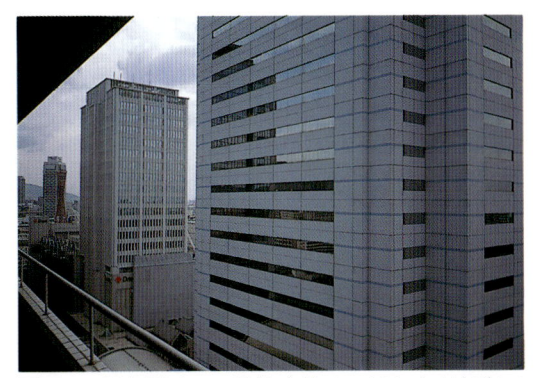

図4-8 超高層ビルの建物自体は，ほとんど無傷で何事もなかったかのように整然と建っていた．

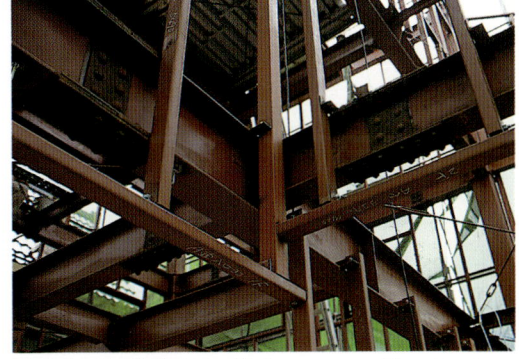

図4-9 建築物におけるstructureは，structure designer(構造設計士)が「構造計算」をして数値化している．

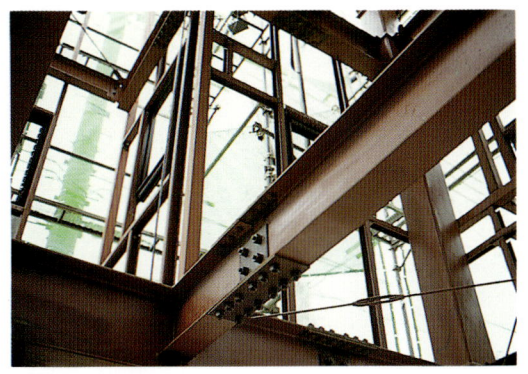

図4-10 同前．

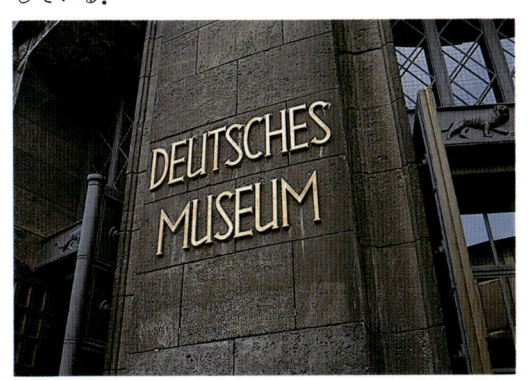

図4-11 ミュンヘンにあるドイツ博物館．

現代のジェット機の構造設計は，もはや一つの美学にも見えるほど考えられている．そして強度を犠牲にせず，1gでも軽くすることが目標で，同時に数え切れないほどの離発着にも十分耐えられなければならない．人命にかかわる事柄なので，構造設計は厳密である．

では，補綴物での構造設計はどうなっているのだろうか．図4-16, 17 は，コーヌスを用いたデンチャーである．7 6 5 4 がフィニッシュライン（フィニッシングライン）のところで破損している．この原因は，歯科技工士による構造設計上のミスで，デンチャーベースコネクターの構造設計がなされていないことによる．つまり，構造が脆弱で，咬合力に耐えられなかったの

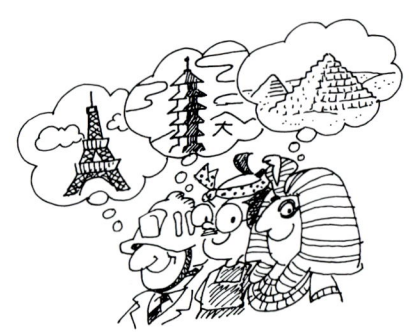

いつの時代でも技術者は構造設計を大事にしていた

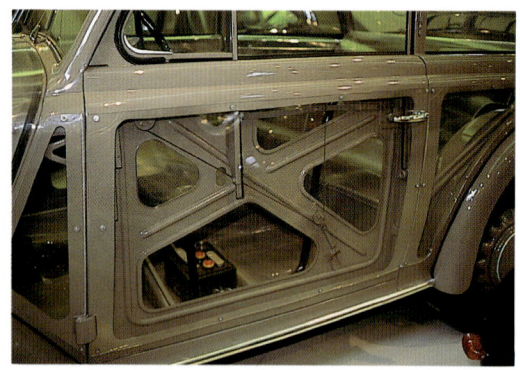

図4-12　古い時代における，ルノー社製自動車のドアの structure である．

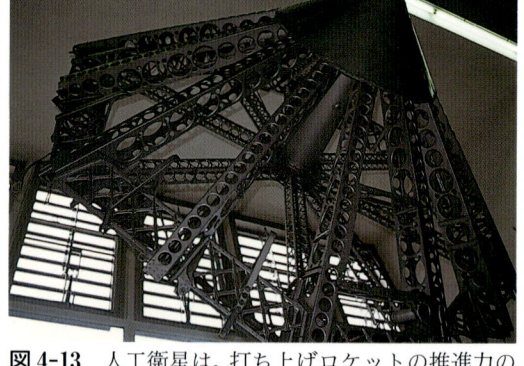

図4-13　人工衛星は，打ち上げロケットの推進力の関係で軽量で，かつ音速を超えるスピードにも耐える構造でなければならない．

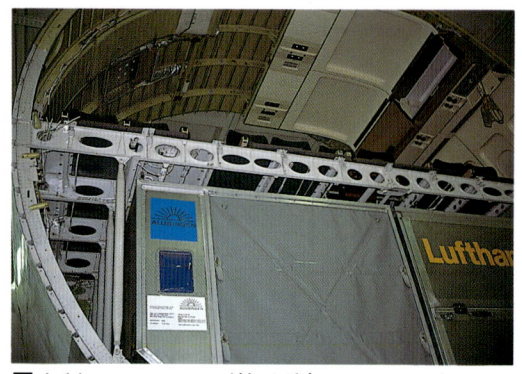

図4-14　ルフトハンザ社が所有している，ボーイングジャンボ機のカーゴの構造である．

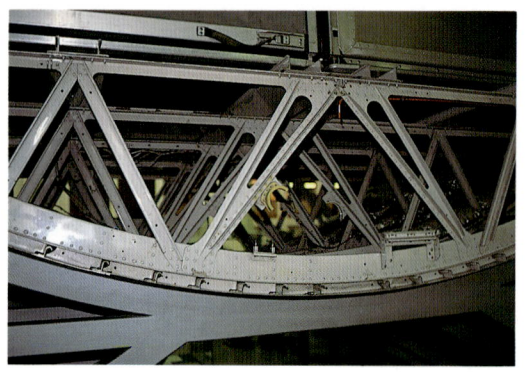

図4-15　同前，その下部の構造である．

である．患者さんにとってこんな不幸なことはない．この場合は，図4-18のような弱いデンチャーベースコネクターをミス設計し，強度をいっさい考えていない．このような事例は，製作のプロとしてはずかしいことである．君たちはstructure（構造）に対し，もっと前向きでなければならない．

構造設計の定義

それでは，あらためて構造設計の定義について考えてみよう．構造設計とは，歯科技工士（補綴構造設計者）がその材料学的知識や製作工程上の都合などを考えながら適切な強度や維持力などを付与できるよう基本設計を数値化し立体化するものである．

これをより短く表現すれば右のとおりである．

> **構造設計の定義**
>
> 構造設計とは，歯科技工士（補綴構造設計者）がその材料学的知識や製作工程上の都合などを考えながら適切な強度や維持力などを付与できるよう基本設計を数値化し立体化するものである．
>
> これをより短く表現すればつぎのとおりである．
> ・使用材料の性質などに基づいて歯科技工士が行う「数値化された」設計……構造設計

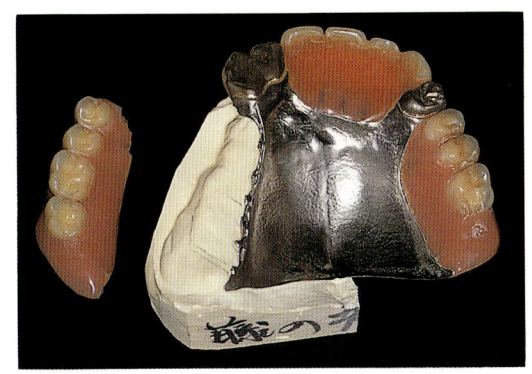

図4-16 コーヌスを用いたデンチャーである．7654|がフィニッシュラインのところで破損している．

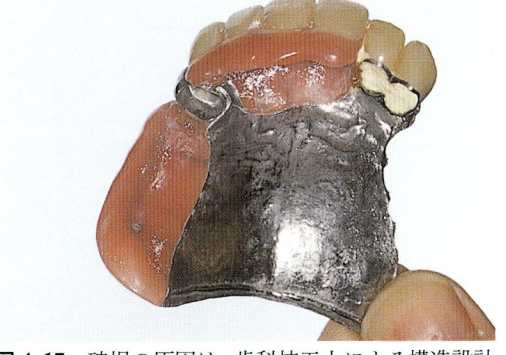

図4-17 破損の原因は，歯科技工士による構造設計上のミスで，デンチャーベースコネクターの構造設計がなされていないことによる．

間違いだらけの構造設計
君たちはこんなことをしてはいけない

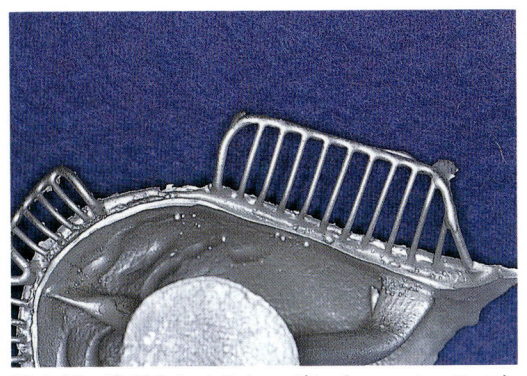

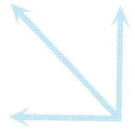

図4-18 脆弱きわまりないデンチャーベースコネクター

構造設計の基本をマスターしよう

2の3乗の世界を思い出そう

　強度を備えた構造設計をするためには，幅と厚みとたわみ量の関係（2の3乗の世界）を思い出してほしい（**図4-19**）．2の3乗の世界とは，8倍の強度の世界である．

$$2^3 = 2 \times 2 \times 2 = 8$$

　図4-20の板ばねを見てほしい．幅よりも厚みを加えるほうがたわまなくなる．このことを理解して，君たちは力の加わる方向を考慮して，立体化する作業（構造設計）に取り組めばよい．

強い構造システムを理解しよう

　キャストパーシャルにおける構造システムを理解して，軽量化してもより強い構造にできる基本的なシステム展開を覚えよう（**図4-21**）．

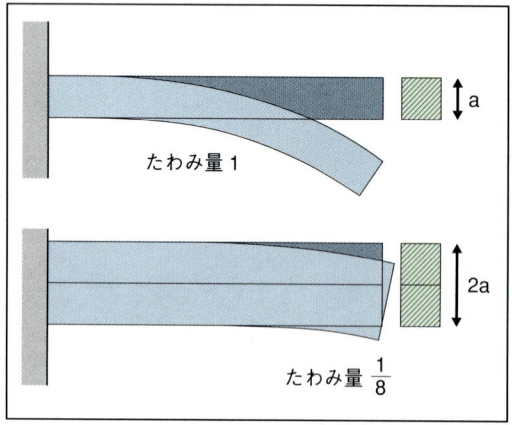

図4-19　幅と長さが同じで，厚みを2倍にすれば，同一の荷重に対してのたわみ量は1/8になる（奥野善彦：有床義歯技工学．医歯薬出版，東京，1978より引用）．

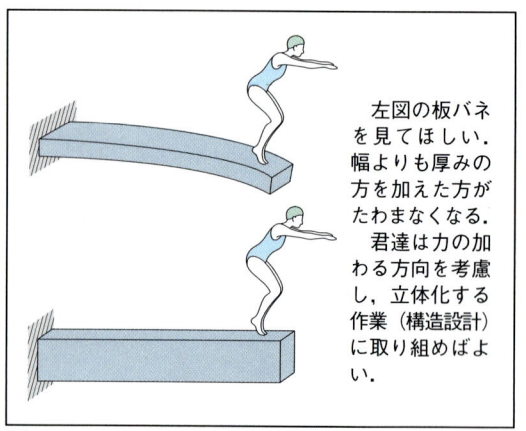

図4-20　同じ金属材料を使っても……（奥津　敏：楽しく学ぶ構造力学．彰国社，東京，1996より引用）．

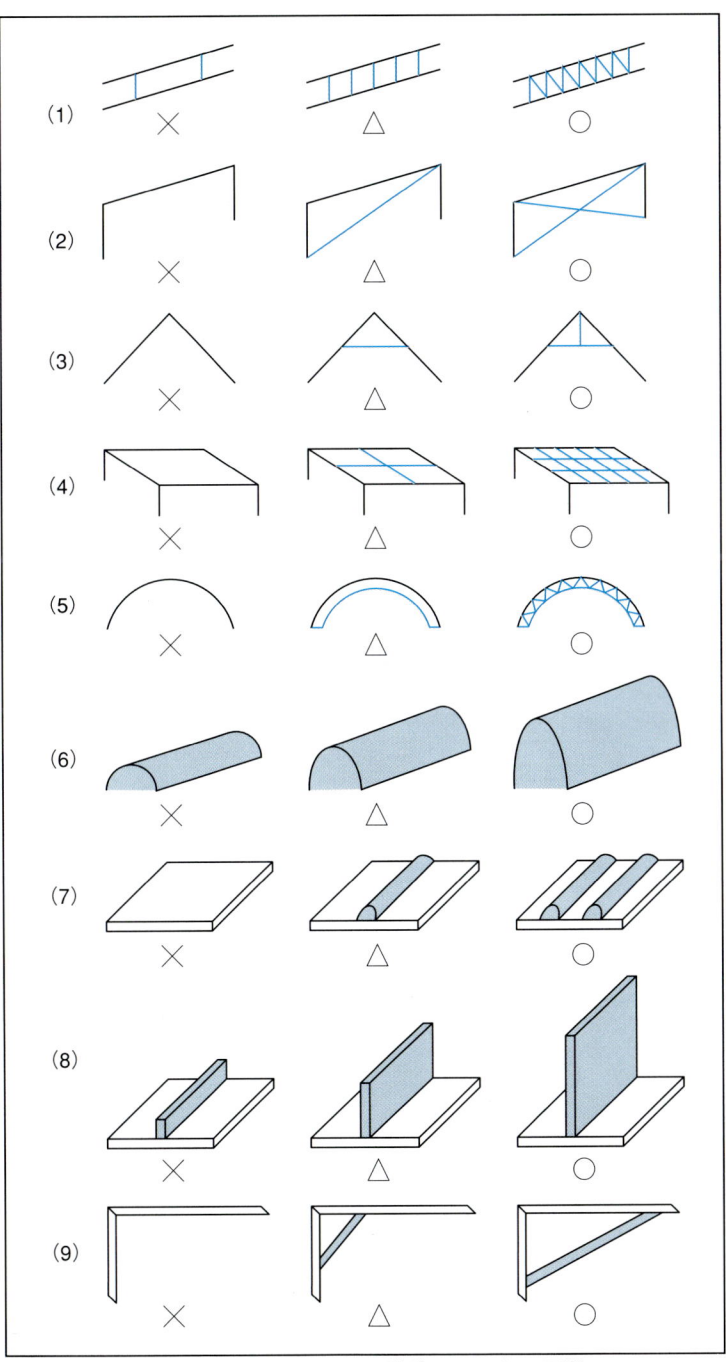

図 4-21　キャストパーシャルにおける構造システムの展開
　左から順に，構造的に弱いものが×，やや優れているものが△，いちばん優れているものが○

4章　構造設計をマスターしよう

構造設計のちょっとした工夫をマスターしよう

既製 wax pattern を用いた場合のちょっとした構造的工夫

　既製 wax pattern を用いたときの強度不足は，ちょっとした構造的工夫をすることで，強度を簡単に増すことができる（図4-22〜25）．

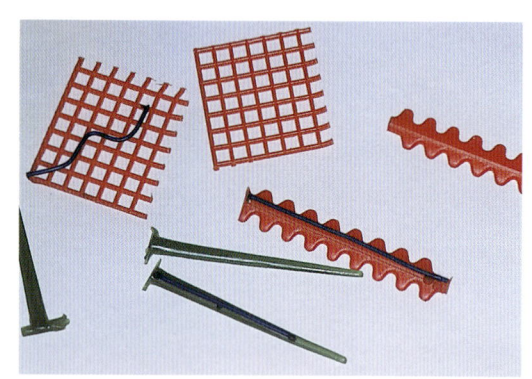

図4-22　各種の wax pattern（デンツプライ三金社）を用いて丸線を付与してみた．

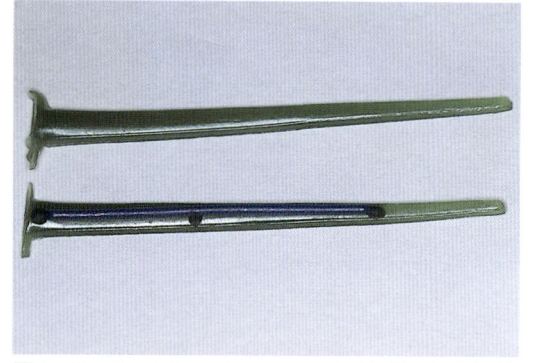

図4-23　上は Plastodent cp（デンツプライ三金社）Ring clasp straight である．下は R 08（0.8 mm 丸線）を上部に接着したものである．

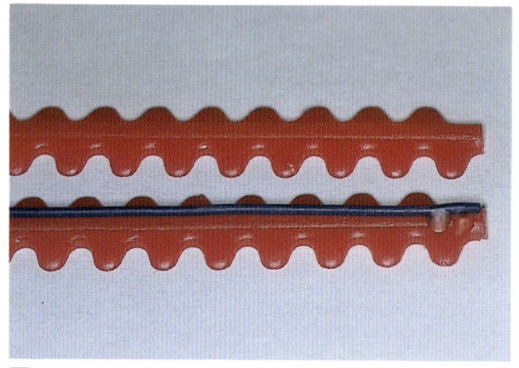

図4-24　上は Plastodent cp（デンツプライ三金社）Bar retention である．これを単純に強化する方法として，下は上部に R 08（0.8 mm 丸線）を接着した．

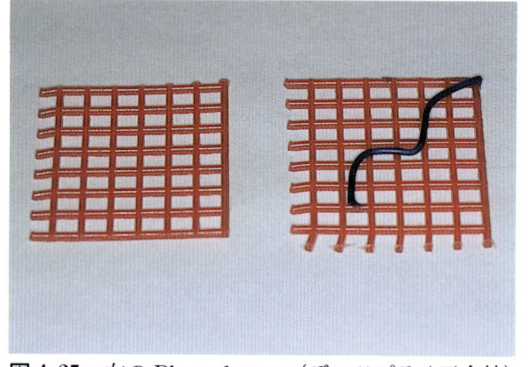

図4-25　左の Plastodent cp（デンツプライ三金社）Retention mesh S に R 08（0.8 mm 丸線）を付与した（右）．これだけでも曲げ強度は大幅に増加する．

コネクターの補強構造のちょっとした例

　コネクターには，メジャーコネクター（大連結子）とマイナーコネクター（小連結子）がある．レストとメジャーコネクターをつなげるマイナーコネクターの補強方法を紹介する（図4-26〜29）．このように，マイナーコネクターとプロキシマルプレート間に舌側アームを連結することによって，マイナーコネクターとメジャーコネクターの補強がはかれる．

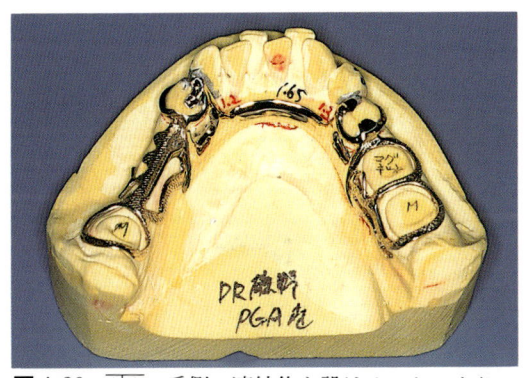

図4-26 $\overline{4|4}$の舌側に連結鉤を設けることにより，マイナーコネクターを補強している（咬合面観）．

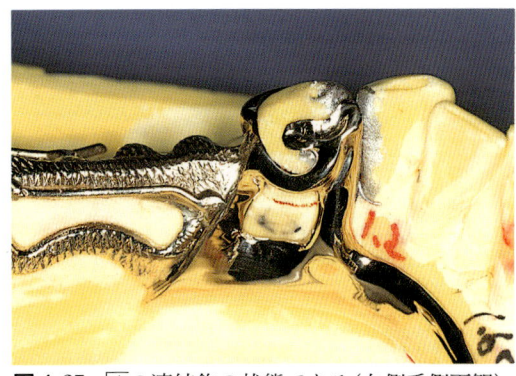

図4-27 $\overline{|4}$の連結鉤の状態である（左側舌側面観）．

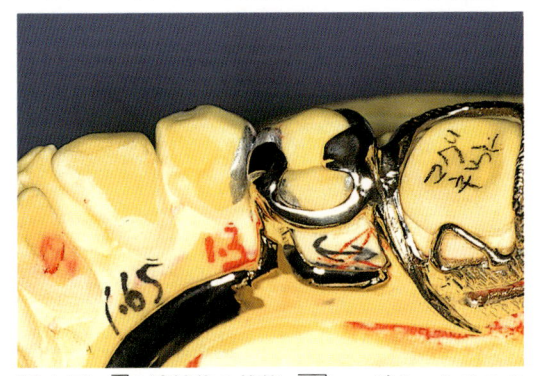

図4-28 $\overline{4|}$の連結鉤の状態．$\overline{76|}$にマグネットのスタッドアタッチメントがあるので，デンチャーベースコネクターにつながるマイナーコネクターがスペース的に脆弱になっているのを補強する役目もある（右側舌側面観）．

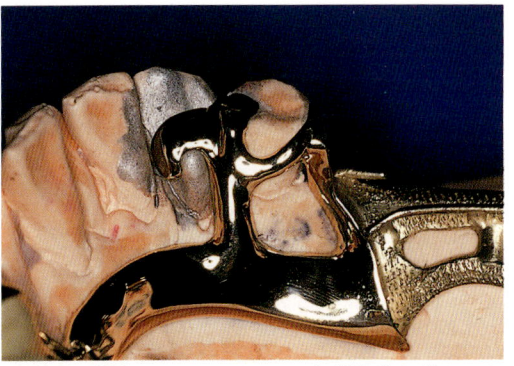

図4-29 $\overline{|43}$にレストがあるが，欠損歯数を考えるとマイナーコネクターに負担がかかる．そのため，$\overline{4|}$の舌側に同じように連結鉤を設け補強した（右側舌側面観）．

4章 構造設計をマスターしよう

構造設計のちょっとした工夫
番外編

コーヌス外冠の補強構造

　図4-30は，$\overline{4}$のコーヌス外冠である．鑞付けしない方法であるので，外冠遠心部にレジン保持用の脚部（維持部）がある．デンチャーの回転・沈下運動によって，脚部が破損することを防止するため，その部分に橋梁構造を設けている（図4-31）．

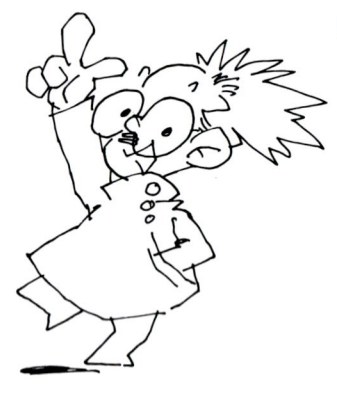

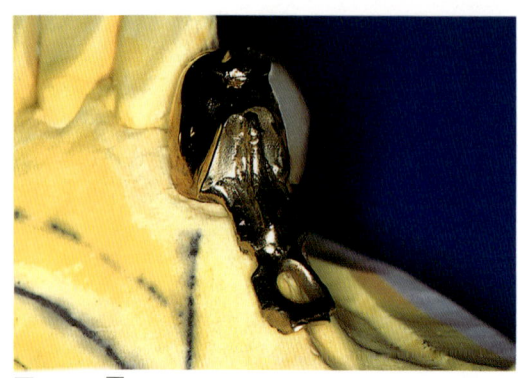

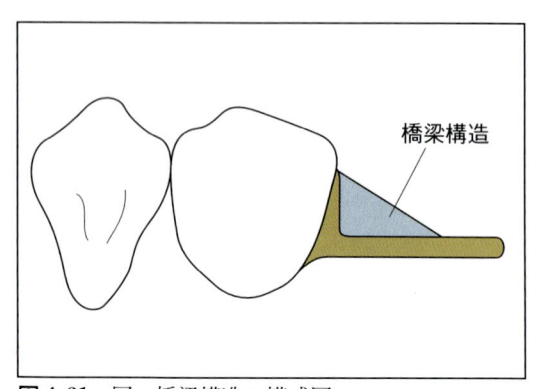

図4-30　$\overline{4}$コーヌス脚部の橋梁構造（右側の遠心部をやや舌側面から見たところ．補綴製作は小林秀隆氏による）．

図4-31　同，橋梁構造の模式図．

4章 構造設計をマスターしよう

構造システムの分類をマスターしよう

構造システムをわかりやすく分類すると図4-32のようになる．システムは，大きく4つの項目の組合せからなっている．以下，各項目についてわかりやすく解説する．

幾何学的要素

幾何学的要素は，大きく線材と面材の2つに分けられる．線材は，図4-32のようにさらに直線材と曲線材に分けられる．このうち，直線材を例に考えてみよう．たとえばクラスプの断面を思い出してほしい（図4-33）．このうち曲げ抵抗値が最も高いのは(3)の形状である．これは，厚みが加わるからである．このように線材はその形状から，丸線，半円線，楕円線に分けられる．

図4-32のように面材はさらに平面材と曲面材に分けられる．平面材によって構成されたものを面構成という（図4-34）．また，曲面材による構成は，単純な構成や複雑な構成がある（図4-35）．

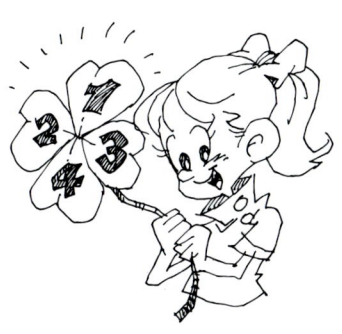

4つのお願い聞いて……．

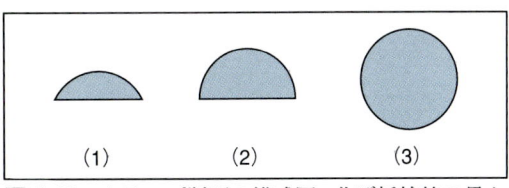

図4-33 クラスプ断面の模式図．曲げ抵抗値の最も高いのは，(3)の形状である．

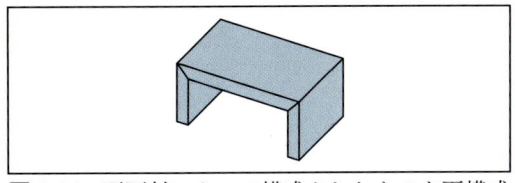

図4-34 平面材によって構成されたものを面構成という．

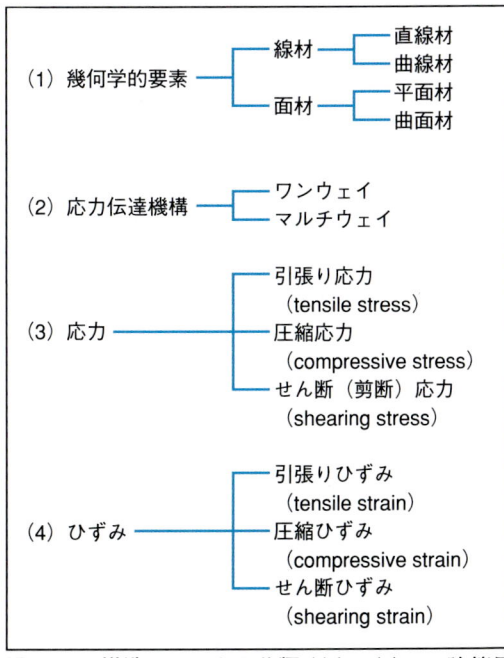

図4-32 構造システムの分類（(1)，(2)は，建築思潮研究所編：建築設計資料60，構造計画．建築資料研究社，東京，1997，p.16～17より引用）．

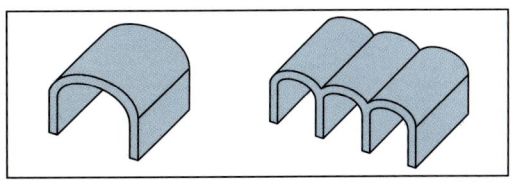

図4-35 曲面材による構成は，単純なもの（図左）から複雑なもの（図右）までさまざまなものがある．

応力伝達機構

応力伝達機構は，**図4-32**のようにさらにワンウェイとマルチウェイに分けられる．ワンウェイとは1方向からのみ力がかかることをいう（**図4-36**）．それに対し，さまざまな方向から力が加わることをマルチウェイという（**図4-37**）．

応力

物体に外力，つまり荷重が加わると，それに抵抗する内力が物体内に生じる．この物体の単位断面積あたりの内力を応力という．応力はつぎの式で表される．

　　応力＝外力÷断面積

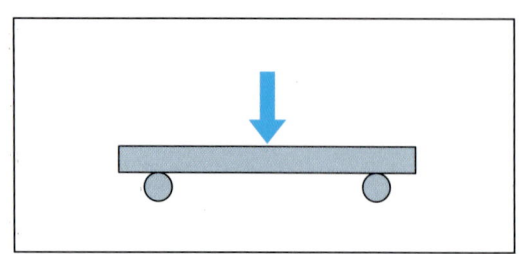

外力の単位は，kgf（キログラムフォース）またはMPa（メガパスカル）などで表示される．現在では，応力は国際単位としてのN（ニュートン）とmm^{2}を用いて，N/mm^{2}で表されることが多い．また，応力は加えられる外力の違いによって，引張り応力，圧縮応力，せん断応力に分けられる（**図4-38**）．

図4-36 矢印のように1方向からのみ力が加わることをワンウェイという．これは，側方力が加わらない中心咬合のようなものである．

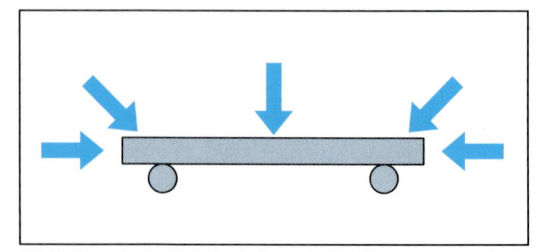

図4-37 さまざまな方向から力が加わることをマルチウェイという．これはデンチャーのように多方向から力が加わる場合である．ねじれ現象もこのような力が加わった場合に起こる．

ひずみ

　物体に外力，つまり荷重が加わると，変形が生じる．この物体の単位原寸法あたりの変形量をひずみという．ひずみはつぎの式で表される．

　　　ひずみ＝変形量÷原寸法

　ひずみは，変形量や原寸法が長さであるから，長さの単位が何（m，cm，mm）であれ，長さで長さを割るため単位のない数値である．そのため，ひずみは原寸法に対する変形量として，％で表される．また，ひずみは応力と同じく，加えられる外力の違いによって，引張りひずみ，圧縮ひずみ，せん断ひずみに分けられる（**図4-39**）．

応力-ひずみ曲線

　以上4つの項目のほかに，上記の応力とひずみの間には，応力ひずみ曲線（**図4-40**）が描けることを習ったことと思う．ここで，この曲線によって描かれる性質を復習しておこう．

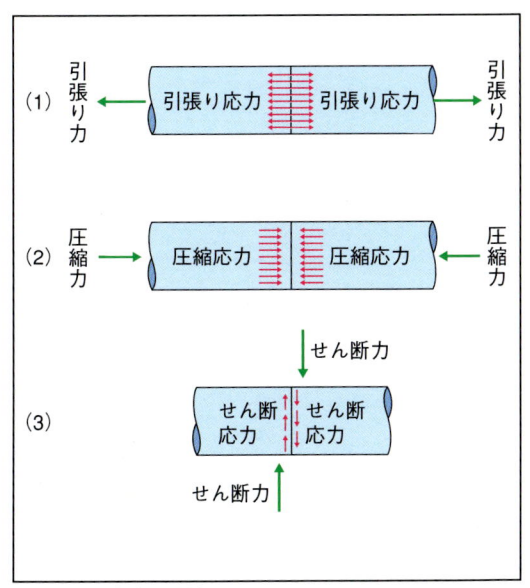

図4-38 応力の種類
(1)　引張り応力　tensile stress
(2)　圧縮応力　　compresive stress
(3)　せん断応力　shearing stress

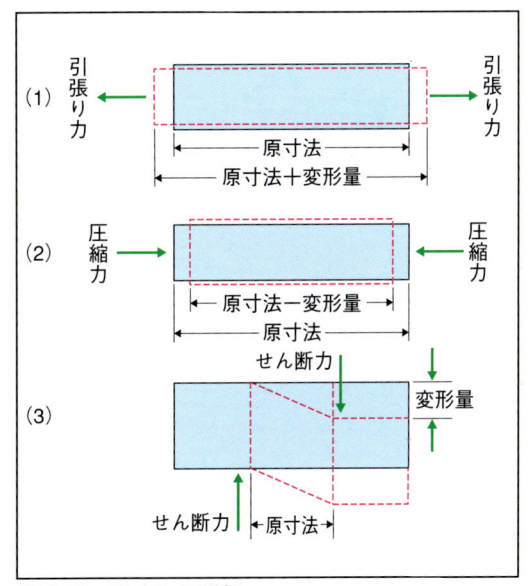

図4-39 ひずみの種類
(1)　引張りひずみ　tensile strain
(2)　圧縮ひずみ　　compressive strain
(3)　せん断ひずみ　shearing strain

(1) 比例限（界）proportinal limit：図中のσ_P点．応力とひずみが正比例の関係にある最大の応力をいう．いいかえれば，フックの法則*が成り立つ最大の応力のことである．

(2) 弾性限（界）elastic limit：図中のσ_E点．荷重を加えて生じたひずみが，その荷重を取り去っても完全に原寸法に戻ることのできる最大の応力をいう．

(3) 降伏点 yield point：図中のσ_S点．弾性限（界）を超えてさらに荷重を加えた場合，急に変形が大きくなりはじめる点をいう．実際には，このようなポイントが明瞭に現れない物質も多い．その場合は，ひずみが0.2％に達した点を耐力と称して（これを0.2％耐力と表記することもある），降伏点と見なしている．

(4) 引張り強さ（圧縮強さ）tensile strength（compressive strength）：図中のσ_B点．引張り荷重（圧縮荷重）を受けた場合，物体が耐えられる最大応力をいう．

(5) 破断点：図中のσ_Z点．物体が荷重を受け破断に至るときの応力をいう．

*フックの法則 Hooke's law：英国のHooke,R.が実験によって見いだした法則．物体に外力を加えると応力，ひずみが生じるが，物体に固有な応力，つまり比例限度までは，応力とこれに伴うひずみとの比は物体に固有な一定値（弾性係数）をとる．この法則をいう（奥野善彦ほか編：歯科技工辞典．医歯薬出版，東京，1991より引用）．

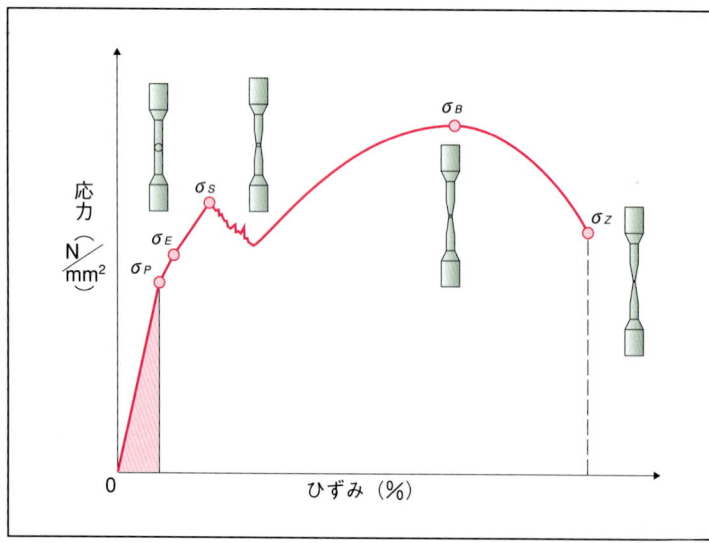

σ_P：比例限界 proportional limit（Proportionalitätsgrenze）
σ_E：弾性限界 elastic limit（Elastiztätsgrenze）
σ_S：伸び限界（降伏点）stretch limit；yield point（Streckgrenze）
σ_B：破断応力（最大応力）breakage tension（Bruchspannung）
σ_Z：破断モーメント（破断点）moment（Zeitpunkt）　（　）内はドイツ語

図4-40 応力-ひずみ曲線
破断応力（最大応力）とは，応力-ひずみ曲線における試験体が一定時間の範囲内で，ねじれを伴なわず直線的な破断までの最大応力値をいう．引っ張り試験片は，破断に向けて荷重が加えられると，破断される前に，それに同調する伸びとともに直線化が起こる．破断応力に至ると，その後抵抗力のなくなった試験片は伸びきり，応力は降下し，そして直線化のみのまま伸びが引き続き起こり，破断に至る．
（Hohmann, A., Hielscher, W. 編：LEXIKON der Zahntechnik. Verlag Neuer Merkur, München, 1998より改変引用）

4章 構造設計をマスターしよう

構造設計をレッスンしよう

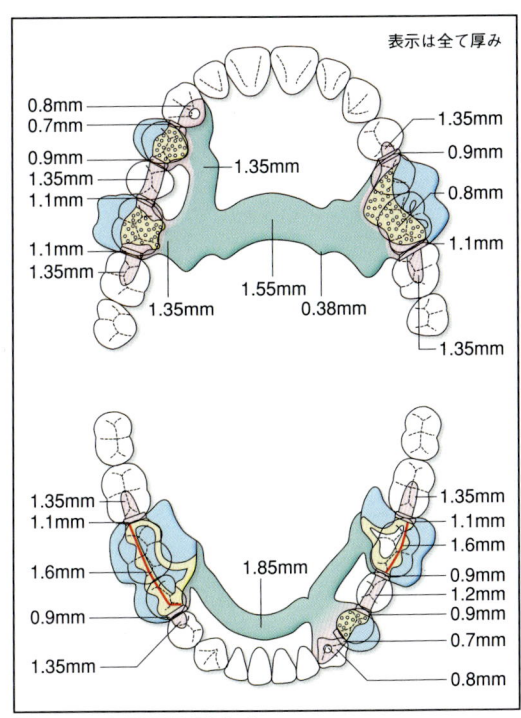

図4-41 LESSON A

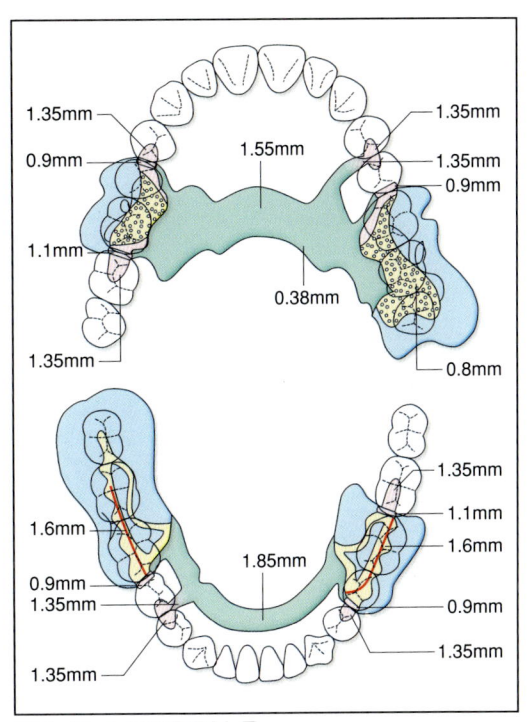

図4-42 LESSON B

　各種の構造設計，数値化をレッスンしてみよう（図4-41〜46）．

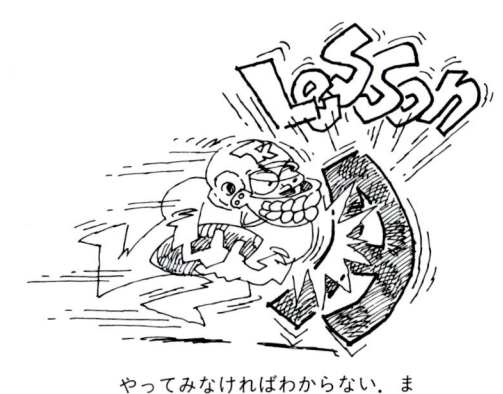

やってみなければわからない．まずは，レッスン，レッスン

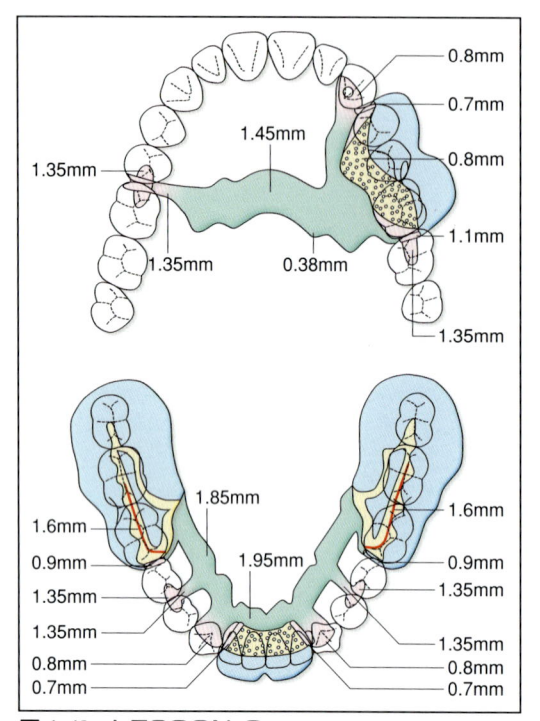

図 4-43　LESSON C

図 4-44　LESSON D

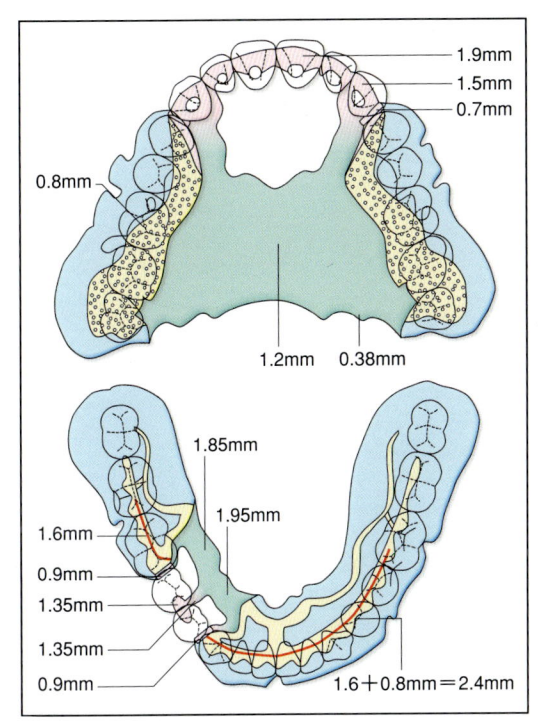

図4-45　LESSON E

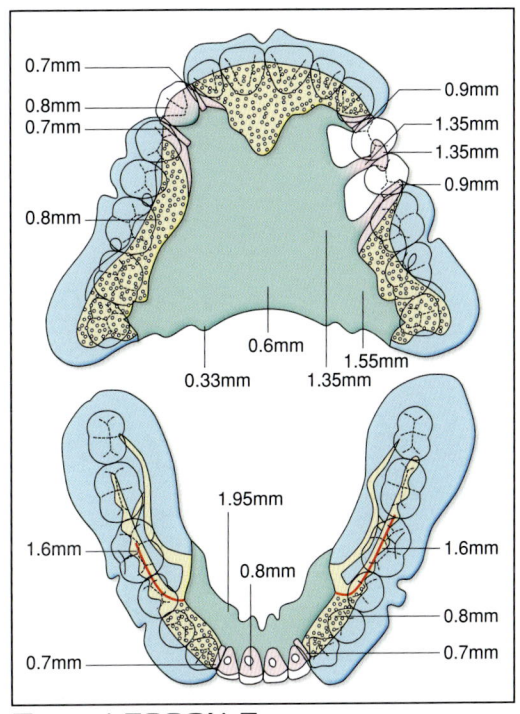

図4-46　LESSON F

4章 構造設計をマスターしよう

ラピッドフレックスシステムによる
クラスプの数値化をレッスンしてみよう

　本システムに用いる既製パターンは，ラピッドフレックスパターン（旧名ビオスパターン）である（DeguDent 社，図 4-47）．
　以下，ラピッドフレックスシステムについて解説する（図 4-48〜54，表 4-1）．

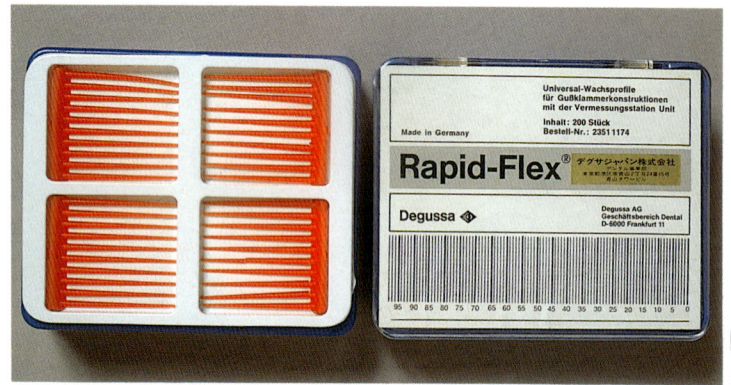

図 4-47　ラピッドフレックスシステム

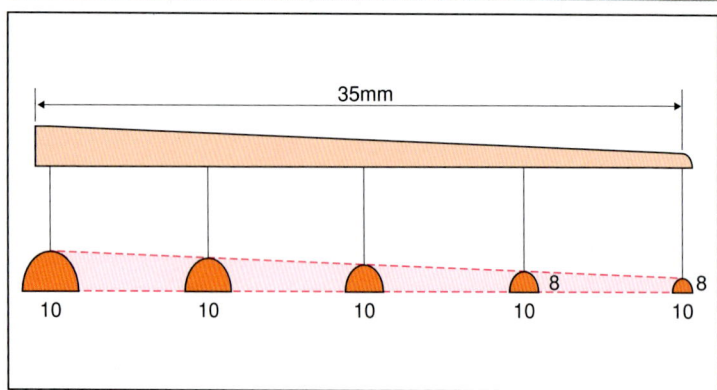

図 4-48　ラピッドフレックスパターンの断面形態．厚さと幅の比は 8:10 である（川島　哲：1 週間でマスターするキャストパーシャル，上．医歯薬出版，東京，1990，p.89 より引用）．

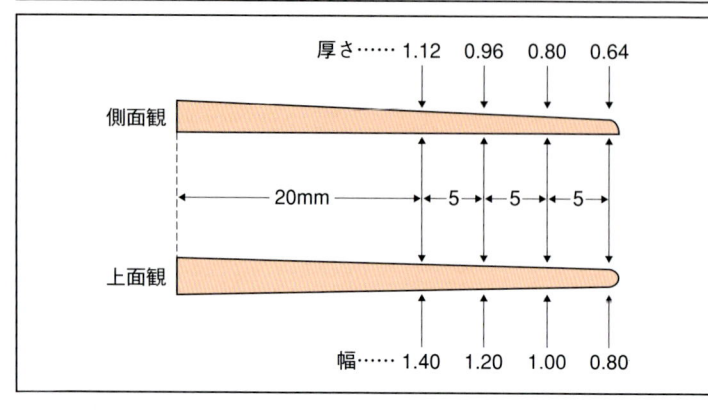

図 4-49　ラピッドフレックスパターンの各部の寸法（単位 mm）安定性はきわめて高い（川島　哲：1 週間でマスターするキャストパーシャル，上．医歯薬出版，東京，1990，p.89 より引用）．

表4-1 ラピッドフレックスシステムにおいて Gold-platinum alloy を用いた場合の維持力表（メーカでは Au-Pt 表という）

	1						2					3					4						5					6						7					8						9					10						11					12						13					14						15					
	0.10	-1	-2	-3	-4	-5	-1	-2	-3	-4	-5	-1	-2	-3	-4	-5	0.20	-1	-2	-3	-4	-5	-1	-2	-3	-4	-5	-1	-2	-3	-4	-5	0.30	-1	-2	-3	-4	-5	-1	-2	-3	-4	-5	0.40	-1	-2	-3	-4	-5	-1	-2	-3	-4	-5	0.50	-1	-2	-3	-4	-5	-1	-2	-3	-4	-5	0.60	-1	-2	-3	-4	-5	-1	-2	-3	-4	-5	0.70	-1	-2	-3	-4	-5	-1	-2	-3	-4	-5
30	22	24	25	27	29	30											44	46	48	50	52	54											66	68	72	75	78	81						88	92	96	100	104	108						110	115	120	125	130	136						132	138	144	150	156	162						154	161	168	175	182	189					
29	23	25	27	29	31	33											46	48	52	56	58	60											68	72	75	78	82	87						92	96	100	106	112	116						115	120	125	135	140	145						138	144	150	160	168	174						161	168	175	189	196	203					
28	24	27	29	31	35	37											48	52	56	60	62	66											72	75	81	84	87	93						96	100	108	112	116	124						120	125	135	140	145	155						144	150	162	168	174	186						168	175	189	196	203	217					
27	25	28	31	33	38	40											50	56	60	66	66	70											75	81	84	90	99	105						100	108	112	120	132	140						125	135	140	150	165	175						150	162	168	180	198	210						175	189	196	210	231	245					
26	26	30	33	35	41	43											52	60	64	70	74	82											78	84	88	105	111	114						104	112	120	140	148	152						130	140	150	165	175	190						156	168	180	198	210	228						182	196	210	231	245	266					
25	28	32	35	37	44	48											56	64	70	74	82	88											84	88	99	102	111	123						112	128	132	136	148	164						140	150	160	170	185	205						168	180	192	204	222	246						196	210	224	238	259	287					
24	30	34	37	40	47	52											60	68	74	80	88	94											90	102	111	120	132	141						120	136	148	160	176	188						150	160	170	180	200	220						180	192	204	216	240	264						210	224	238	252	280	308					
23	32	36	41	43	50	55											64	72	80	86	94	100											96	114	120	128	141	150						128	144	152	160	172	184						160	170	180	190	215	230						192	204	216	228	258	276						224	238	252	266	301	322					
22	34	38	43	46	53	58											68	76	86	92	100	108											102	114	120	128	141	150						136	152	160	172	184	196						170	180	190	210	230	250						204	216	228	252	276	300						238	252	266	294	322	350					
21	36	40	46	49	56	63											72	80	92	98	108	116											108	120	126	138	147	159						144	160	168	184	196	208						180	190	200	220	245	260						216	228	240	264	294	312						252	266	280	308	343	364					
20	38	42	49	52	59	64											76	84	98	104	116	124											114	126	138	147	156	168						152	168	184	196	208	224						190	210	230	245	260	280						228	252	276	294	312	336						266	294	322	343	364	392					
19	40	46	50	55	63	69											80	92	104	110	120	128											120	138	150	159	168	180						160	184	200	212	224	240						200	230	260	265	290	315						240	276	294	318	348	378						280	322	343	371	406	441					
18	42	48	52	57	69	75											84	96	114	124	138	150											126	144	168	186	189	204						168	192	228	248	252	276						210	245	285	310	315	345						252	294	342	372	378	414						294	343	399	434	441	483					
17	46	52	57	63	75	83											90	104	124	138	150	168											138	156	171	207	225	249						184	208	228	276	300	332						230	260	285	345	375	415						276	312	342	414	450	498						322	364	399	483	525	581					
16	50	57	63	69	83	92											100	114	138	150	166	184											150	171	189	225	249	276						200	228	252	300	332	368						250	285	315	375	415	460						300	342	378	450	498	552						350	399	441	525	581	644					
15	55	61	69	75	92	104											110	122	150	166	184	200											165	183	207	225	240	285						220	244	272	300	320	380						275	305	340	375	400	475						330	366	408	450	480	570						385	427	476	525	560	665					
14	60	67	75	80	104	120											120	134	160	190	216	240											180	201	240	285	324	360						240	268	320	380	432	480						300	335	400	475	540	600						360	402	480	570	648	720						420	469	560	665	756	840					
13	67	85	110	125	160	200											134	170	220	250	290	320											201	255	330	375	435	480						268	340	440	500	580	640						335	425	550	625	725	800						402	510	660	750	870	960						469	595	770	875	1015	1190					
12	75	97	130	170	215	275											150	194	260	340	430	550											225	291	390	510	645	825						300	388	520	680	860	960						375	485	650	850	1000	1200						450	582	780	1020	1200							525	679	910	1190	1285						
11	92	118	155	215	325	480											184	236	310	430	650	840											276	354	466	645	825	975						368	472	620	860	960	1200						460	589	775	1075								552	708	930																				
10	100	140	185	275	410	630											200	280	370	490	820	1140											300	420	555	735	1230							400	560	740	980	1300							500	700	925										600	840	1110										700	980																
9	125	180	245	380	570	830											250	360	490	760	820	1140											375	540	736	1140								500	720	980										625	900											750	1080											875	1260										
8	150	225	330	500	750	990											300	450	660	1000													450	675	990	1500								600	900	1320										750	1125											900												1050											
7	225	310	440	760	1140	1420											450	620	880	1320													675	930	1200										900	1240											1125																														
6	260	400	560	1140													530	900	1320															795	1200										1060												1150																															
5	345	650	990														690	1300															1035																																																		
4	550	950															1100																																																																			

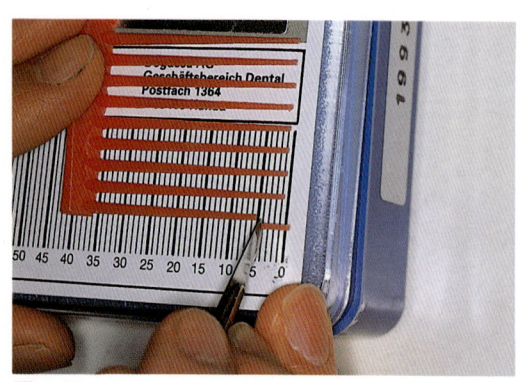

図4-50 ラピッドフレックスパターンは，アンダーカット量が決まり，必要とする維持力が決まり，そしてクラスプアームの長さが測定されれば，Gold-platinum表から先端部の必要なカット量がわかる．

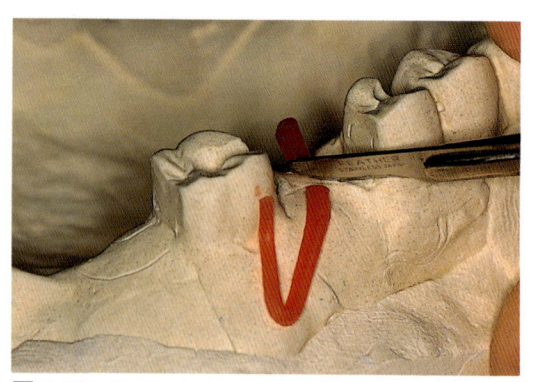

図4-51 Gold-platinum表にしたがって先端部を必要量だけカットしたラピッドフレックスパターンを耐火模型の鉤歯にフィットしたら，余剰部分は除去する．

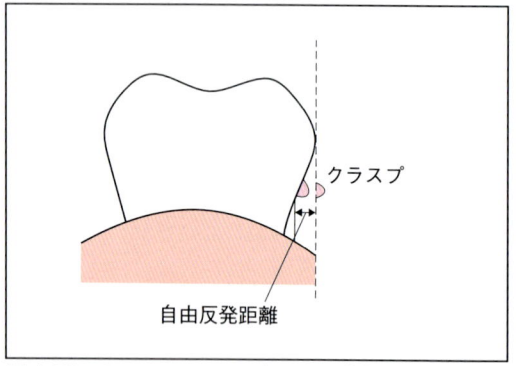

図4-52 Gold-platinum表にある「自由反発距離」とは，鉤歯においてクラスプ先端が位置する個所のアンダーカット量のことである（川島 哲：1週間でマスターするキャストパーシャル，上．医歯薬出版，東京，1990，p.94 より引用）．

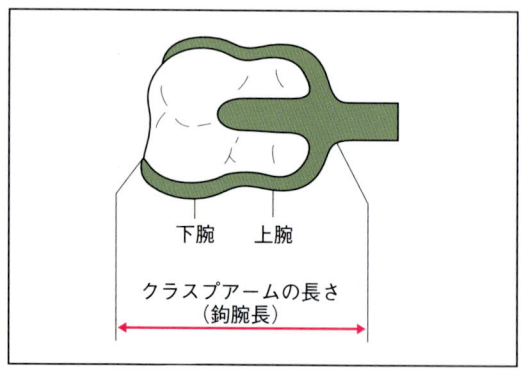

図4-53 エーカースクラスプにおけるクラスプアームの長さ（鉤腕長）とは，クラスプの先端から付け根までの長さのことである．クラスプの長さ（測定長）は上腕部は全体の2/3，下腕部は同じく1/3とする（川島 哲：1週間でマスターするキャストパーシャル，上．医歯薬出版，東京，1990，p.94 より改変引用）．

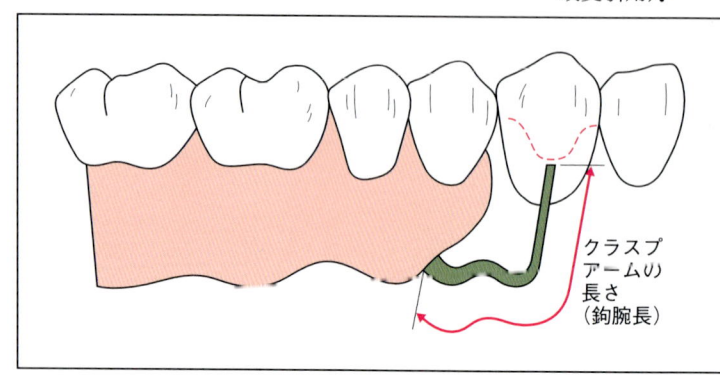

図4-54 Ⅰバークラスプにおけるクラスプアームの長さ（鉤腕長）とは，クラスプの先端からレジン床縁までの長さのことである（川島 哲：1週間でマスターするキャストパーシャル，上．医歯薬出版，東京，1990，p.94 より引用）．

Gold-platinum alloy を用いた場合のキャストクラスプのアンダーカット量の基準を覚えておこう

　Gold-platinum alloy を用いた場合，キャストクラスプのアンダーカット量の基準は，以下のとおりである．

(1)	Iバークラスプ，ローチクラスプ……0.3〜0.4 mm
(2)	スタンダードクラスプ （エーカースクラスプ）…小臼歯 0.2 mm, 大臼歯 0.3 mm
(3)	ハーフ&ハーフクラスプ…小臼歯 0.2 mm, 大臼歯 0.3 mm
(4)	リングクラスプ， バックアクションクラスプ ……0.3〜0.4 mm

Iバークラスプ，ローチクラスプ

　Iバークラスプの場合の基準は，0.3 mm である．0.4 mm にするのは，クラスプアームの長さがだいたい 17 mm を超えた場合に適応している．

スタンダードクラスプ（エーカースクラスプ）

　アンダーカット量は，小臼歯で 0.2 mm, 大臼歯で 0.3 mm を基準とする．ただし，デンチャー全体の維持力の関係や鉤歯の形態から，それぞれ基準以下になることはあるが，基準以上になることはない．

ハーフ&ハーフクラスプ

　このクラスプは孤立歯に用いる．そしてスタンダードクラスプと同様に，どちらか一方のハーフクラスプをアンダーカットに入れるのを基本とする．

リングクラスプ，バックアクションクラスプ

　このクラスプの場合の基準は，0.3 mm である．0.4 mm にするのは，クラスプアームの長さがだいたい 17 mm を超えた場合に適応している．ただし，いずれのタイプのクラスプでも，鉤歯の骨植の状態で維持力の数値（g 数）は変化する．そのため，個々のケースに対応しなければならないことはいうまでもない．

スタンダードクラスプ(エーカースクラスプ)は先端寄り1/3をアンダーカットに入れよう

最も多用されるスタンダードクラスプで，アンダーカットの基本を少し詳しく見てみよう．ラピッドフレックスシステムでは，アンダーカットに入れるのは「クラスプアーム全長の先端寄り1/3」としている（図4-55）．

スタンダードクラスプはなぜ先端寄り1/3をアンダーカットに入れるのか

先端寄り1/3をアンダーカットに入れる理由は，クラスプが弾性限界を超え，永久変形が生じることを未然に防止するためである．

また，本法に従えば，クラスプの先端がわずかに開いただけで，楽に着脱が可能である．さらに維持力も発揮されるわけであるから，着脱時における患者さんの違和感も少なく，金属の永久ひずみに対する安全性も高いことになる．

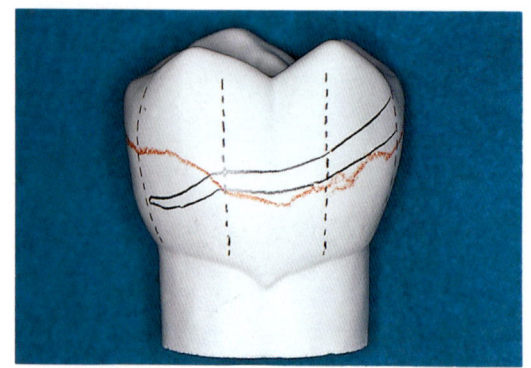

図4-55 ラピッドフレックスシステムでのスタンダードクラスプは，クラスプアームの全長（鉤腕長）の2/3をサベイライン上またはサベイラインの上に置き，鉤先端部（アンダーカット部）は鉤腕長1/3から入れる．

クラスプアームの長さ（鉤腕長）1/3 理論をもっとよく知ろう

　スタンダードクラスプが実際に走行する距離（長さ）を求めるため，8倍率の模型上（大臼歯と小臼歯）でサベイラインを計測してみたところである（**図4-56～59**）．

　注：図4-56～59の模型上には測定長と書いてあるが，測定長と鉤腕長は同義である．本書では，本文上ではすべて鉤腕長を用いる．

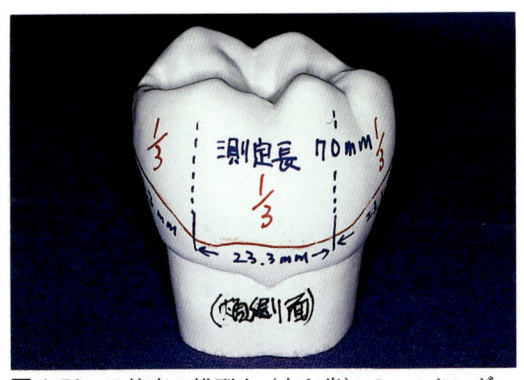

図4-56　8倍率の模型上（大臼歯）で，スタンダードクラスプが実際に走行する距離（長さ）を求める．

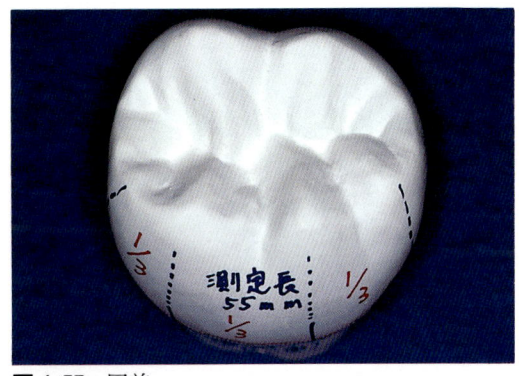

図4-57　同前．

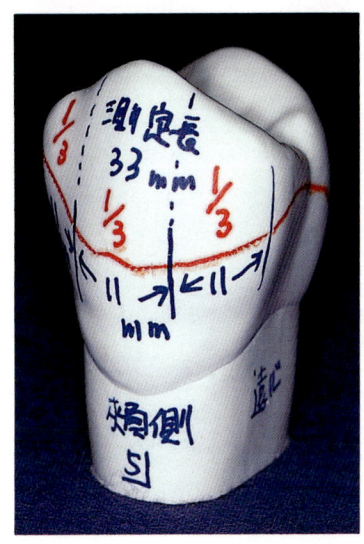

図4-58　8倍率の模型上（小臼歯）で，スタンダードクラスプが実際に走行する距離（長さ）を求める．

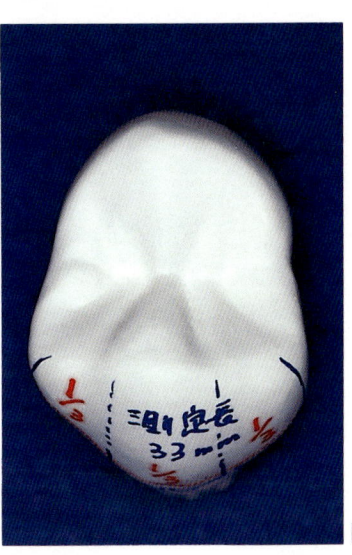

図4-59　同前．

4章 構造設計をマスターしよう
T.K.M.熱処理の番外応用法

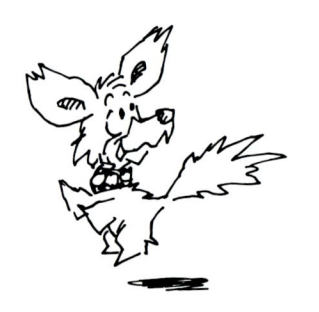

　T.K.M.熱処理を行うことによって，Gold-platinum alloyの機械的性質が向上することは，1, 2章で述べたとおりである．また，その製作ステップは，8章で詳述している．
　そこで，本項では，その番外応用法として，キャスト後の不適合をT.K.M.熱処理で修正する方法について紹介する（図4-60～63）．

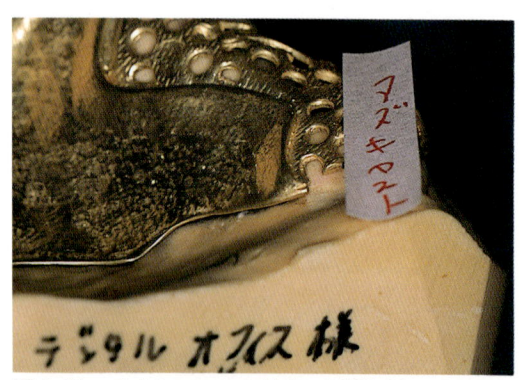

図4-60　アズキャストの状態．上顎左側のプレート後縁部に0.5mmほどの不適合が生じている．

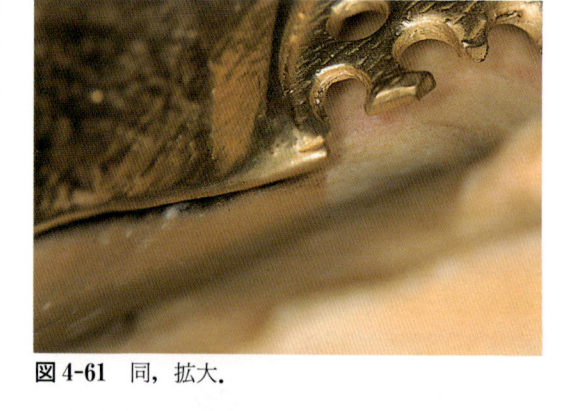

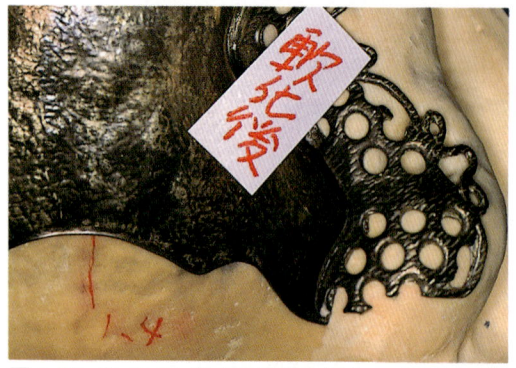

図4-61　同，拡大．

図4-62　T.K.M.軟化熱処理を行うと，不適合が解消し，プレートが"超"ピッタリになる．

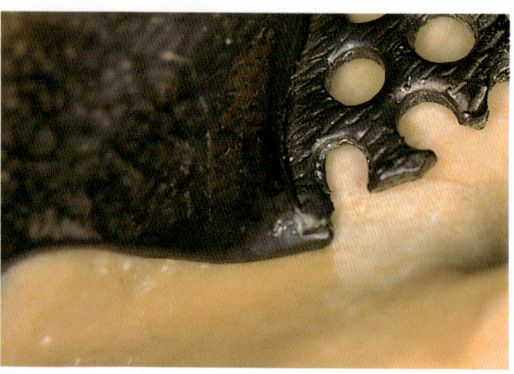

図4-63　同，拡大．

5章
数値化したキャストクラスプの製作法をマスターしよう

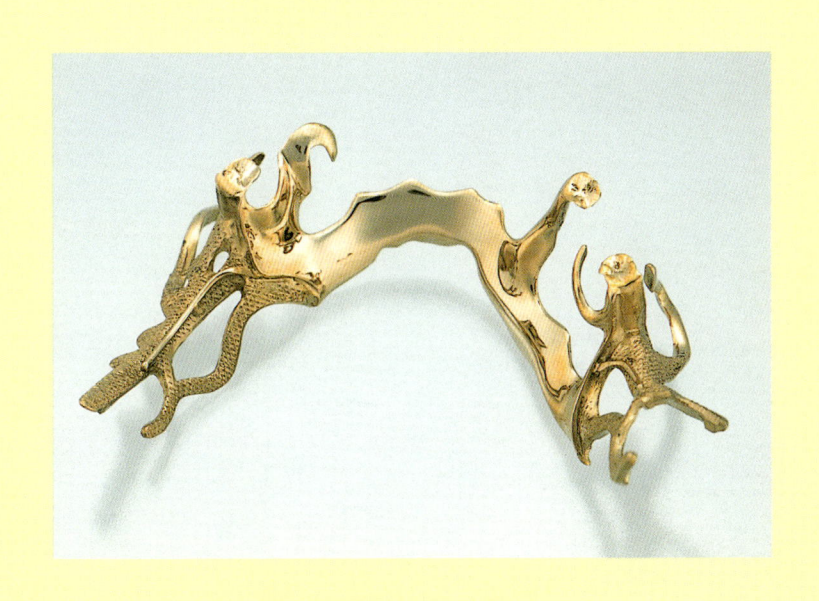

5章 数値化したキャストクラスプの製作法をマスターしよう
数値化にはまず正確なサベヤーから

数値化したキャストクラスプを製作するには，精密なサベヤーが必要である．その意味でも，まずサベヤーの使用目的をここで再確認しておこう．

サベヤーの使用目的

サベヤーの使用目的は，以下の4つである．
(1) デンチャーの着脱方向を決定する．
(2) 鉤歯や歯肉部にサベイラインを描記する．
(3) 鉤歯のアンダーカット量を計測し，クラスプ先端部の位置を決定する．
(4) ブロックアウト部のワックスをパラレルまたはテーパーにヒーターロッドを用いてカットする．

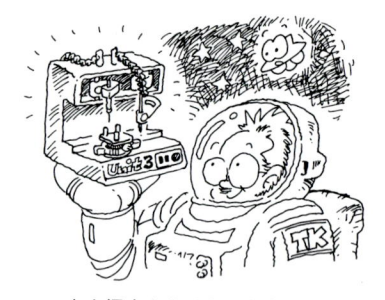

宇宙探査もサベヤーから

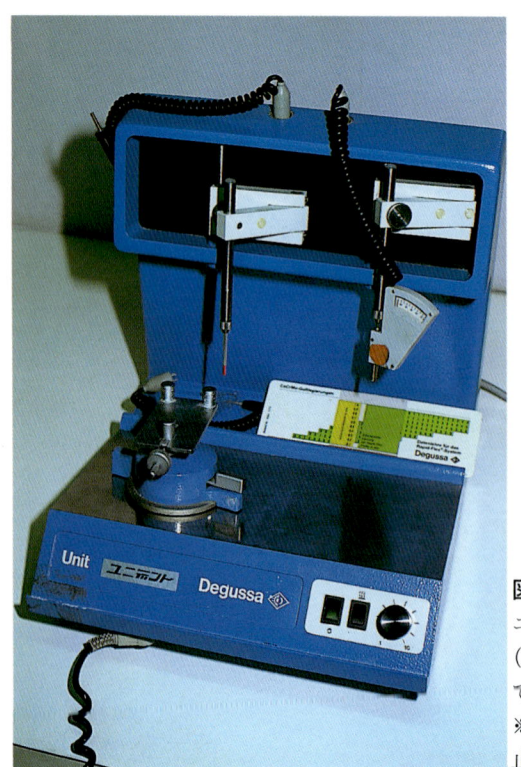

図5-1 デグサユニットIII (DeguDent社)である．
※現在は販売中止になっている

精密計測のらくらくサベヤーを用いよう

　精密計測ができ，また，上記の(1)〜(4)をきわめて正確，スピーディーに行えるのが，デグサユニットIII (DeguDent 社) である (**図 5-1**)．このサベヤーはユーザーの使いやすさを徹底的に追及したものであり，サベヤーとしては最も優れたものである．これ以外でさがすとすれば，国産ではデジタルサベヤー(松風社) があげられる (**図 5-2, 3**)．**図 5-3** はアンダーカットゲージの先端部である．

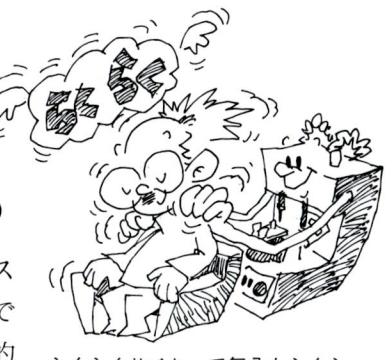

らくらくサベヤーで気分もらくらく

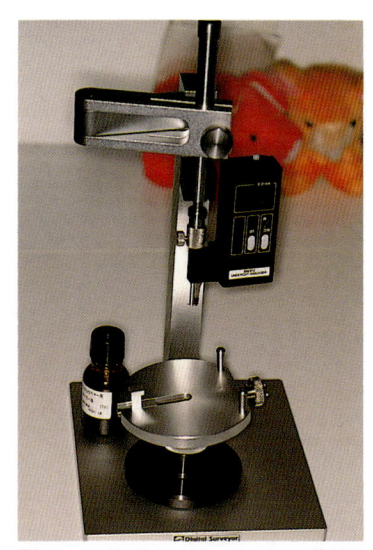

図 5-2　デジタルサベヤー（松風社）．

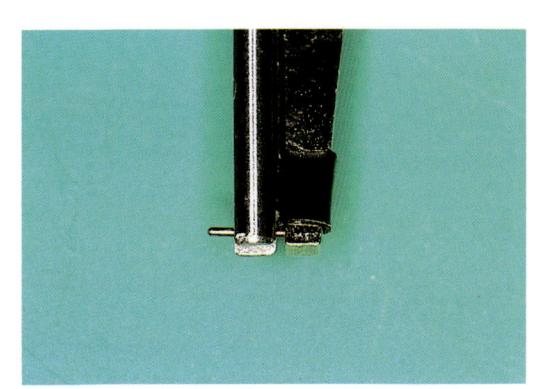

図 5-3　同，アンダーカットゲージの先端部である．

5章 数値化したキャストクラスプの製作法をマスターしよう
数値化したキャストクラスプの製作法

クラスプアームの長さのらくらく測定法

　クラスプアームの長さ（鉤腕長）を測定する方法は，本来ならば，ラピッドフレックスシステムのマイクロミニ Micromini という測定器を用いる．しかし，これまでの経験から，筆者は wire wax（R 0.8）を用いてマスターモデル上で測定する方法で行っている（8章，製作ステップ参照）．これは，マスターモデル上の鉤歯となる維持腕（リテンションアーム）の立体的曲線を測定するには，軟らかい wire wax を実際の鉤腕長にあてがうのが便利だからである．

簡便 Au-Pt 表とは何か

　DeguDent 社のラピッドフレックスシステムの Gold-platinum を用いた場合の簡便表を Au-Pt 表という（図5-4）．これはそのまま Gold-platinum 表ともいう．ちなみに，Au-Pt 表の Au は金，Pt は platinum のことである．

クラスプの研磨目減り分を wax pattern 段階でどう見込むか

　キャスト後にクラスプを研磨した際，当然金属が目減りする．そのため，wax pattern の段階でこの目減り分をどう見込むかが必要である（川島　哲：1週間でマスターするキャストパーシャル，上．医歯薬出版，東京，1990，p.124を参照）．

表5-1　ラピッドフレックスパターンのキャスト後の寸法とラバー研磨後の寸法（　）内　（単位：mm）

測定部位	0	1 mm部	2 mm部	3 mm部	4 mm部	5 mm部
厚さ	0.64	0.67	0.70	0.73	0.76	0.80
	(0.54)	(0.60)	(0.63)	(0.66)	(0.71)	(0.73)
幅	0.80	0.84	0.88	0.92	0.96	1.00
	(0.68)	(0.75)	(0.81)	(0.84)	(0.89)	(0.91)

数値はロットごとの平均値である．

Co-Cr合金の場合では，クラスプの研磨に際して必ずラバー研磨を行った．しかし，Gold-platinum alloyの場合は，クラスプ自体にはラバー研磨はいっさい行わない．そのかわりとして，セラミックファイバー入りの研磨材，筆者はStick Pointのレッドまたはブルー（キクタニ社）を部分的に用いている（8章，製作ステップ，クラスプの研磨参照）．

　その後，光沢研磨のため，仕上げ研磨にはいるが，いずれにしても維持力はAu-Pt表の数値よりも小さくなる．**表5-1**はCo-Cr alloy（Biosil alloy）でキャストしたラピッドフレックスパターンのキャスト後の寸法とラバー研磨後の寸法の比較である．

　このテスト結果から，ラバー研磨を行うと，簡便表（**図5-4**）の指定値よりも2 mm先端に寄った形に細くなることが認められた（**図5-5**）．したがって，Co-Cr合金でこの簡便表を使っている君たちは，ラバー研磨を行った場合の維持力の求め方をつぎのように覚えていることだろう．

　3 mmカットした場合なら，2 mm先端に寄るのだから，
　　3 mm－2 mm＝1 mm
となり，1 mmカットしたところの維持力を見ればよい，ということになる（**表5-1**，**図5-5**）．

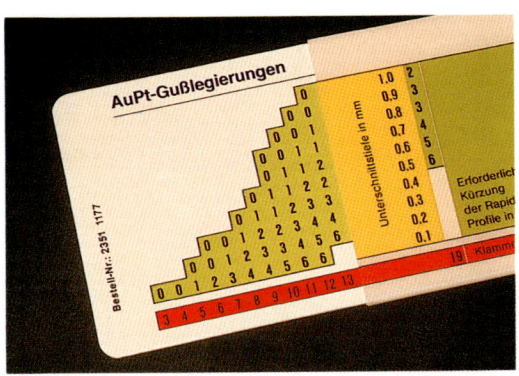

図5-4 Gold-platinumを用いた場合の簡便表（Au-Pt表）

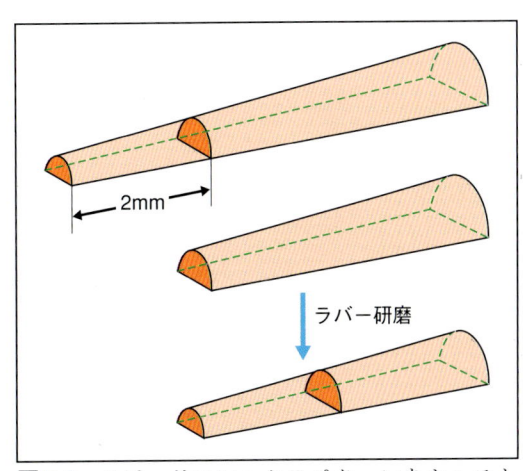

図5-5 ラピッドフレックスパターンをキャスト後，ラバー研磨を行うと，簡便表（図5-4）の指定値よりも2 mm先端に寄った形に細くなる．

それでは，Gold-platinum alloy の場合は，どうなるのだろうか．疑問をもった人も多いと思う．
　前述したように，Co-Cr alloy と Gold-platinum alloy では，クラスプの研磨方法が異なっている．そこで，筆者は Gold-platinum alloy のテストピースをつくり，ロットごとの寸法を測定した．意外なことに，Gold-platinum alloy の研磨目減り分は，Co-Cr alloy とほとんど同じであるという結果がでた．
　これは，Gold-platinum alloy と Co-Cr alloy の硬さの違いにより，ラバー研磨を行わなくても，仕上げ研磨（鏡面研磨）だけで同様な金属ロスが生じるためと思われる．したがって，Gold-platinum alloy の研磨目減り分は，Co-Cr alloy と同じと考えてよいことになる．

簡便 Au-Pt 表をどう用いるか

　先の図 5-4 は Au-Pt 表から，ほぼ 700 g のところだけをピックアップしたものである．筆者はこれを簡便 Au-Pt 表とよん

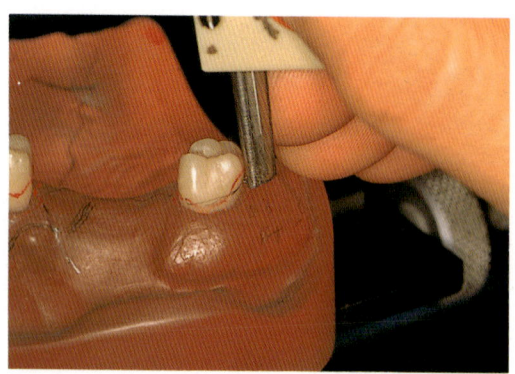

図 5-6　デグサユニット III システム中のアンダーカットゲージ，Scribt-meter を用いて 0.3 mm のアンダーカットを計測しているところ（7|の頬側面観）．

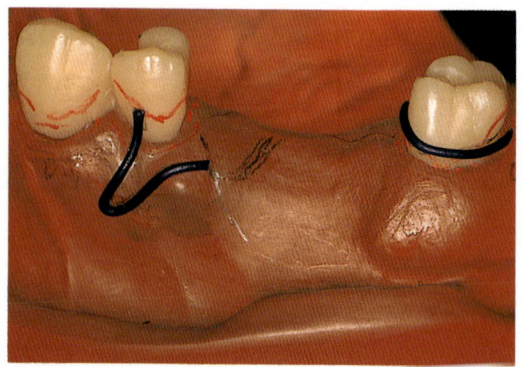

図 5-7　クラスプの長さ（鉤腕長）の測定を R 08 の wax wire を用いて行う（|74|の頬側面観）．

でいる（これの裏側が簡便 CCM 表になっている）．この表の使い方は，図 5-6～10 のとおりである．

　もしも 700 g の維持力を得たいのであれば，目減り分を見込んでさらに 2 mm 余分にカットして，クラスプパターンの太い部分を用いればよい．ただし，臨床では，どんなに健全な鉤歯であっても 1 歯あたりの維持力の負担能力は 350～500 g である．通常はこの範囲を目安にする．

　1 歯あたり 700 g では鉤歯に対して負担がきつすぎるといえる．そこで，研磨の目減り分を入れずに Au-Pt 表の指示どおりのクラスプパターンのカットを行えばクラスプの仕上げ研磨によって維持力が減少し，350～500 g の範囲におさまるのが，臨床上都合のよいことになる．それが 700 g のところだけをピックアップした簡便表を用いる意味である．

　簡便 Au-Pt 表を用いて，仕上げ研磨まで行ったあとに 350～500 g の範囲の維持力を得たキャストクラスプである（図 5-11）．

図 5-8　簡便 Au-Pt 表を用いる．表の黄色のエリアが鉤腕長，緑のエリアがラピッドフレックスシステムのクラスプパターンのカット数である．本ケース 7| の場合は，アンダーカット 0.3 mm，鉤腕長 14 mm，クラスプパターンのカット数は－5 mm である．

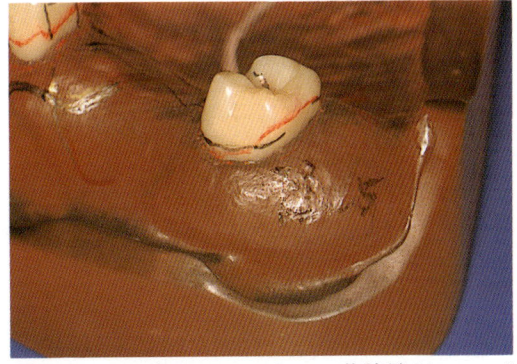

図 5-9　アンダーカット 0.3 mm，鉤腕長 14 mm，パターンのカット数－5 mm であるので，簡便 Au-Pt 表を用いて維持力を確認する．

なおクラスプアームの長さが19 mm以上になった場合は，簡便Au-Pt表では筆者の基準として用いるアンダーカット量などが表示されない．その場合は，本来のAu-Pt表を使用しなければならない．

図5-10 維持力は675 gから目減り分2 mmを考慮して，表の675から左に2つ目の375 gであることがわかる．

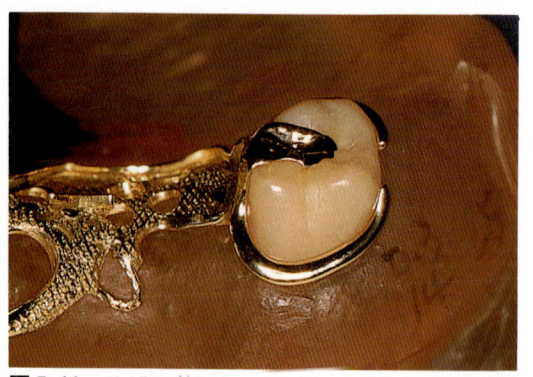

図5-11 ハビッドフレックスシステムによって製作した375 gの維持力をもつキャストクラスプ（スタンダードクラスプ）である（7̲の頰側面観）．

6章
シリコーン複印象法をマスターしよう

6章 シリコーン複印象法をマスターしよう

複印象用フラスコの選択と使い方をマスターしよう

　適合の秘密は，複印象用フラスコの選択と使い方のマスターにかかっている．もはや使うべきではないフラスコをいつまでも使っていては，よい適合は得られない（**図6-1**）．
　旧タイプのスタビライザー（BEGO社ではスタビリゼイションといっている）は，個人トレーのような形をしている（**図6-2**）．これをシリコーン複印象の上面にのせる方法もあったが，スタビリゼイションと鉤歯との位置関係，マスターモデルとの位置関係が正確にとれないので，今日では用いられない．しかし，**図6-1**のフラスコを用いるよりはBestではないが，Goodである．なぜそうなのか，説明しよう（**図6-3**）．
　フラスコの枠をスリーブ(sleeve)というが，このスリーブはプラスチックで硬くつくられている．このスリーブがシリコーン複印象材の硬化後，撤去できないことがネックになる．それはスリーブが最後まで固定式なことによる弊害で，耐火模型材

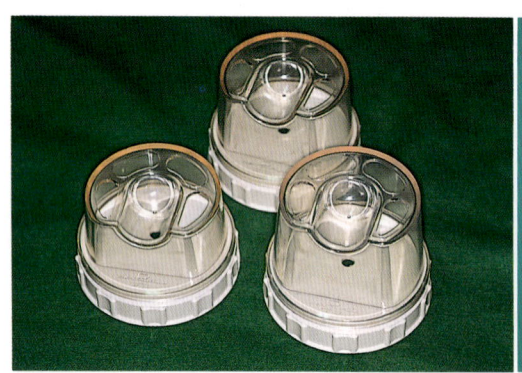

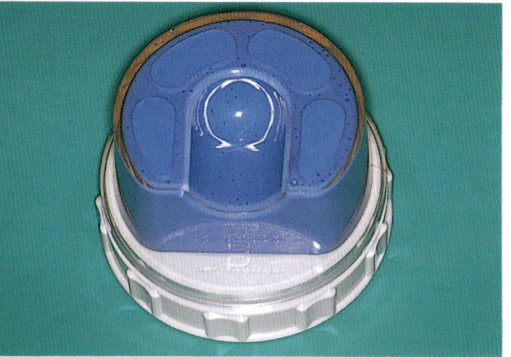

図6-1 もはや用いるべきではないフラスコである（Siliform flask, Dentaurum社）

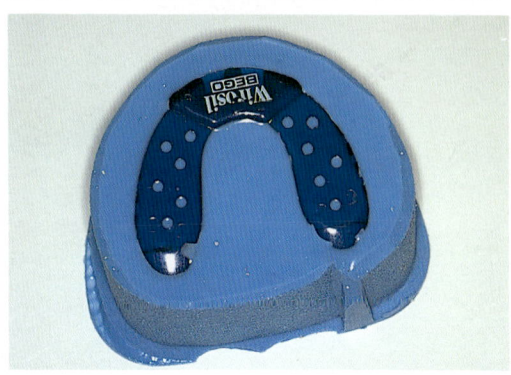

図6-2 旧タイプのスタビライザー（BEGO社）．今日では用いられない．

の水平方向への膨張を抑制してしまうからである．

　もし，Siliform フラスコにこだわるのであれば，"超"軟らかいタイプの複印象材を使えば，側方へも膨張できるので，よいのではないかと君たちは思うかもしれない．しかし，ことはそう簡単ではない．なぜなら，耐火模型材は空気ではない．おおむね 150〜200 g の重さがあるので，自重変形してしまうからである．

　それに加えて，とりわけ上顎のメジャーコネクター部（口蓋部分）は，シリコーン複印象材が部分的に約 7 mm 以上の厚さになると過膨脹を生じ，不適合のおそれが生じる．やはり，シリコーン複印象材は，硬化後には適度な強度（硬さ）が必要である．軟らかすぎてもいけないのだ．

　君たちは次項で述べるフラスコを用いてみよう．きっとその良さにビックリすると思う．ただし，注意点があるので，これから述べることをいやがらずに読んで使いこなしてほしい．

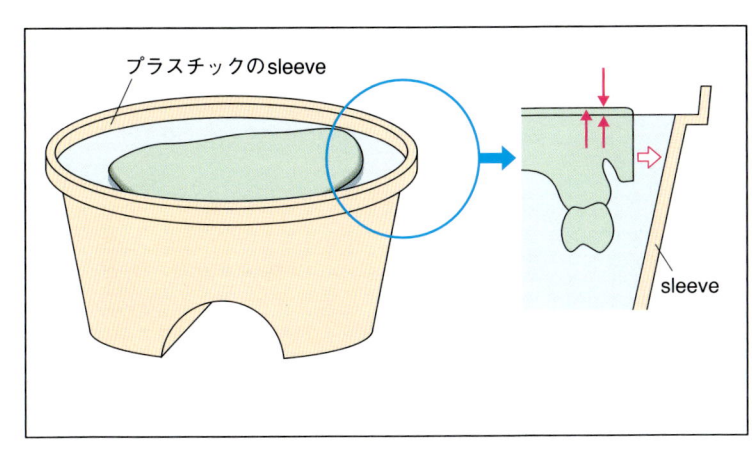

図 6-3 Dentaurum 社の Siliform flask の場合，ある程度はシリコーン印象材の弾性によって，水平方向へも耐火模型材が膨脹できる（図右の右矢印）が，プラスチックの sleeve がじゃまをして，残りの膨脹は基底面の方へ向かう（図右の上矢印）．この結果，基底面に段差が生じるので，キャストパーシャルが小さくなってしまう．

6章　シリコーン複印象法をマスターしよう

ビギナーにも使いやすい
BEGO 社の複印象用フラスコ

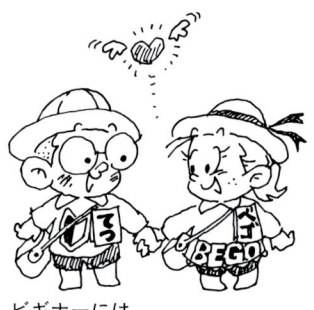

　まず，メーカーの使用説明書（Instructions for Use）を見てみよう（図6-4〜6）．複印象用フラスコ（Duplicating flask）の大きさは，小さいもの（small）と大きいもの（large）が用意されている．また，構成（consisting）は，A（ベーストレー），B（スリーブ），C（スタビリゼイションリング），D（パラタルインサート，3タイプ・大・中・小）からなっている．また，CとDを合わせて，スタビライザーセットとよんでいる．

ビギナーには，
使いやすいものがいちばん

Instrucitons for Use
Availability-see Fig 1-
Duplicationg flask, small……Order no 52072
　　　　　　　　　large……Order no 52083
consisting of:
A　base tray
B　sleeve
C　stabilization ring
D　palatal insert in three different sizes

図6-4　BEGO社の使用説明書（Instructions for Use）．構成は，A（ベーストレー），B（スリーブ），C（スタビリゼイションリング），D（パラタルインサート，3タイプ・大・中・小）からなっている．

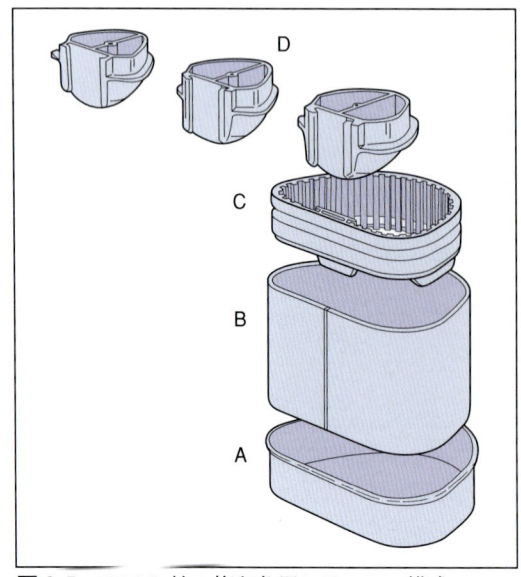

図6-5　BEGO社の複印象用フラスコの構成．
　A〜Dは，図6-4と対応している．

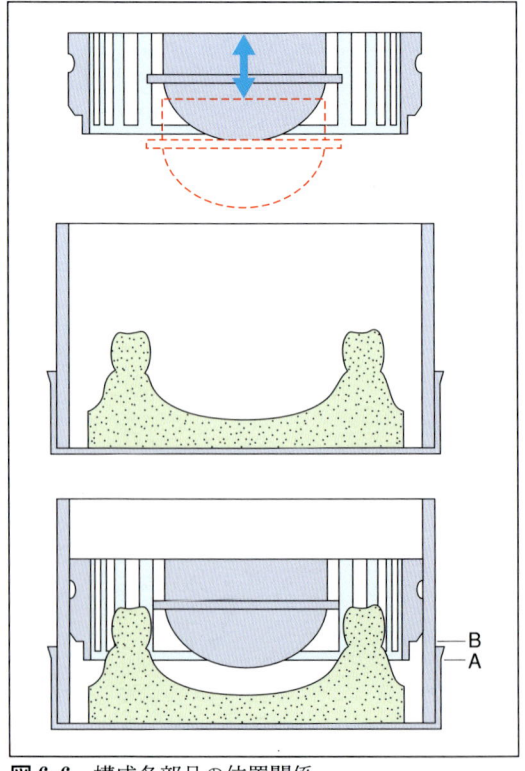

図6-6　構成各部品の位置関係．
　スタビリゼイションリングの位置は，メーカー指示の位置（A）では，メジャーコネクターの適合を悪くする．筆者の位置はBに示した部位である．

当初，スリーブは透明であったが（**図6-7**），悪いことに現在は非透明なものに変更されている（**図6-8**）．新型のA～D各パーツを組み立てたところ（**図6-9**）．また，複印象用フラスコの大きさは，smallとlargeの2つがある（**図6-10，11**）．

　以下，君たちにわかりやすいように，スタビリゼイションリング（通称スタビライザーとよんでいる）は透明なものを用いて解説する．

　Dのパラタルインサート，3タイプ・大・中・小は，上顎のケースで，口蓋の状態によって使い分ける．下顎のケースはいずれを用いてもよいが，シリコーン複印象材節約のために，なるべく大きい方を用いてもらいたい．また，**図6-12左**のように口蓋とパラタルインサートとの距離が8 mm以上と大幅に開

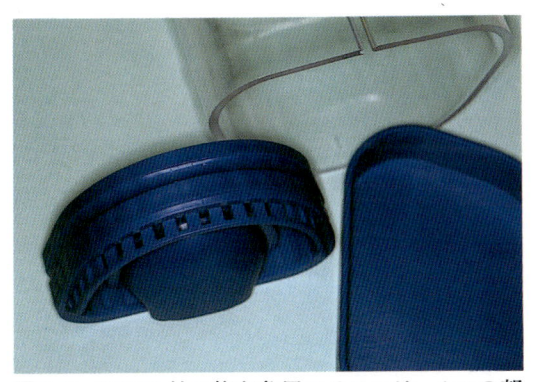

図6-7 BEGO社の複印象用フラスコは，4つの部分からなり，スリーブは当初，透明であった．

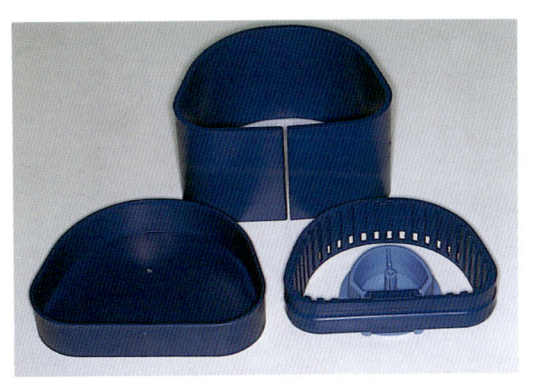

図6-8 現在のBEGO社の複印象用フラスコのスリーブは，不透明なものに変更されている．

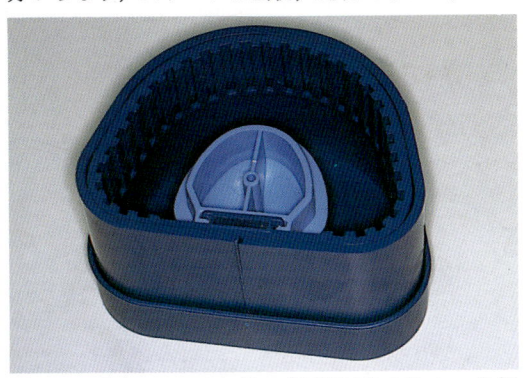

図6-9 現在のBEGO社の複印象用フラスコを組み立てたところ．

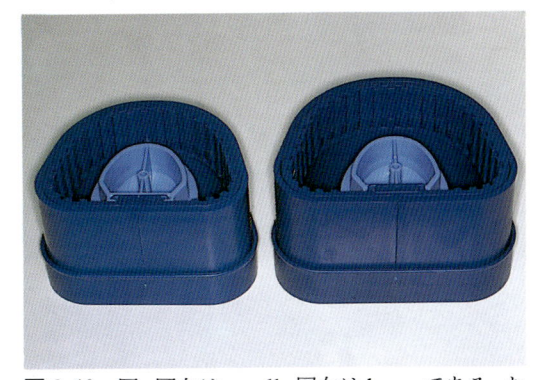

図6-10 同，図左はsmall，図右はlargeである．ただし，発売元の(株)APSでは，このsmallを大，largeを特大とよんでいるので注意が必要である．

くと，メジャーコネクターなどの上顎プレートおよびバーが不適合になる（下顎はその限りではない）．同様に**図6-12右**のようにパラタルインサートの選択を正しく行えば，それらの適合はよくなる．さらに，パラタルインサートは，**図6-12**のように上下に可動式になっているので，正しい位置に設定する．

複印象用フラスコを使いこなそう

以下，スタビリゼイションリングとパラタルインサートの組み合わせによる複印象法の実際を解説する（**図6-13～26**）．

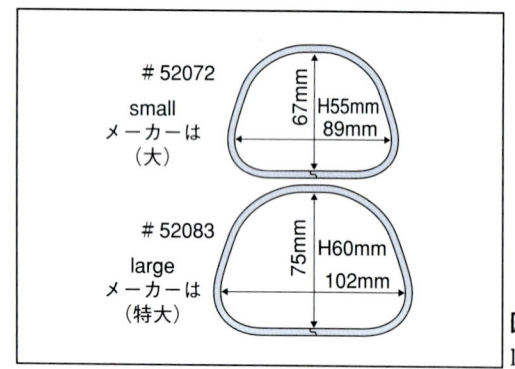

図6-11 同，図上small，図下largeの各寸法である．

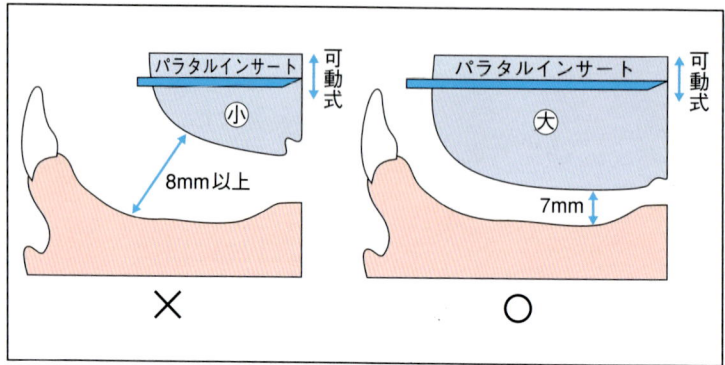

図6-12 パラタルインサートpalatal insertは，口蓋との距離が7mmとなるような大きさを選択する（下顎はその限りではない）．また，上下に可動式となっているので，正しい位置に設定する．

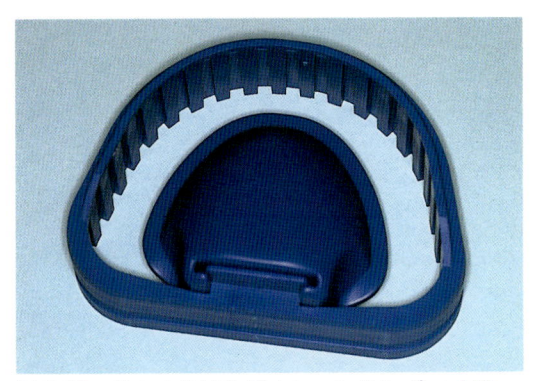

図6-13 CのスタビリゼイションリングstabilizationringとDのパラタルインサートpalatal insertの大タイプを組み合わせたところである．

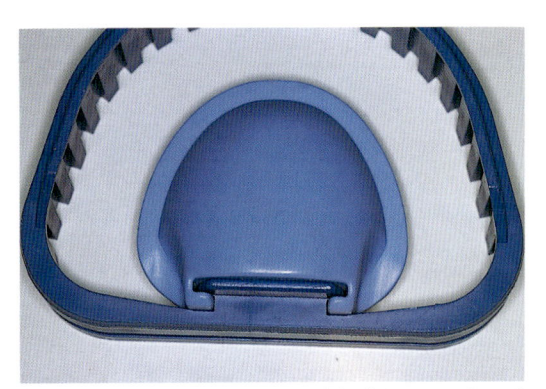

図6-14 おなじく，CのスタビリゼイションリングとDのパラタルインサートの小タイプを組み合わせたところである．

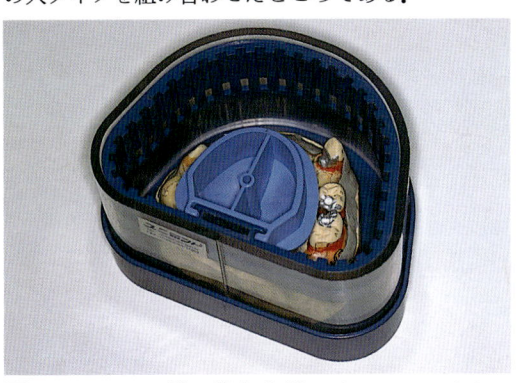

図6-15 BEGO社の複印象用フラスコシステムのA～Dまでを用いて，マスターモデルをセットする．

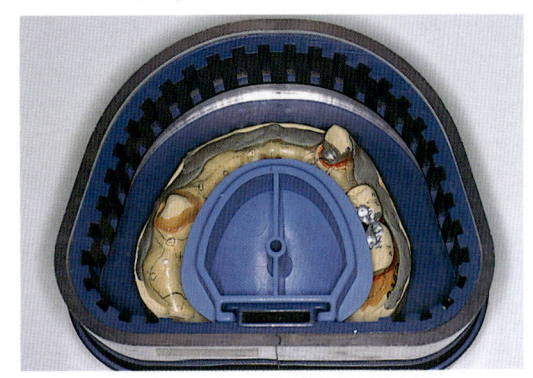

図6-16 マスターモデルの鉤歯と口蓋部とDのパラタルインサートの位置関係を確認してほしい（真上から見た状態）．

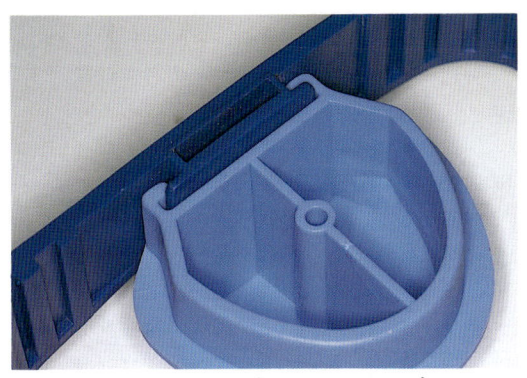

図6-17 CのスタビリゼイションリングにDのパラタルインサートをジョイントする際には，必ず2mmほど下方へ押し込む．そうすれば，耐火模型材を注入する際にトラブルがない．

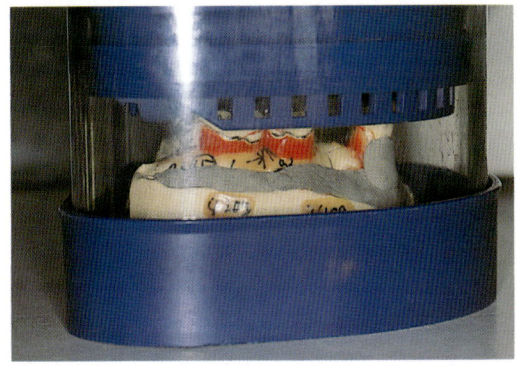

図6-18 クラスプの走行する位置にスタビリゼイションリングの下縁部を合致させる（マスターモデルの左側頬側面から見たところ）．

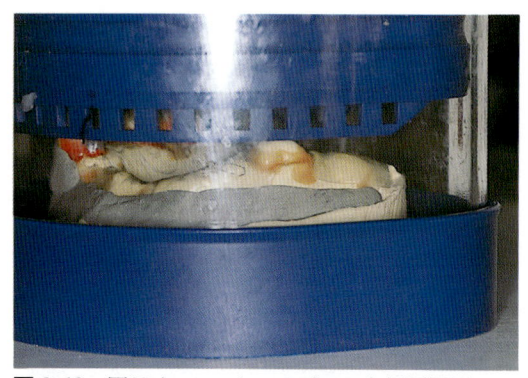

図 6-19　同じく，マスターモデルの右側頬側面とスタビリゼイションリングの位置関係である．

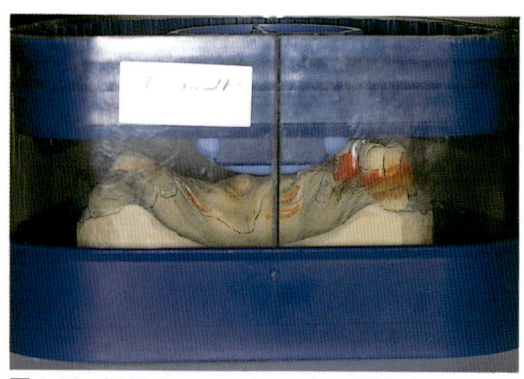

図 6-20　同じく，マスターモデルの後方から見たスタビリゼイションリングとの位置関係である．

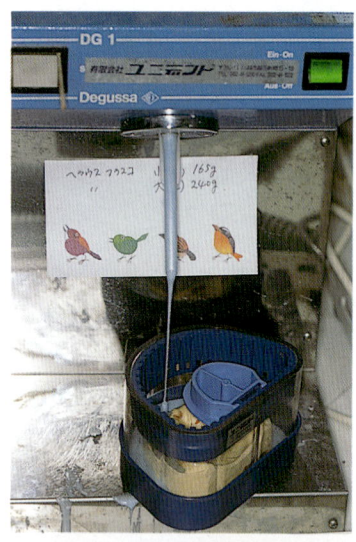

図 6-21　DeguDent 社の DG-1 シリコーン自動ミキサーを用いて，シリコーン複印象材を注入する．

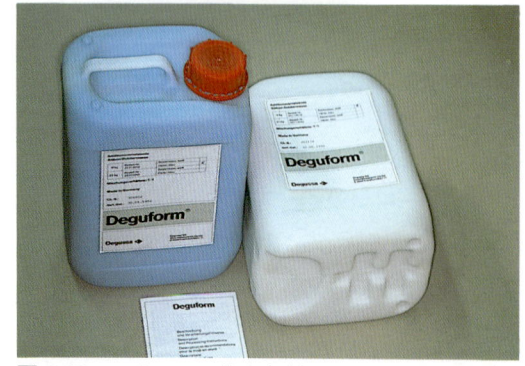

図 6-22　シリコーン複印象材には，DeguDent 社の Deguform を用いる．

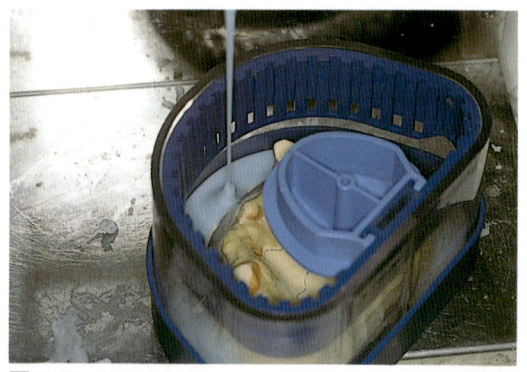

図 6-23　DG-1 シリコーン自動ミキサーは，200 V 仕様である．筆者はこれをトランスでチューンナップし，220 V にして使っている．こうすれば，自動ミキサーの練和不足を防ぐことができる．また，ミキシングされたシリコーン複印象材の落下直前によく回転しているように改善される．

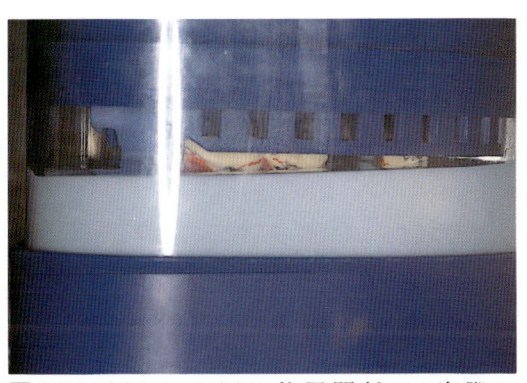

図 6-24 図 6-20 と同じ位置関係で，実際に Deguform を注入して，鉤歯のクラスプ位置とスタビリゼイションリング下縁部の位置関係をチェックする．

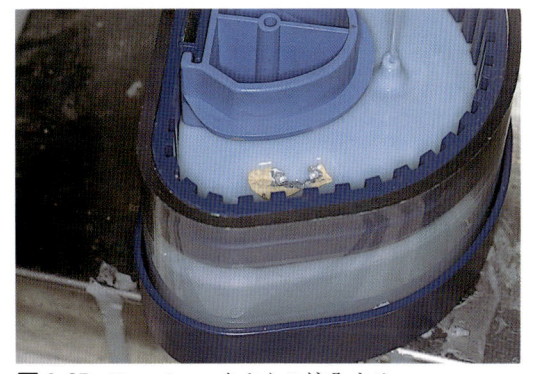

図 6-25 Deguform をさらに注入する．

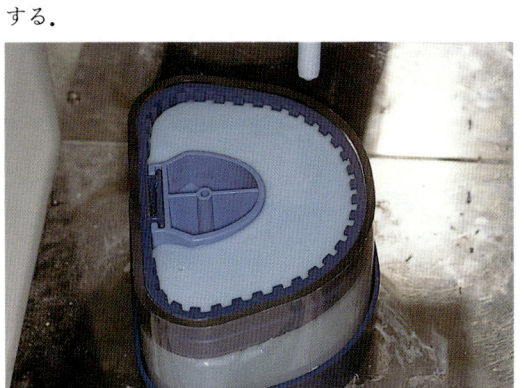

図 6-26 Deguform の注入は，パラタルインサートの上縁部が見える位置で止めておく．

スタビリゼイションリングの位置がクラスプの適合を決める

　スタビリゼイションリングの位置によって，クラスプの適合精度は変化する．耐火模型を製作したあと，スタビリゼイションリングが正しく鉤歯にセッティングされているかをチェックする．チェック方法は，まずスリーブをはずし，さらにスタビリゼイションリングを撤去して，リングのあった位置（複印象材にすじがついているところ）にピン（裁縫用の待ち針）を刺し，鉤歯の頬側クラスプとの位置関係を確認する（**図 6-27, 28**）．図では，最適な位置にスタビリゼイションリングがあったことがわかる．Good！である．

　最適位置は，メーカーの指定位置（**図 6-6**）よりもわずかに高い位置にスタビリゼイションリングの下縁がくるようにする．この位置はあくまでもクラスプの位置である．先に述べたとおり，理由はクラスプとメジャーコネクターの適合をよくするために，耐火模型（一次模型）基底部の硬化膨張を抑制しないためである（**図 6-3**）．

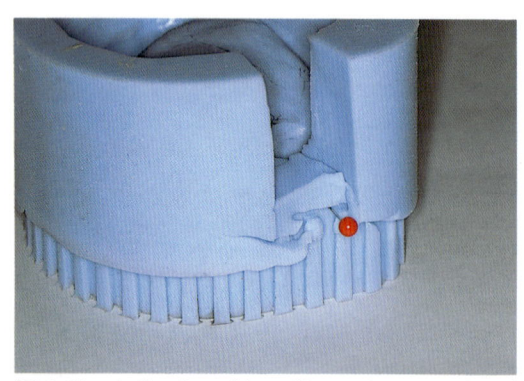

図 6-27　まずスリーブをはずし，さらにスタビリゼイションリングを撤去して，リングのあった位置にピンを刺し，鉤歯の頬側クラスプとの位置関係を確認する．最初にこのようなスタディをしておけば，非透明なスリーブでも正しい位置に設定できるようになる．

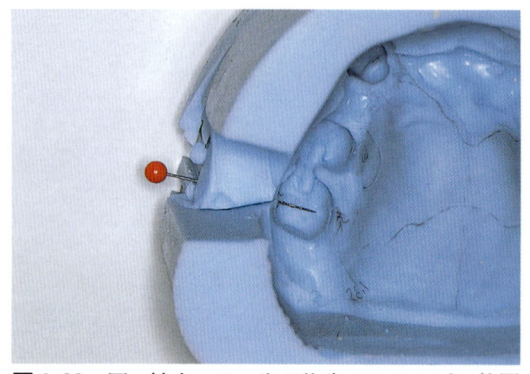

図 6-28　同，拡大．ピン先が鉤歯のクラスプの位置にきているので，適性である．また，鉤歯の頬側面とスタビリゼイションリングとの距離は 7 mm 以上（シリコーンの厚みは 7 mm 以上）は確保しなければならない．

スタビリゼイションリングの目的と使い方

先に図6-2で述べたように,旧型のスリーブには弊害がある.それを改良したのがBEGO社の複印象用フラスコである.このフラスコの場合,シリコーン複印象材が硬化後,スリーブは撤去してしまう(図6-29～32).

このようにすると,スタビリゼイションリングによって抑制力を働かせているので,鉤歯部分はむやみに硬化膨張しない.また,スリーブがはずされているので,プラスチックによる膨

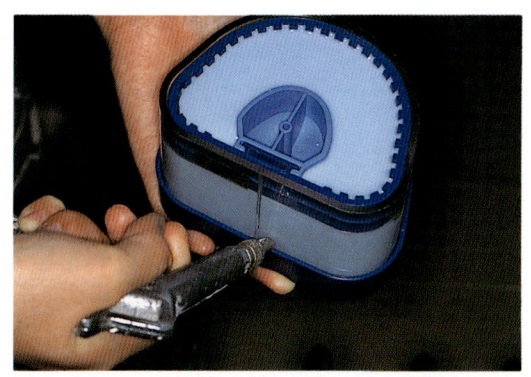

図6-29　ベーストレー base trayはエアーガンを用いて撤去する.手で引っ張ったりして撤去してはいけない.

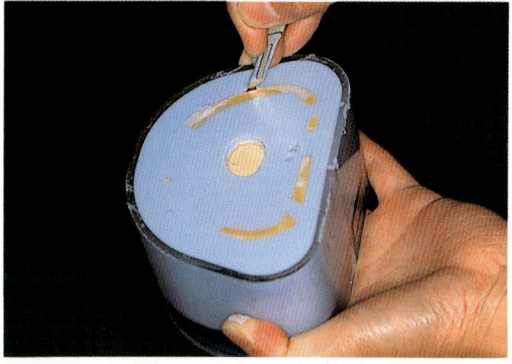

図6-30　マスターモデルの基底面に回り込んだDeguformを鋭利なナイフでカットし,除去する.

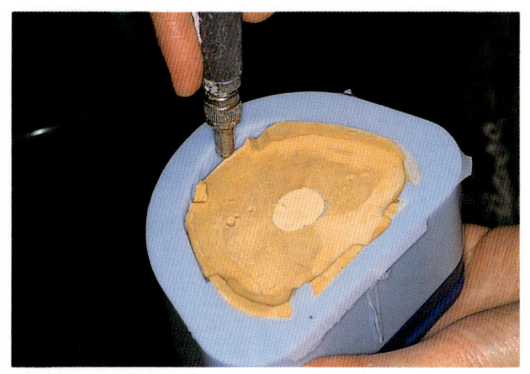

図6-31　エアーガンを用いて,マスターモデルとDeguformの間にエアー圧を加え,マスターモデルを撤去する.けしてマスターモデルを手で引っ張って強引に取ってはいけない.

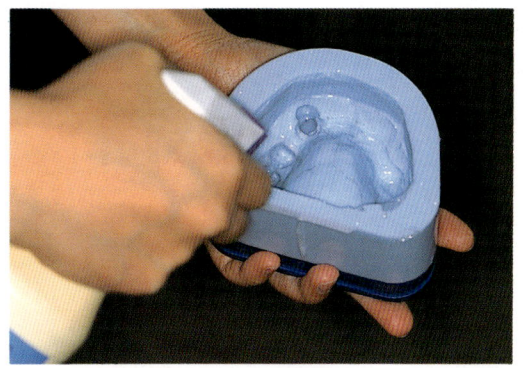

図6-32　マスターモデルを撤去後,シリコーン表面滑沢材をスプレーする.図ではHeraeus社のSWE 99を用いているが,製造中止になっている.そこで,現在はサンデンタル社のサンスプレーを用いている.スプレー塗布後,約30秒たったらエアーガンを吹き付け,液の残渣がないようにする.

張抑制力が働かないため，メジャーコネクター部分の耐火模型材基底面は自由に膨張することができる．つまり，適合精度は向上するのである（**図6-1**のSiliform flaskの旧式さがここで理解されただろう）．

BEGO社のスタビリゼイションリングをオリジナルに改良して，さらに適合性を向上させよう

スタビリゼイションリングを部分的にカットして，さらに適合性の向上を図ることができる．これは，下顎のケースで，6前歯にシンギュラムレストが形成されているような場合の工夫である（**図6-33〜36**）．

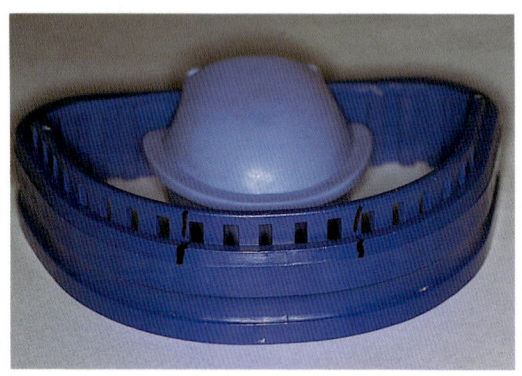

図6-33 本ケースの適合をさらによくするため，スタビリゼイションリングにカットする部分をマジックで印記する．

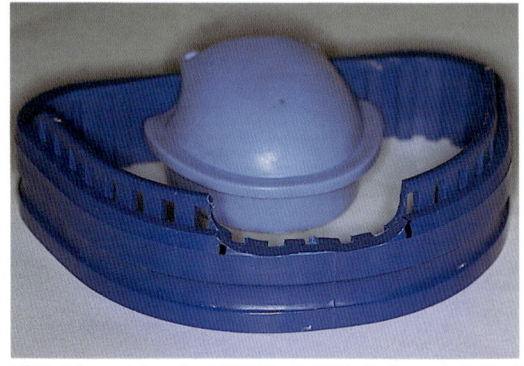

図6-34 マジックで印記した部分をカーバイドバーで削る．

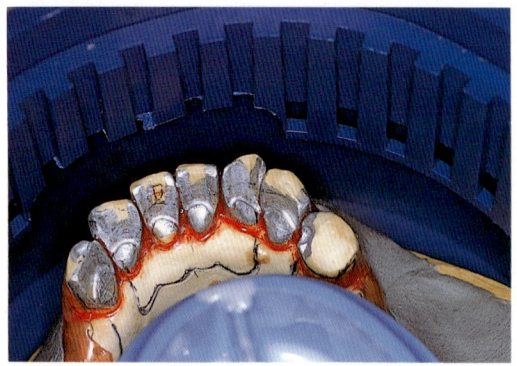

図6-35 改良したスタビリゼイションリングを用いてベーストレーにセットする．このようにすれば，マスターモデルの前歯部シンギュラムレスト部分の埋没材の硬化膨張が抑制されなくなる．

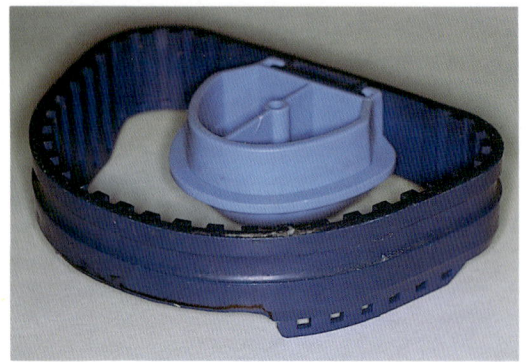

図6-36 別なケースであるが，前歯部に相当するスタビリゼイションリングを大幅にカットすることもある．オリジナルにすることが大切である．

ここまで述べてきたことで，君たちは適合精度をよくするための複印象法のポイントが理解できたことと思う．まとめとしていえば，適合をよくするには，耐火模型材の膨張をいかにコントロールするかである．それには君たちのオリジナル化も大切である．

6章 シリコーン複印象法をマスターしよう

アドバンス用には Heraeus Flask システムを使いこなそう

　ビギナーには，これまで説明してきた BEGO Flask システムが使いやすいが，アドバンス用には，Heraeus Flask システムがお勧めである．これは，慎重かつ確実にステップをこなせる自信がある人には，よいシステムであるが，かなりの改良を伴うオリジナル化が必要である．
　Heraeus Flask システムは，BEGO システムと名称が違うので，まずその名称を解説しておく（A～F は日本語の名称）．（ ）内は英文名．
　　A：シリコーンリング（Silicone sleeve）
　　B：スタビライザー（Varioplate）
　　C：スリーブ（Sleeve）
　　D：ブロックアウトテーブル（Block out tray）
　　E：モデルフラスコ（Frask base）
　　F：フラスコベース（Base plate）
　このように Heraeus Flask システムは，6つの要素で構成されている．このうち，A，B，C，F の4つについて説明していく（図6-37，38）．

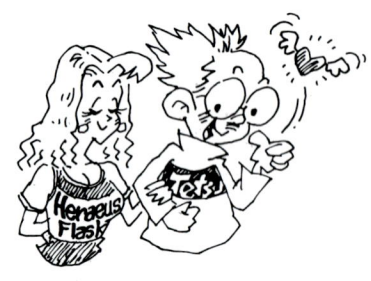

アドバンス用には，よりグレードの高いものを

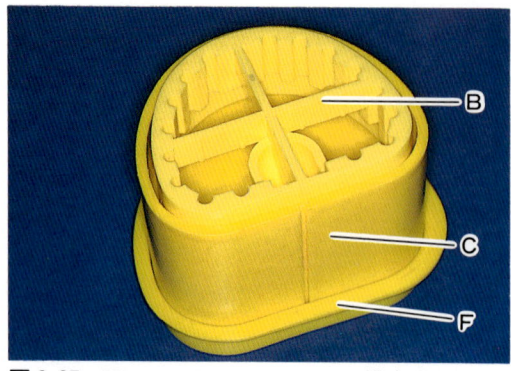

図6-37　Heraeus Flask システムの構成（B，C，F）

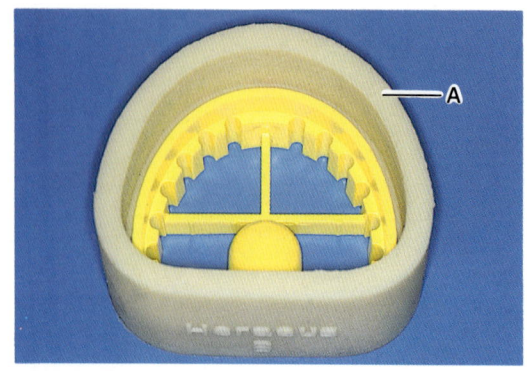

図6-38　同，スタビライザー（Varioplate）にシリコーンリング（Silicone sleeve）を組み合わせたところ．

Heraeus Flask システムの使用法と注意事項

STEP 1　フラスコベース（Base plate）の取り外し

　以下，メーカーの使用方法にほぼ準拠して解説する．エアーガンを用いてフラスコベースを取り外す．このとき，決してフラスコベースを引っ張って外してはいけない．なぜなら，フラスコベースを無理に外すとスタビライザー（Varioplate）とシリコーン複印象の定位置が狂うからである（図6-39，40）．

STEP 2　マスターモデルの撤去

　フラスコベース（Base plate）を取り外すと，マスターモデルの基底部が露出してくる．このマスターモデルを撤去しようとする場合，余分なシリコーンを鋭利なナイフでカットしておく．そうすれば，エアーガンによって空気を注入することでスムーズにマスターモデルを撤去できる．この際，作業中はスリーブ（Sleeve）を決して外してはいけない（図6-41）．

STEP 3　スリーブ（Sleeve）の取り外し

　マスターモデルを撤去後，スリーブ（Sleeve）を取り外す．

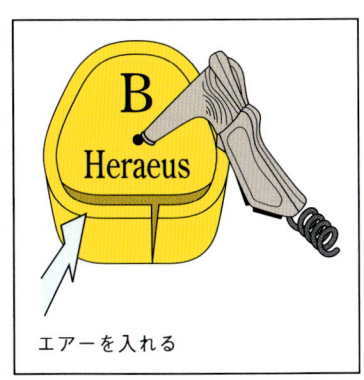

図6-39 フラスコベース（Base plate）とスリーブ（Sleeve）の間にエアーを入れるとよい．

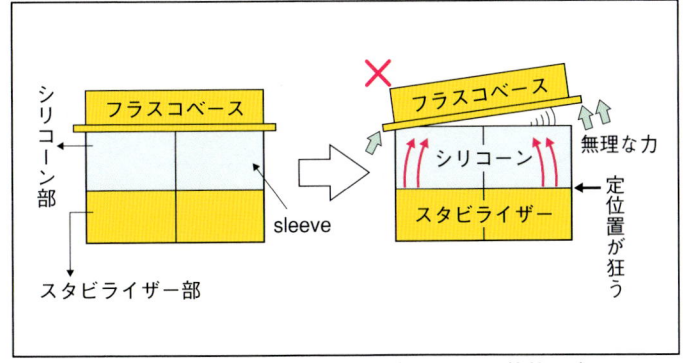

図6-40 同，模式図（シリコーン印象材が見える状態に表現している）．図のようにするとよく取れるが，フラスコベースが疲労し割れてしまうことがある．まあ…割れたら，また買えばよいのだが……．メーカーに改善要望のイエローカードを差し上げたい．

STEP 4　余剰なシリコーンの除去

スリーブ（Sleeve）を取り外すとスタビライザー（Varioplate）のみになる．ここで，スタビライザーを覆っている余剰なシリコーンを鋭利なナイフで除去する．その際，シリコーンを引っ張ったりして，スタビライザー（Varioplate）内面とシリコーンの定位置を狂わせてはいけない．定位置を狂わせると，既製シリコーンリング（Silicone sleeve）にスタビライザーを入れたときにシリコーン本体が挙上してしまうので，注意が必要である（図6-42, 43）．

STEP 5　シリコーン表面滑沢材の塗布

シリコーン表面滑沢材（サンスプレー）をシリコーン複印象

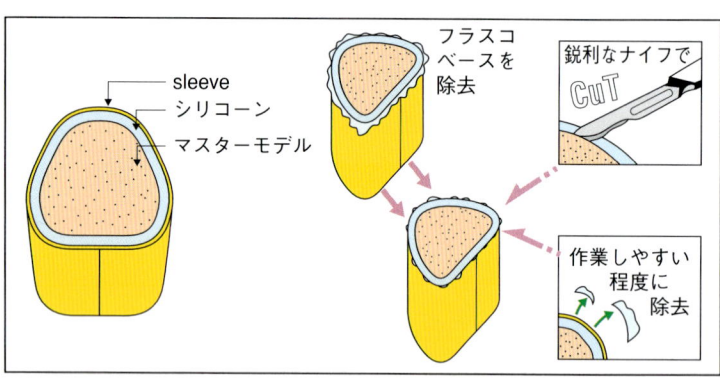

図6-41　マスターモデルを撤去しようとする場合，余分なシリコーンを鋭利なナイフでカットしておく．そうすれば，エアーガンによって空気を注入することでスムーズにマスターモデルを撤去できる．この際，作業中はスリーブ（Sleeve）を決して外してはいけない．

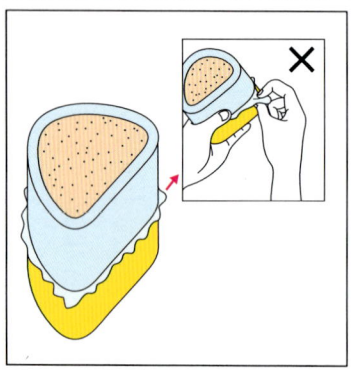

図6-42　余剰なシリコーンは，鋭利なナイフでカットする．決して引っ張ったりしてはいけない．

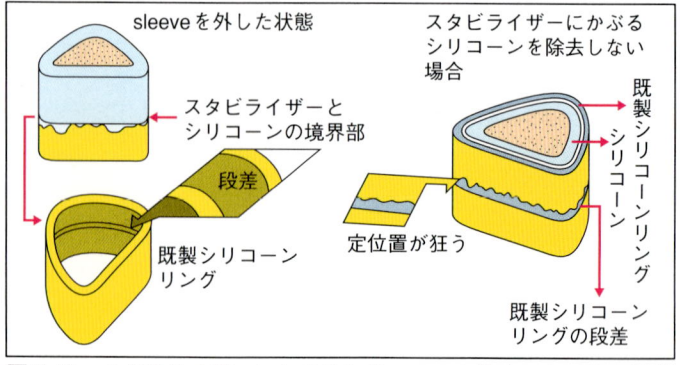

図6-43　スタビライザーにかぶるシリコーンを除去しないと，既製シリコーンリング（Silicone sleeve）にスタビライザーを入れたときシリコーン本体が挙上してしまうので，注意が必要である（図はシリコーンリングの内側が見えるように模式化したもの）．

面に塗布する．塗布 30 秒後にエアーガンを用いて残渣がないように乾燥させる．万一，シリコーン表面滑沢材が残っていると埋没材と反応してしまうので，注意が必要である．

STEP 6　埋没材の注入

既製シリコーンリングを用いず，この時点で適正に練和された埋没材を注入する．埋没材注入時のバイブレーター利用は，可及的に最小限にとどめる．そうしないと，適正に練和された埋没材が不良になってしまうので，注意が必要である．

STEP 7　既製シリコーンリングへの　　　　　スタビライザーの装着

この時点で，スタビライザー（Varioplate）をすばやく既製シリコーンリング（Silicone sleeve）へ入れる．

STEP 8　既製シリコーンリング内面への　　　　　埋没材の塡入

既製シリコーンリング内面のすき間に，スパチュラを用いて埋没材を塡入する．既製シリコーンリングを外側に引っ張りながら全周の 4 か所に塡入する．この際，埋没材の流動性は保持されていなければならない（図 6-44，45）．

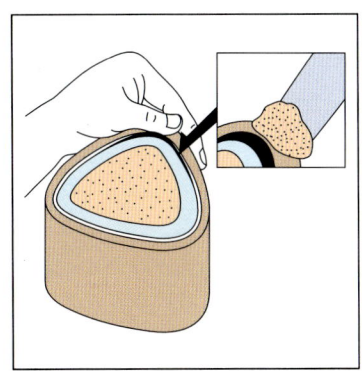

図 6-44　既製シリコーンリング内面のすき間に，スパチュラを用いて埋没材を塡入する．この際，既製シリコーンリングを外側に引っ張りながら行う．全周の 4 か所に塡入する．

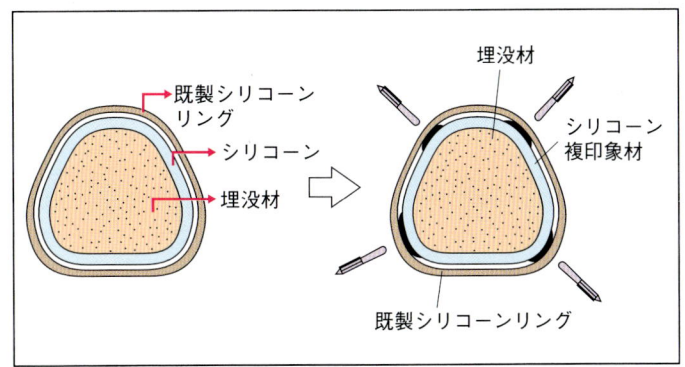

図 6-45　埋没材は，既製シリコーンリング内面の全周の 4 か所に塡入する．

Heraeus Flask システムの弱点とその克服法

前項では，Heraeus Flask システムのメーカー指定の一般的な使用法と注意点について述べた．ところが，君たちがこの注意点を守って作業をしても，満足な適合が得られるわけではない．そこで，本システムの弱点を再度チェックしてみよう．

弱点その1　スタビライザー（Varioplate）にアンダーカットがない

Heraeus Flask システムのスタビライザー（Varioplate）には，BEGO のシステムと違ってアンダーカットがない．そのため，無用な力を加えると，シリコーンとスタビライザー（Varioplate）の定位置に狂いが生じることがある．前述したように，定位置を狂わせないことが適合の生命線である（図 6-46, 47）．また，スタビライザーから複印象用シリコーンを撤去してはいけない．一度撤去すると，二度と定位置には戻ってくれないからである．

注意しても満足な結果が得られなければ，どうすればいいのだろう

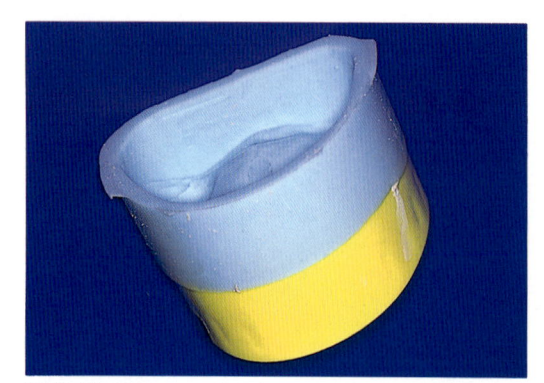

図 6-46　Heraeus Flask システムのスタビライザー（Varioplate）には，アンダーカットなどの引っかかりがない．そのため，マスターモデルを慎重に撤去しないと，Deguform シリコーンとスタビライザーの定位置に狂いが生じることがある．

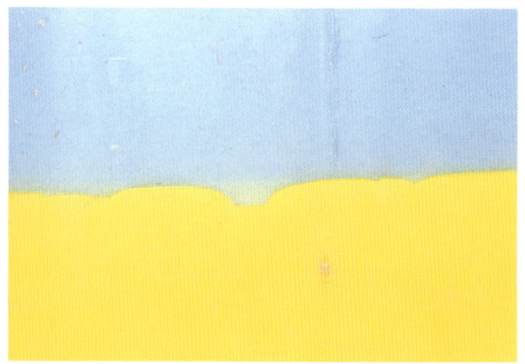

図 6-47　スタビライザーと Deguform シリコーンとの境界面は，定位置の狂いがないか慎重にチェックする．

弱点その2　外枠のシリコーンリング（Silicone sleeve）が埋没材の硬化膨張を抑制してしまう

　前項のSTEP 8で，既製シリコーンリングの扱い方について述べたが（図6-44, 45），君たちはこのシリコーンリングを使わないほうがよい．なぜなら，本章の最初に旧型のSiliformフラスコの欠点について述べたように，シリコーンリングでも結局のところ耐火模型材の硬化膨張を抑制してしまうからである．耐火模型材のオプティベストが耐火模型の基底面で，シリコーン複印象の面よりわずかに挙上しているのが見えるだろう（図6-48, 49）．

　メジャーコネクターをぴったり適合させたいのであれば，このシリコーンリングは用いずに，前述したBEGOフラスコと同じ方法を用いるべきである．

弱点の克服法−スタビライザー改良法

　Heraeus Flaskシステムの改良すべき点は，スタビライザー

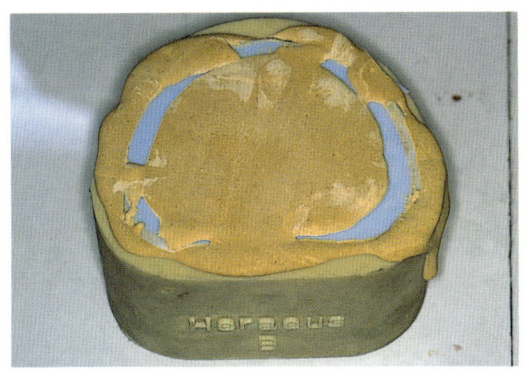

図6-48　よく考えたつもりの外枠のシリコーンリング（Silicone sleeve）であるが，結局のところ耐火模型材の硬化膨張を抑制してしまうので，不必要なものとなっている．

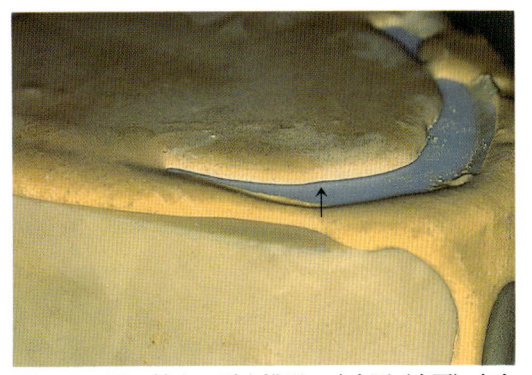

図6-49　同，拡大．耐火模型の咬合面（水平）方向への硬化膨張が抑制され，その弊害が基底面の段差として現れている．

である．

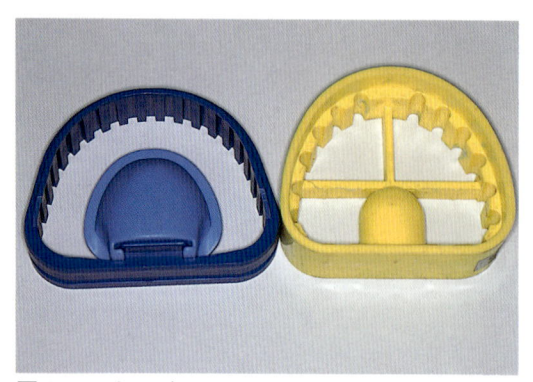

　図6-50左のブルーがBEGO社，右のイエローがHeraeus社のものである．BEGO社は2ピースで，スタビリゼイションリング（stabilization ring）とパラタルインサート（palatal insert）からなり，パラタルインサートは大・中・小の3種類がある．一方，Heraeus社は1ピースで，スタビライザー（Varioplate）のみであり，パラタルインサートは固定式で，しかも小さい．パラタルインサートが小さいと下顎では問題は生じないが，上顎のケースではメジャーコネクターなどが不適合になりやすいことも，前に述べたとおりである．

　BEGO社のパラタルインサートが大・中・小の3種類がある理由は，筆者の考えでは，適合の問題というよりも複印象用シリコーンの「節約」という視点からではないかと思う．しかし，これが適合にとっては結果的に重要なファクターになってしまったのである．

　そこで，筆者はHeraeus社のスタビライザー（**図6-51**）の欠点を松風社のトレーレジン（トレーレジンの代わりにモデリングコンパウンドやシリコーンパテを用いて改良してもよい）を

図6-50　左のブルーがBEGO社，右のイエローがHeraeus社のものである．BEGO社はスタビリゼイションリング（stabilization ring）とパラタルインサート（palatal insert）からなり，Heraeus社はスタビライザー（Varioplate）である．名称の違いで混乱しないよう再掲した．

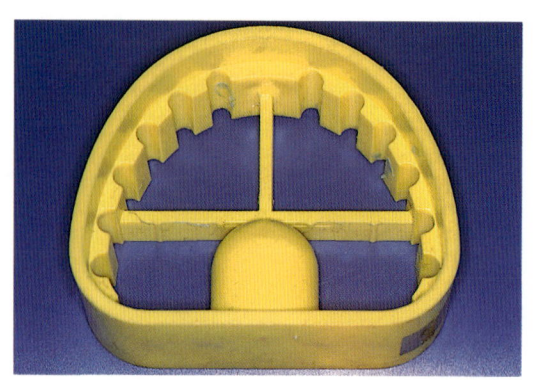

図6-51　同右，Heraeus社のスタビライザー（Varioplate）の拡大．

用いて改良している（**図6-52**）．同時にスタビライザーの前歯部と大臼歯部（上下顎の8番付近）を部分的に削って，硬化膨張を抑制させないように改善を加えている．

また，BEGO社のパラタルインサートに対応するように，固定式パラタルインサートの形態をケースに応じて適度な大きさに改良して使用している．筆者は上顎口蓋部の大きさや深さに応じて対応できるよう，あらかじめ10種類ほど加工して準備している（**図6-53**）．自家製の改良でも対応できないケースでは，加工し直して使用するなどのきめ細かな配慮が必要である．

シリコーンリング（Silicone sleeve）を用いなければならない場合

筆者は，前述のように原則としてシリコーンリング（既製シリコーン枠ともいう）は用いない．しかし，極端にマスターモデルが大きい場合は別である．この場合は，複印象用シリコーンの全周の厚みが約3 mmくらいで薄いため，耐火模型材の重みで変形するおそれがある．このようなときにはやむをえず，シリコーンリングを用いるときもある．

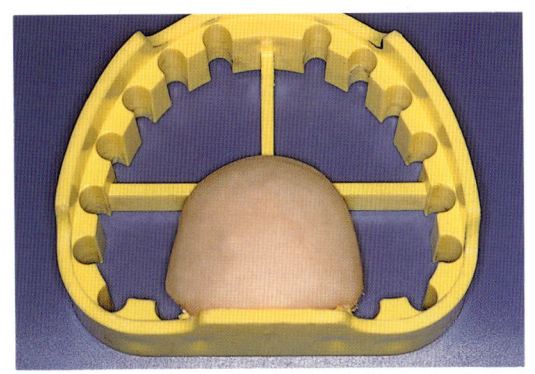

図6-52 松風社のトレーレジンを用いて固定式パラタルインサート改良している．こうすれば適合を改善することができる．また，スタビライザーも部分的に削って改良を加えている．

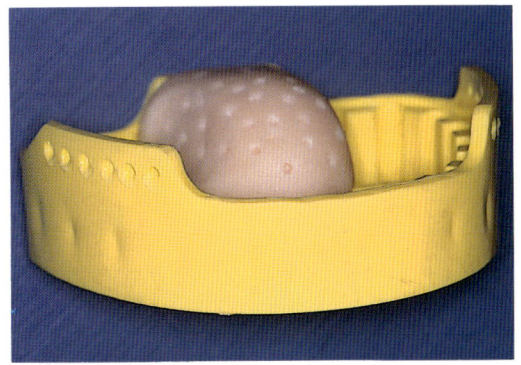

図6-53 パラタルインサートの大きさを上顎口蓋部の大きさや形状に合わせて改良する．同時に，各所にラウンドバーを用いて，スタビライザーを含めてアンダーカットを付与する．これはスタビライザーとシリコーンを外れにくくするためである．

6章　シリコーン複印象法をマスターしよう

さらに上級者は，ケースによってスタビライザーの有無を使い分けよう

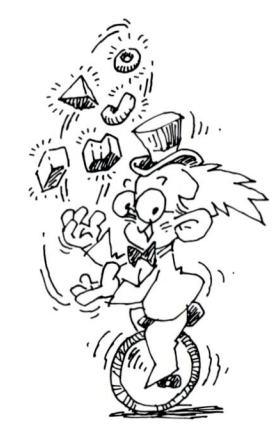

さらに上級者は
ケースバイケースの対応を

　これまで，ビギナー用にはBEGO社のシステム，アドバンス用にはHeraeus社のシステムを用いるように説明してきた．ところで，これらすべてのことをマスターした君たちは，つぎに臨床ケースごとの対応をしなければならない．スタビライザー［BEGO社はスタビリゼイションリング（stabilization ring），Heraeus社はスタビライザー（Varioplate）とよぶ］をケースによっては用いないときもあるので，その有無をケースごとに使い分けなければいけない．その使い分けをこれから説明しよう（表6-1）．

　表6-1のA〜C*は，以下のようなケースにもそれぞれ対応する．臨床で遭遇する個々のケースについては下記事項でその対応を選択してほしい．

ケース1：
上下顎がパーシャルデンチャーで，レストはあるが維持装置（支台装置）は既製アタッチメントを用いる場合は，Bに準ずる．

ケース2：
上下顎がパーシャルデンチャーで，かつワンピースキャストのクラスプは舌側のみで頬側はワイヤークラスプでいく場合は，Bに準ずる．

ケース3：
下顎パーシャルデンチャーの場合は，パラタルインサート（palatal insert，BEGO社）の大きさの選択はあまり気にしなくてもよい．

表6-1　ケースによるスタビライザー*の有無の使い分け

ケース	スタビライザー*の有	スタビライザー*の無
A：上下顎がパーシャルデンチャーで，クラスプがないケース	×	○
B：上下顎がフルデンチャーの場合	×	○
C：上下顎がパーシャルデンチャーで，クラスプが頬側にあるケース	○	×

*スタビライザー［BEGO社はスタビリゼイションリング（stabilization ring），Heraeus社はスタビライザー（Varioplate）とよぶ］

ケース4：
上下顎がフルデンチャーもしくはAのクラスプのないケースでは，スリーブ（Sleeve）のみを用いてシリコーン複印象材を注入する．この際，シリコーン複印象材は，マスターモデルの最上部(歯槽頂であったり，咬合面であったりするが)より10 mm上方まで注入する．

ケース5：
テレスコープデンチャーの場合はCに属する．ただし，スタビリゼイションリング（stabilization ring，BEGO社）は咬合面上に位置する．ただし，テレスコープでも舌側のみのミリング（頬側にはミリングがない)場合は，スタビライザー無で，A，Bに準ずる．

＊注：A，Bの方法の際は，5 mmの厚さのガラス板を用意すること（**図8-119**参照）．

6章 シリコーン複印象法をマスターしよう

シリコーン複印象法
すぐに役立つナイスヒント

スタビリゼイションリングセットを使うのが面倒な君たちへ

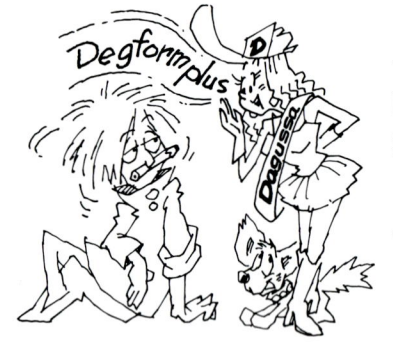

　君たちの中には，これまで説明してきたBEGO社のスタビリゼイションリング（stabilization ring）セットさえ，使うのが面倒という人がいるかもしれない．そのような君たちに贈る方法が，デグフォームプラス（Degform plus）という硬度のあるシリコーン複印象材（図6-54，DeguDent社）を用いる方法である．

　この方法は，前項のA，B，Cのケースに用いられ，スタビリゼイションリングセットを用いなくともよい．

めんどくさがりの君には，これがお勧め

シリコーン複印象材は加圧したほうがよい

　シリコーン複印象法の適合をよくするためには，加圧したほうがよい．筆者は山八歯材社のプレッシャーポット（加圧埋没器，商品名はプレスポット，図6-55）を使用している．この加圧埋没器には，1回で4，5個のフラスコが入れられる．加圧埋没器にフラスコを入れるところ（図6-56）．加圧の際の圧力は，$1.5 \sim 2.0$ kgf/cm²である．なお，フラスコ注入後，すぐにシリコーン複印象材が部分的にも初期硬化をしはじめたら，絶対に加圧してはいけない．不適合が生じるからである．このことはすべてのシリコーン複印象材に通じることである．

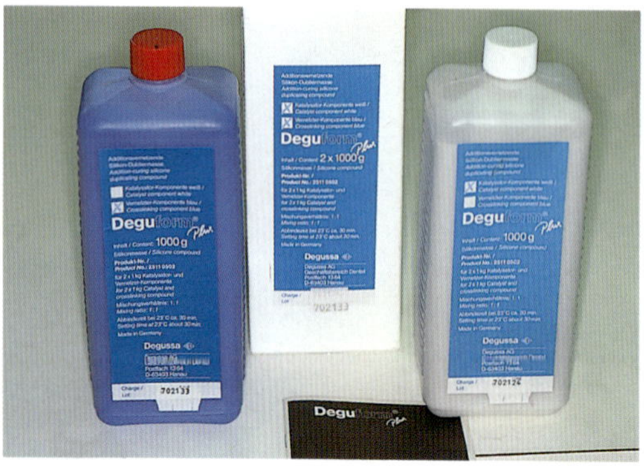

図6-54　シリコーン複印象の際にスタビリゼイションリング（stabilization ring）を用いないで行う方法には，シリコーン複印象材デグフォームプラス（Degform plus，DeguDent社）を使用すればよい．

耐火模型材には何を選ぶか

　さまざまな耐火模型材が市販されているが，筆者が勧めるのは，OptivestとDeguvest F（ともにDeguDent社）である．ファインな粒子配合は，つねに高い鋳造精度を約束してくれる．いずれもリン酸塩系埋没材である（**図6-57，58**）．

　Optivestは鋳造床用として開発された耐火模型材である．とりわけ，Co-Cr合金での鋳造精度は好評である．筆者は，専用液の濃度を変えることで，Gold-platinumのキャストパーシャルに応用している（次項参照）．

　一方，Deguvest Fはクラウンブリッジワーク用に開発されたもので，グラファイト*入りである．これをキャストパーシャルに用いてよい結果を得ている．

　2つのうちどちらを選ぶかという問は，難問である．筆者は臨床の場では，Optivestを用いている．理由は，単に普段から使い慣れているからである．ただし，10章で出てくる金チタン合金の場合はDeguvest Fでなければいけない．

*黒鉛，石墨ともいう．炭素の同素体（結晶構造の違いによって性質が違う物質．同じ元素の炭素でもその結晶構造によってダイヤモンドなどさまざまな物質がある）の一つで，鉱物である．

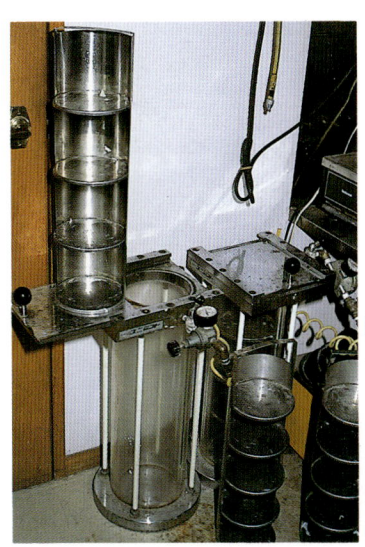

図6-55　プレッシャーポット（加圧埋没器，山八歯材社）である．透明で中が見えるのがGood．

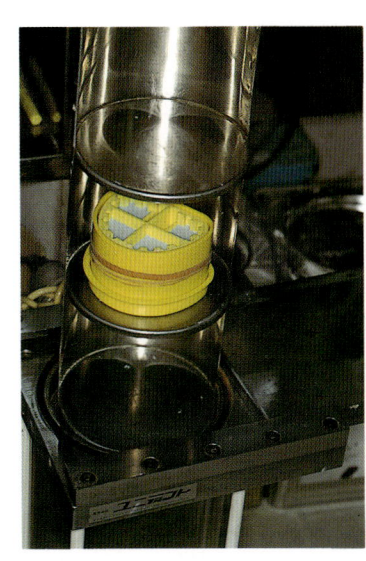

図6-56　プレッシャーポットの上部のふたをスライドして，フラスコの出し入れを行う．操作はいたって簡単である．シリコーン複印象材の加圧は，1.5〜2.0 kgf/cm²で行う．

Optivest のこれだけは守ろう
耐火模型の上手な作り方

(1)保管
　Optivest の粉は計量済み 400 g パック包装であるため，保存性，操作性に優れている．粉は四季を通じて 20℃，液は 10℃で，冷蔵庫にて保管する．また，専用液は決して凍らせてはいけない．万一凍結したものは，勇気をもって捨てるしかない．

(2)専用液の濃度
　粉液の練和に際しては，液の基本的濃度（混合比）は 75% である．そのテクニカルデータは**表 6-2** のとおりである．また，

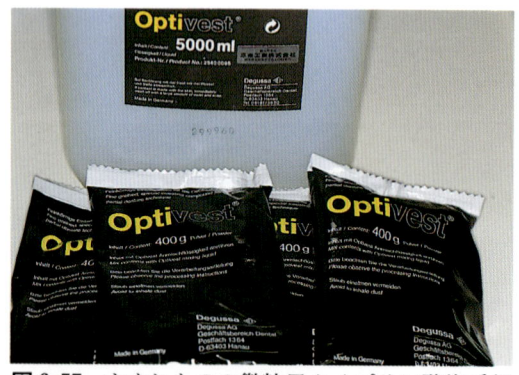

図 6-57　すぐれものの微粒子タイプリン酸塩系埋没材 Optivest とその専用液（DeguDent 社）．

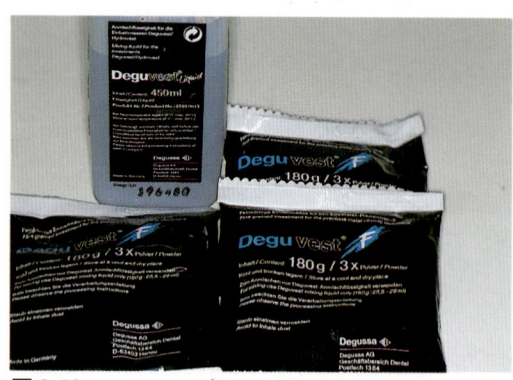

図 6-58　クラウンブリッジワークで用いられて定評のある Deguvest F と専用液（DeguDent 社）．同じく，リン酸塩系埋没材で，グラファイト入りである．

表 6-2　Optivest のテクニカルデータ

混液比	パウダー 100 g：液 14〜15 ml
総膨張量[*1]	0.7〜1.8 %
練和時間[*2]	60 秒間
作業時間	3〜4 分
圧縮強度[*3]	15〜20 N/mm²

混合比		濃度	膨張量(%)	
精製水	専用液[*4]	(%)	硬化膨張量	加熱膨張量
4	0	0	0.1	0.6
2	2	50	0.2	0.9
1	3	75	0.4	1.1
0	4	100	0.6	1.2

*1　総膨張量（硬化膨張量＋加熱膨張量）は専用液の濃度を変えることでコントロールできる
*2　真空撹拌埋没機使用の場合
*3　圧縮強度も専用液の濃度により異なる
*4　商品名はオプティベストリキッド

表 6-3　粉合比 75%の場合の各分量

粉(g)	専用液(ml)	精製水(ml)	合計(ml)
100	10.88	3.63	14.50
150	16.31	5.44	21.75
200	21.75	7.25	29.00
400	43.50	14.50	58.00

専用液の希釈には，精製水（蒸留水）を用いる．水道水は不純物が多いため，希釈には決して用いてはいけない．

(3)粉液比
粉合比75％の場合の各分量は，**表6-3**に示すとおりである．

(4)真空撹拌時間
室温によっても異なるが，23〜24℃の場合は，手練和を撹拌ボウル内で15秒間行ったあと，真空撹拌器を用いて60〜70秒間練和する．筆者お勧めの真空撹拌器はマルチバック4またはマルチバックコンパクト（DeguDent社）である（**図6-59〜62**）．また，マルチバックコンパクトの場合は撹拌回転数を任意に設定できるので，回転数は毎分360回転とした．

上記の秒数はあくまでも目安である．実際には，注入後ただちにバイブレーションを止めてから60秒で初期硬化が始まるかどうかである．60秒以内で初期硬化が始まったり，60秒すぎても初期硬化が起こらない場合は，練和時間を調節するか，回転スピードを上げるかで対応してほしい．いずれにしても，初期硬化は必ず60秒後で始まることが望ましい．

(5)注入
真空撹拌後は，ただちにバイブレーター上で複印象内に注入する．また，注入後はすみやかにバイブレーションを止める．バイブレーションのかけすぎは適合を著しく悪くする．

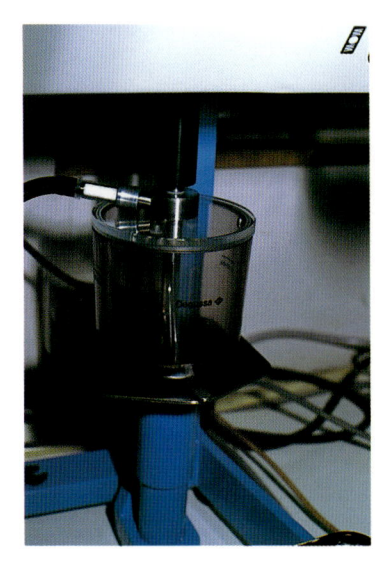

図6-59 真空撹拌器マルチバック4（Multivac4, DeguDent社）．現在は図6-60にモデルチェンジされているが，使い勝手がよいので筆者は今でもこれを用いている．

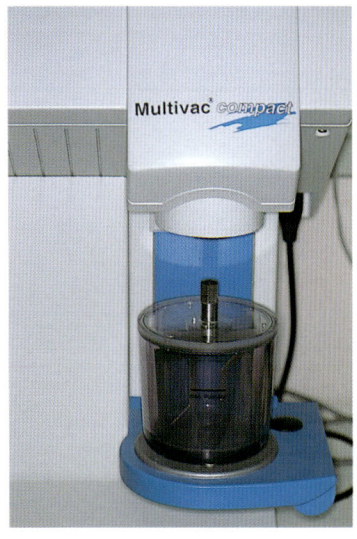

図6-60 真空撹拌器マルチバックコンパクト（Multivac compact, DeguDent社）．それぞれのマテリアルに対応して10通りの練和法を記憶させることができるすぐれものである．

(6)硬化,取り出し

　Optivest の場合は,注入後のプレッシャーポットによる加圧硬化は行わない(**図 6-63**).ただし,ミリングやキーウェイなどのプレシジョンな装置がある場合は,シリコーン複印象の硬化の際と同じ気圧下（1.5～2.0 kgf/cm²）で耐火模型の硬化を行う.耐火模型材を注入後 45 分したら,取り出す.

(7)ワックスバス

　耐火模型材を取り出したら,すぐに乾燥を必ず 120°C で 45 分間行う(**図 6-64**).その後ただちに,表面硬化のためにパラフィンワックスを溶かしたものの中でワックスバス（wax bath）を

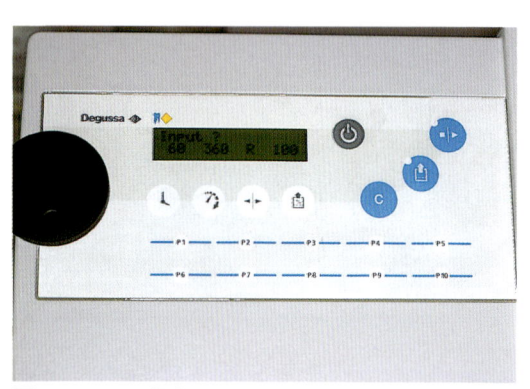

図 6-61　同,操作パネルの拡大.マテリアルに対応して,Ｐ１～Ｐ10 までの 10 通りの練和法があらかじめインプットされているが,データの変更・登録も可能である.

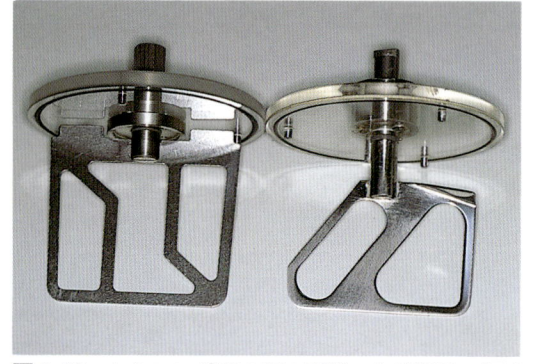

図 6-62　ミキシング用の羽の形状.左が新型,右が旧型である.練和に対する考えをまったく変更してきた.

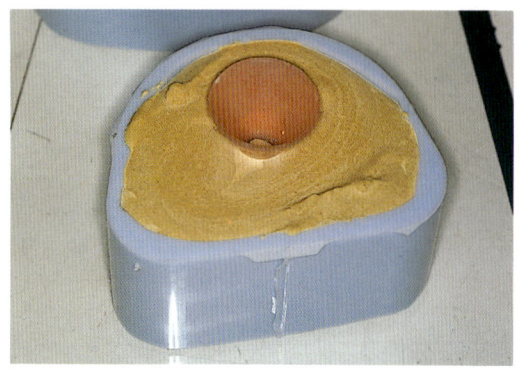

図 6-63　Optivest は練和後シリコーン複印象に注入するが,通常は加圧させないで硬化させる.図中の T.K.M.の耐火模型用の湯口

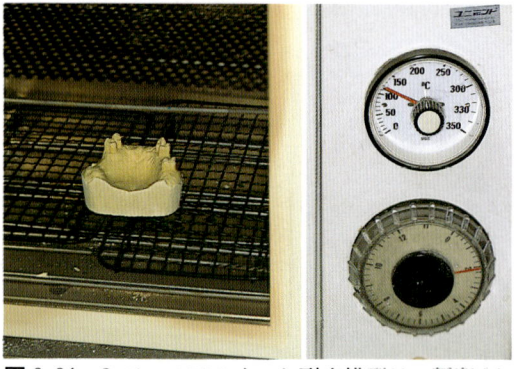

図 6-64　Optivest でつくった耐火模型は,孵卵(ふらん)付の乾燥機を用いて,120°C で 45 分間乾燥させる.

行う．つける時間は 1 秒間である．以上で，つぎの工程のワックスアップに移ることができる．

ところで，耐火模型の乾燥を翌日に行ったりしてはいけない．そんなことをすると，あとの鋳造の段階で，鋳造体の内面に必ず鋳造欠陥を生じることになる．君たちはきっと思いあたる"フシ"があるだろう．

Deguvest F のこれだけは守ろう
耐火模型の上手な作り方

(1)保管
保管温度は，Optivest と同様である．

(2)専用液の濃度
粉液の練和に際しては，液の基本的濃度（混合比）は 50％である．そのテクニカルデータは**表 6-4** のとおりである．

(3)粉液比
粉 100 g に対して液 15 ml とする．専用液を 50％濃度（混合比）で用いる場合は，粉 180 g に対して専用液 13.5 ml，精製水 13.5 ml（合計 27 ml）とする．

(4)真空撹拌時間
手練和を撹拌ボウル内で 15 秒間行ったあと，真空撹拌器を用いて 80～90 秒間練和する．

表 6-4　Deguvest F のテクニカルデータ

混液比	パウダー 100 g：液 14～16 ml
総膨張量*	1.3～2.1％
練和時間**	60 秒間
作業時間	5～6 分
圧縮強度***	10～18 N/mm²

混合比		濃度 (％)	膨張量(％)	
精製水	専用液		硬化膨張量	加熱膨張量
3	1	25	0.35	0.95
2	2	50	0.55	1.15
1	3	75	0.65	1.25
0	4	100	0.75	1.35

* 総膨張量（硬化膨張量＋加熱膨張量）は専用液の濃度を変えることでコントロールできる
** 真空撹拌埋没機使用の場合
*** 圧縮強度も専用液の濃度により異なる

(5) 注入
　Optivest と同様にする．
(6) 硬化，取り出し
　Optivest と同様にする．
(7) ワックスバス
　Deguvest F でつくった耐火模型（**図 6-65**）は，乾燥機にて，75℃で 45 分間乾燥させる（**図 6-66**）．そののち，ワックスバスも Optivest と同様に 1 秒間行う．

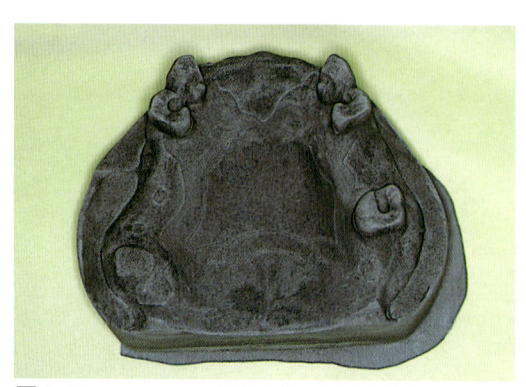

図 6-65　Deguvest F でつくった耐火模型．

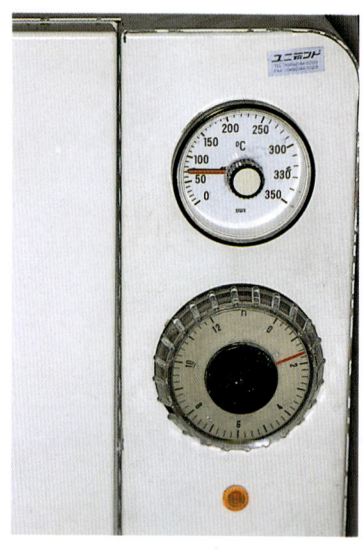

図 6-66　耐火模型は 75℃で 45 分間乾燥させる．

7章
合理的なスプルーイングとキャスティングテクニックをマスターしよう

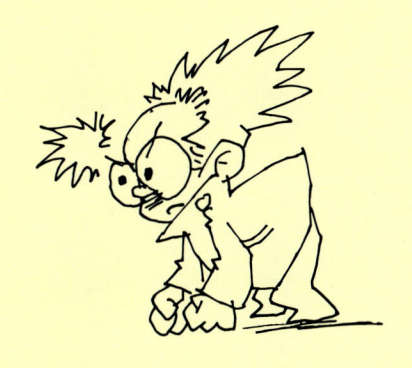

7章 合理的なスプルーイングとキャスティングテクニックをマスターしよう

君たちはほとんど酸化膜のないGold色でキャストできるか

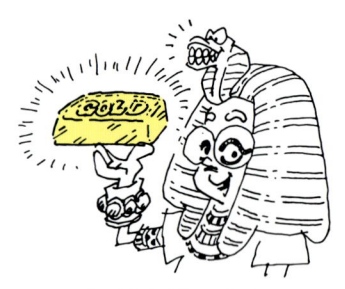

　筆者はアズキャストの状態でもほとんど酸化膜のないGold色（黄金色）でキャスティングしている．君たちはどうだろうか．各メーカーが市販しているType ⅣのGold-platinum alloyをキャスティングすると，総じて図7-1のような押湯となる．また，図7-2はバイオロールBiolor SG（DeguDent社）でキャストした上顎パーシャルデンチャーである．酸化膜の生成はごくわずかである．さらに，デンチャーベースコネクター（スケルトン部）もGold色である．（図7-3）．

Gold色（黄金色）は古代より人類を魅了しつづけてきた

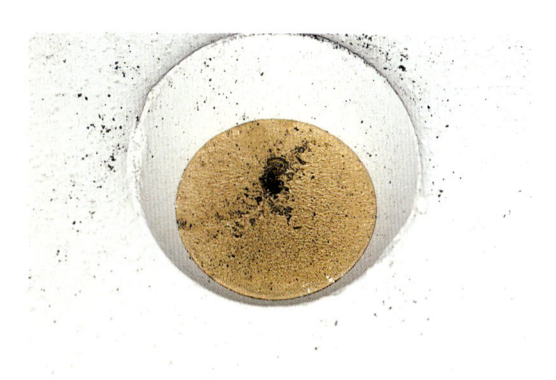

図7-1　クルーシブルの部分を見ると適正にキャストすると，押湯はこのようにGold色をしている．

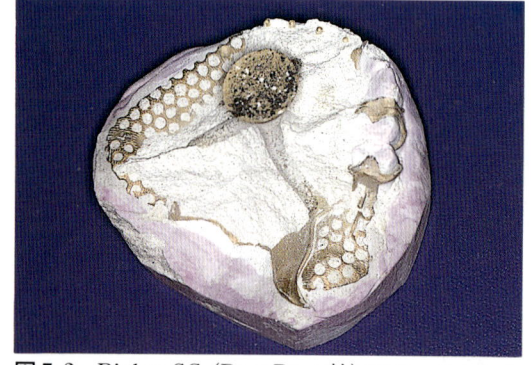

図7-2　Biolor SG（DeguDent社）でキャストした上顎パーシャルデンチャーである．

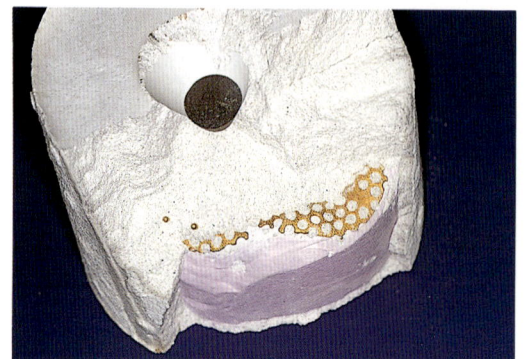

図7-3　キャストリングより空気圧振動チゼル（CAROエアーカッター，東邦歯科産業）を用いて部分的に取り出したところ．デンチャーベースコネクター（スケルトン部）も見事にGold色である．

図7-4は上顎フルプレートである．押湯部分には酸化膜が生成されているが，鋳造体には問題がない（図7-5）．万一君たちがキャストして，鋳造体にも図7-4の押湯部分と同様に酸化膜が生成されていたら，それは鋳巣などの鋳造欠陥も多く，機械的性質も劣るものである．

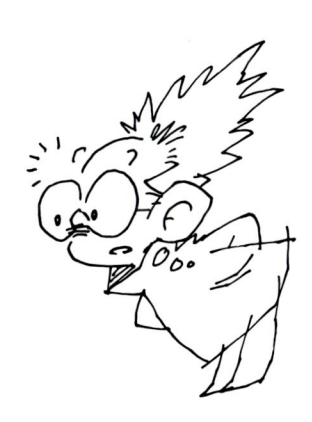

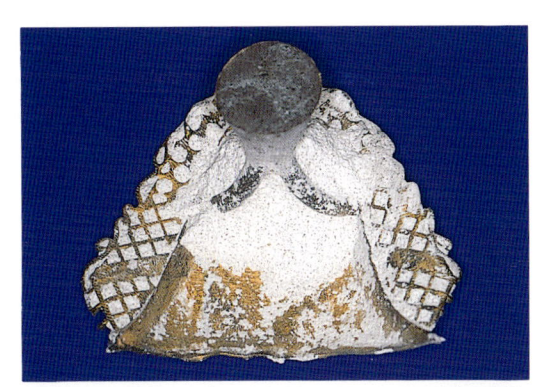

図7-4　上顎フルプレートをキャストリングより取り出したところ．パーシャルより面積が広い場合どうなるかという参考の意味でのケースである．押湯には酸化膜が生成されている．本来ならば図7-1と同様なレベルに引き上げたい．

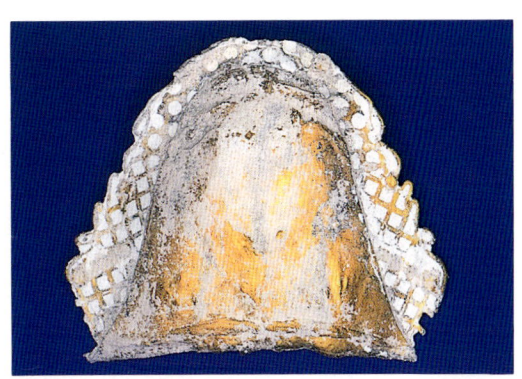

図7-5　同，粘膜面．しかし，鋳造体には，酸化膜はほとんど生成されていない．ベストコンディションである．

7章 合理的なスプルーイングとキャスティングテクニックをマスターしよう

キャストタイミングをつかむには，インゴットづくりから始めよう

あらかじめインゴットをつくっておく理由

　メーカーは金属をバラで10 g単位で包装している．これを鋳造床製作に必要な分量のインゴットにつくり直す．バラのままルツボに入れて溶かしてはいけない．

　なぜインゴットにしなくてはいけないか．なぜなら，バラのままでは，溶けているものと溶けていないものが入り混じり，キャストタイミングがつかみにくい．インゴットの形状にして溶かすと，キャストタイミングがよくわかる．一挙に崩れ，ほとんどが溶けていないか溶けているかのどちらかになる．このようにキャストに必要な分量をインゴットにしておき溶かすと，キャストタイミングがとりやすい．

　ただし，ここでいちばん重要なことはフラックス（Veriflux, DeguDent社）を用いる金属に混入させたいため，溶けた金属（湯）状態が必要なのである．バラバラになっている金属が溶け始めたらフラックスををふりかければよい．これで次項で述べるようにキャストタイミングがさらにとりやすくなる．このようにしてフラックスが混ざったインゴットができる．

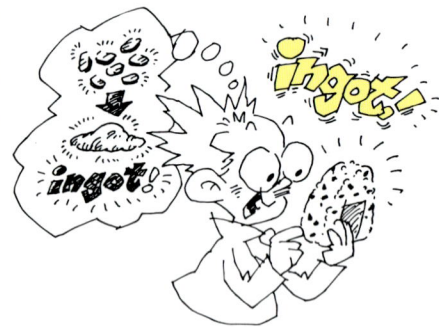

バラバラよりもまとまっているほうが状態をつかみやすい

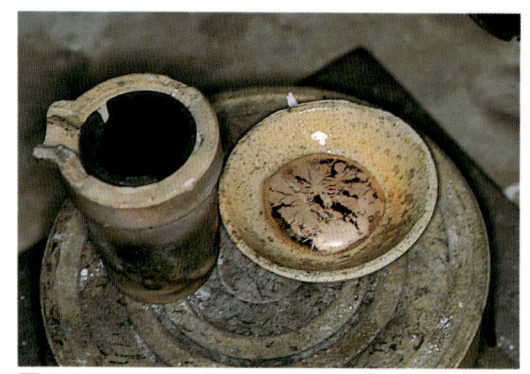

図7-6　クルーシブル（ルツボ）の横で，必要量のGold-platinum alloyをガスバーナーによって融解する．クルーシブルの横で融解するのは熱するためである（STEP 1参照）．

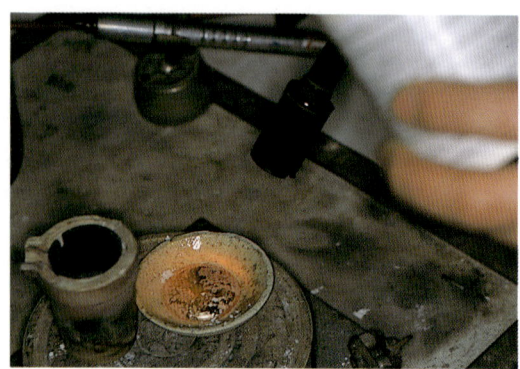

図7-7　メタルが融解したら，すぐにフラックスをふりかける．

必要量のインゴットを
つくってみよう

STEP 1　必要量のメタルの融解

　必要量の Gold-platinum alloy を用意する．つぎにグラファイト（6章注参照）入りのクルーシブル crucible（ルツボ）（BC-1，ユニーク社）のメタル飛散防止用の上部部分を取る．その横で，先に用意したメタルをガスバーナーで融解する（**図 7-6**）．クルーシブルの横で溶かすのは，グラファイトを多少加熱したいからである．冷えている室温のグラファイトに溶解した金属を入れると噴出してしまうので，それを防ぐ意味がある．

STEP 2　フラックスのふりかけ

　メタルが融解したら，すぐにフラックス（Veriflux，DeguDent 社）をふりかける（**図 7-7, 8**）．

STEP 3　メタルの流し込み

　止血鉗子で焼成皿を挟み，グラファイト入りクルーシブルに流し込む（**図 7-9**）．

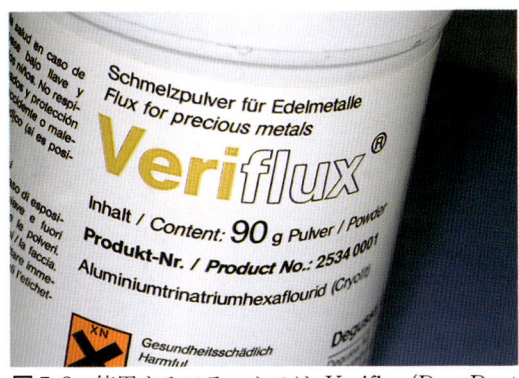

図 7-8　使用するフラックスは，Veriflux（DeguDent 社）である．

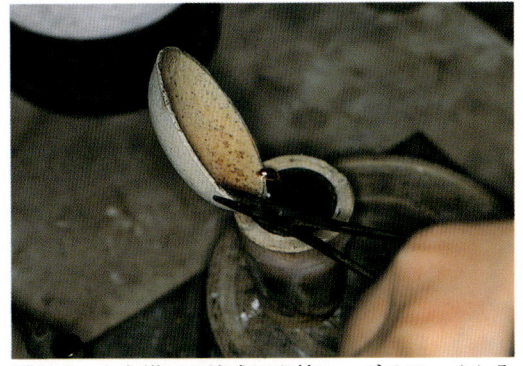

図 7-9　止血鉗子で焼成皿を挟み，グラファイト入りクルーシブルに流し込む．

STEP 4　インゴットの完成

できあがったインゴットである（図7-10）．キャスト時に用いるクルーシブル crucible（BC-1）にぴったりの形状である．

インゴットの作り方のナイスヒント

グラファイト入りクルーシブルを使う方法のほかに，グラファイト単独（X-1，ユニーク社）でも売られているので，それを使う方法もある（図7-11）．また，できあがったインゴットには，種類を書き込んでおくと便利である（図7-12）．

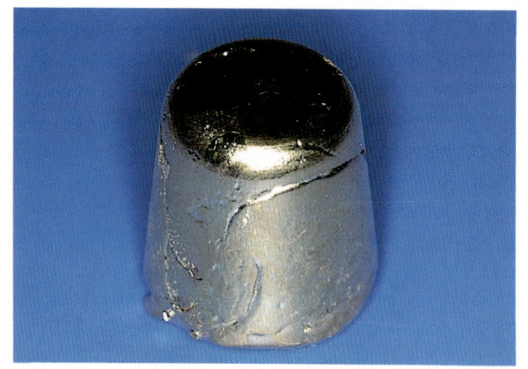

図7-10　できあがったインゴットは，キャスト時に用いるクルーシブル crucible（BC-1）にぴったりの形状である．

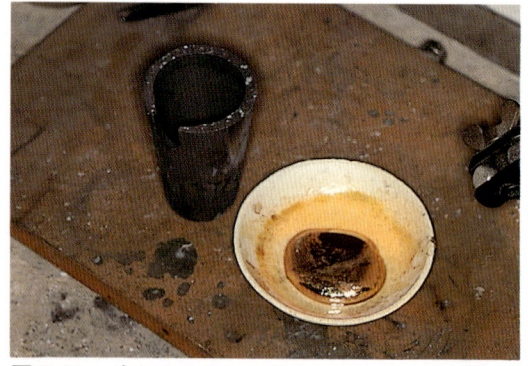

図7-11　グラファイト入りクルーシブルを使う方法のほかに，グラファイト単独（X-1，ユニーク社）も売られているので，それを使う方法もある．

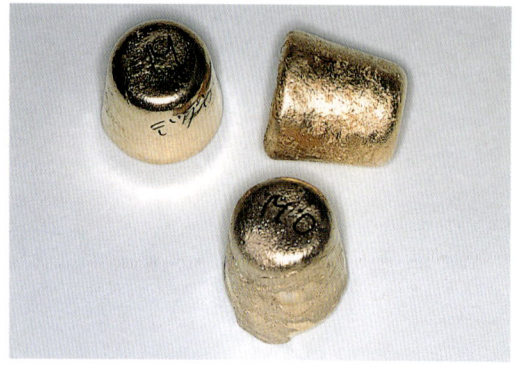

図7-12　できあがったインゴットには，種類を書き込んでおくと便利である．インゴット1個あたりの重量は，キャストパーシャルの大きさにもよるが，目安としては，
上顎の場合は45〜55 g
下顎の場合は40〜50 g
である．

インゴットにする理由の理工学的裏づけ

グラファイト入りクルーシブルを用いる理由

　グラファイトは先に述べたとおり炭素の同素体なので，酸素を還元する作用をもっている．したがって，メタルの酸化（劣化）を防ぐ働きがある．

なぜフラックスを用いるのか

　グラファイトが酸化を防ぐなら，フラックス（アルカリガラス）も酸化を防ぐ働きをもっているので，君たちは何もフラックスを使わなくてもいいのではないか，と思うかもしれない．ところが実際には，フラックスを使ったほうがキャストタイミングがとりやすい．

　フラックスをふりかけると，フラックスは溶けたメタルの表面を膜のように覆う．この膜が酸化を防ぐと同時に，キャストタイミングを知らせてくれる．つまり，溶けてアメ状になったフラックスは，キャストタイミングになると膜が破れて球状もしくは点状に融解されたメタル上面をくるっと回転する．これを目視で利用するのである．

　ところで，激しくくるくると回るようなときは，オーバーヒートの状態である．このような場合は，鋳造機の融解スイッチをただちにオフにする．そうすると最初はグラファイトの余熱で急激に冷却されることはない．徐々にくるくる回る球状の回転がゆっくりとなり，止まりかけたときがキャストタイミングである．これをのがしてしまうと，球状のフラックスが完全に止まってしまう．そして膜が全面に張ってしまう．この状態でキャストするとミスを生じる．

　このように，いずれにしてもキャストタイミングをつかむためにフラックスを利用する．フラックスのふりかけは多少面倒だ．また，使用したクルーシブルにフラックスが少し残渣するなどの欠点があることを筆者は知っている．しかし，筆者の経験では，クルーシブルのダメージも十数回の使用には耐えるほどのものである．むしろ，キャストタイミングがつかめ，鋳造

欠陥のない鋳造体が得られることのほうを重視したい．
　なお，フラックスは，Veriflux 以外は決して用いないようにする．ちなみに，Veriflux の成分は，無機ホウ素化合物，塩化ナトリウム，フッ化物などからなっている（デンツプライ三金社，製品本部 LB より資料提供）．
（長谷川二郎，太田喜一郎：歯科材料学の常識とウソ．デンタルダイヤモンド社，東京，1990，p.69）

7章 合理的なスプルーイングとキャスティングテクニックをマスターしよう

クルーシブルフォーマーの設定法

　T.K.M.クルーシブルフォーマー crucible former（円錐台）の設定法は，耐火模型の下方に設定する方法と上方に設定する方法がある．以下それぞれの方法について説明する．また，設定に際しては，筆者が考案したスプルーコーンシステム4点セット（齋藤デンタル工業社，発売元：日新デンタル）を使用すると便利である（**図7-13**）．

耐火模型の下方に設定する方法

　設定に際しては，マスターモデル用スプルーコーンを用意する（**図7-14**，左：A型，右：B型）．A型はほとんど下顎用である（**図7-15，16**）．また，B型は上顎のバータイプのケースなどに用いられるので，口蓋の形状に合わせるため，基底面は斜めにカットした形状にしている．

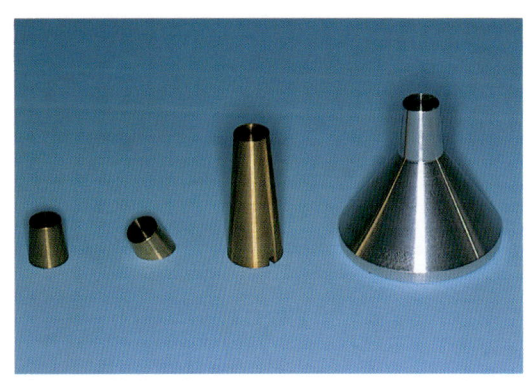

図7-13 筆者が考案したスプルーコーン4点セット（齋藤デンタル工業社）である．

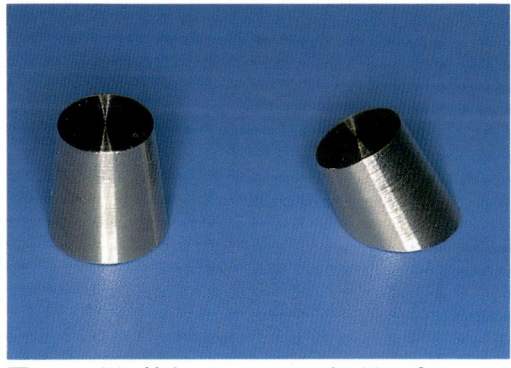

図7-14 同，拡大．マスターモデル用スプルーコーンである．左：A型，右：B型．

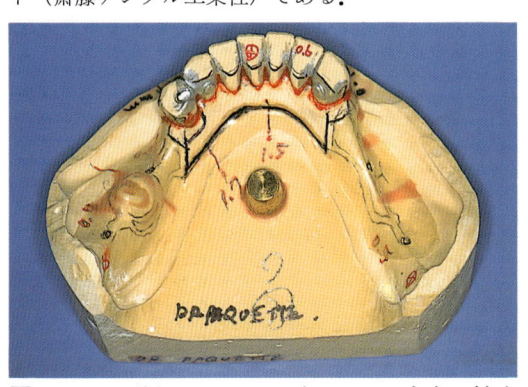

図7-15 A型をマスターモデルのほぼ中央に植立し，ワックスで固定する．

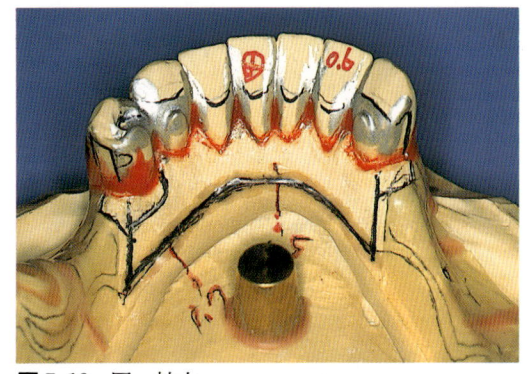

図7-16 同，拡大．

135

また，耐火模型用スプルーコーンには，クルーシブフォーマー形成用（**図7-17**）と同じく非形成用（**図7-18**）がある．
　つぎに複印象を終了したところで，マスターモデルを撤去する(**図7-19**)．マスターモデル用スプルーコーンA型でつくられたくぼみに，耐火模型用スプルーコーン（**図7-17，18**）を差し入れる．これで耐火模型材を注入する準備が整った．
　耐火模型の下方に湯道が設定されたところである（**図7-20**）．この方法では，直径 90 mm，高さが 60 mm の低い T.K.M.鉄リング（モリタ東京製作所）を用いる（次項に用いるリングと比較）．

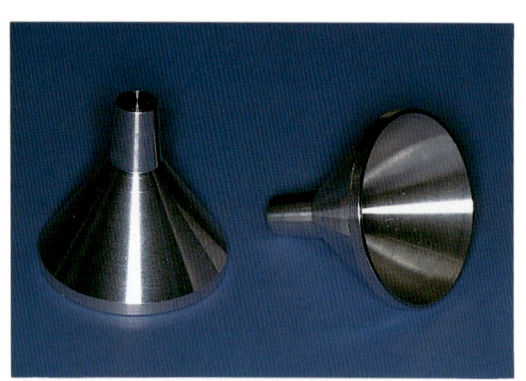

図7-17 耐火模型用スプルーコーンのクルーシブルフォーマー形成用．湯口と湯道が同時に形成できるタイプである．

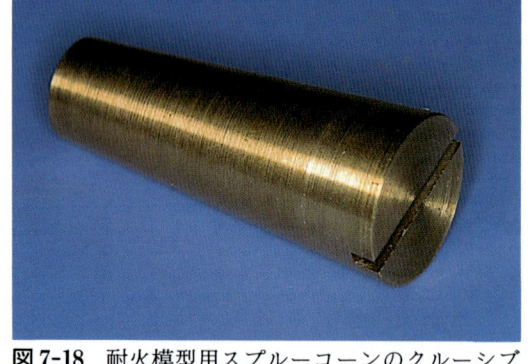

図7-18 耐火模型用スプルーコーンのクルーシブルフォーマー非形成用．湯道のみ形成するタイプである．

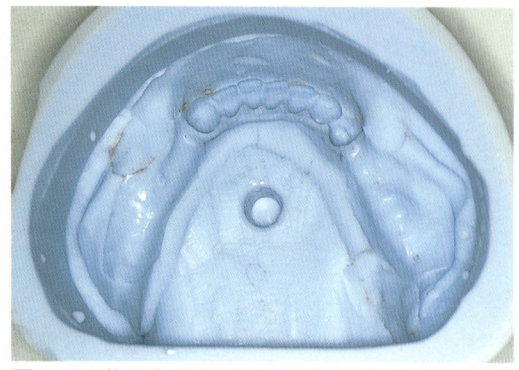

図7-19 複印象中央部に耐火模型用スプルーコーンを植立する．

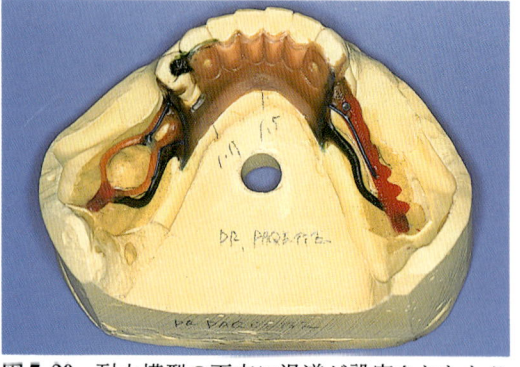

図7-20 耐火模型の下方に湯道が設定されたところである．

耐火模型の上方に設定する方法

　この方法は別名シャワータイプのスプルーイングともよばれている．用いるクルーシブルフォーマーはゲートフォーマー（モリタ社）である（図7-21）．これはプラスチック製で，反復使用が可能である．このクルーシブルフォーマーはサイクラークⅡ鋳造機のものを転用している．湯口の傾斜角度がよく，さらに湯口を広くできるメリットがある．また，メタルの飛散防止にもなる．

　埋没用フラスコベース（オーステナル社）の中央部に，耐火模型をワックスで固定する（図7-22）．

　ワックスパターンクリーナーは Wax Cleaner Spray（松風社）を用いる．これは非アルコール系のクリーナーである（図7-23）．

　リングは直径90 mm，高さ70 mmの鉄リング（モリタ東京製作所）を用いる．リング内側には，幅65 mmで，ノンアスベストのSafety Ribbon（山八歯材社）を二重に巻く（図7-24）．Goldは鋳造圧力が高くなるので，リングレス法にはしない．

　この方法では，耐火模型基底部寄り1/3を残して，残り2/3の部分にリキッドインベストメント（Wiropaint Plus，BEGO社，発売元APS社）を指定された部分にのみ塗布する．これにより外埋没材との分離効果を期待する（図7-25）．この際，リキッド

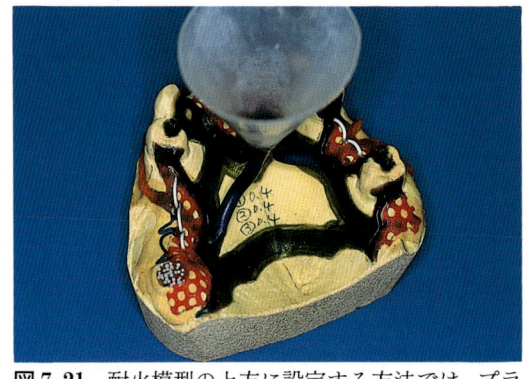

図7-21　耐火模型の上方に設定する方法では，プラスチック製のクルーシブルフォーマー（ゲートフォーマー，モリタ社）を用いる．

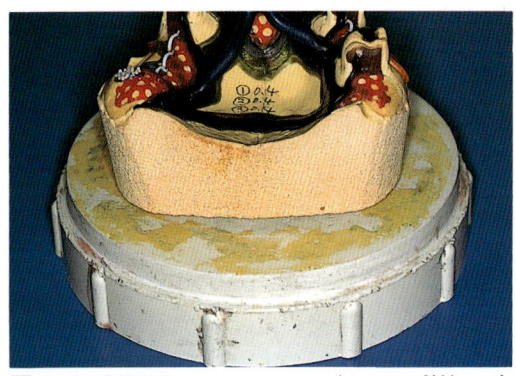

図7-22　埋没用フラスコベース（クルップ社）の中央部で，耐火模型をワックスで固定する．

インベストメントだからといって，ワックスパターンに決して塗布してはいけない．塗布するとバリの原因となる．また，基底部寄り1/3にリキッドインベストメントを塗布しない理由は，外埋没材と耐火模型とを接着・結合させるためである．全面に塗布した場合は，保持力が低下するとともに外埋没材と耐火模型がはがれやすくなる．その結果，鋳バリなどの鋳造欠陥が生じてしまう．

外埋没材と耐火模型との結合状態を確認するため，CAROエアーカッターを用いてキャストリングの半分を取り出してみた（図7-26）．

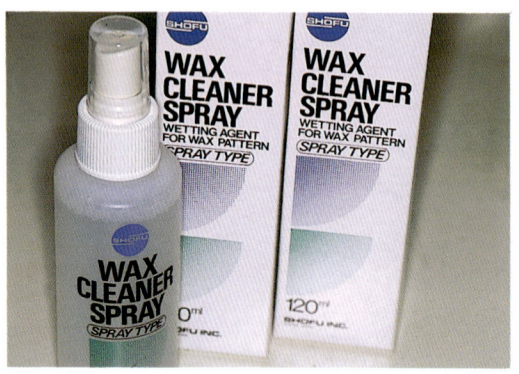

図7-23 ワックスパターンクリーナーはWax Cleaner Spray（松風社）を用いる．これは非アルコール系のクリーナーである．

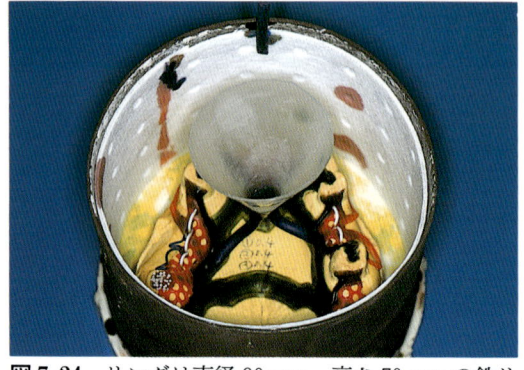

図7-24 リングは直径90 mm，高さ70 mmの鉄リングを用いる．リング内側には，幅65 mmで，ノンアスベストのSafety Ribbon（山八歯材社）を二重に巻く．

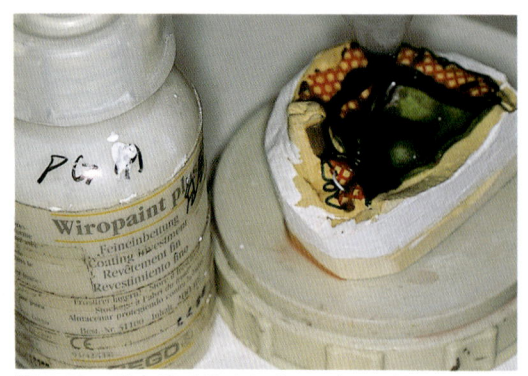

図7-25 耐火模型基底部寄り1/3を残して，残り2/3の部分にリキッドインベストメント（Wiropaint Plus，BEGO社）を塗布する．これにより外埋没材との分離効果を期待する．

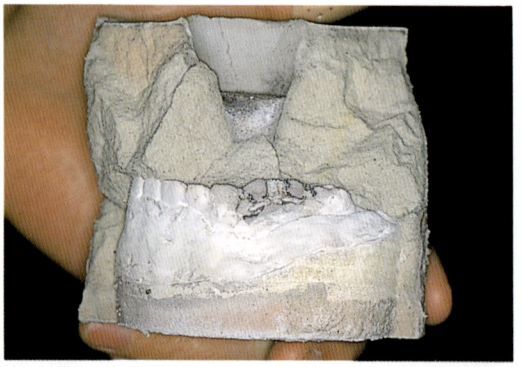

図7-26 外埋没材と耐火模型との結合状態を確認するため，CAROエアーカッターを用いてキャストリングの半分を取り出してみた．

一方，耐火模型の下方にクルーシブルを設定する方法では，ワックスパターン以外はすべてリキッドインベストメントを塗布してよい(**図7-27**)．なぜなら，耐火模型の上方にクルーシブルを設定する方法と違って，埋没リングの中間に耐火模型が位置するからである．なお，リキッドインベストメント(Wiropaint Plus，BEGO社)は，200 ml入りであるが，精製水で2倍に希釈して用いてもよい．また経済的でもある．なんどもいうようであるが，くれぐれもワックスパターンにはリキッドインベストメントを塗布してはいけない．

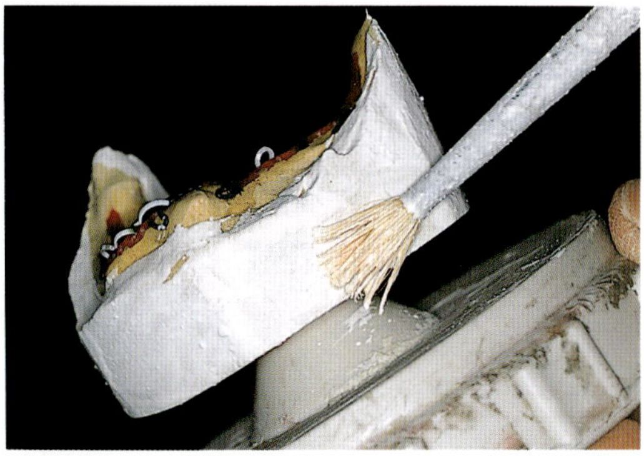

図7-27 耐火模型の下方にクルーシブルを設定する方法では，ワックスパターン以外はリキッドインベストメントをすべてに塗布してよい．

7章 合理的なスプルーイングとキャスティングテクニックをマスターしよう
スプルーイングをマスターしよう

スプルーイングの基本を確認しよう

　教科書的な内容と異なる点もあるので，次の2点を再確認しておこう．
- スプルー線はワックスパターンの最大肉厚部に植立する（鋳巣を少なくする効果がある）．
- エアーベントは決して用いてはいけない（鋳造圧を逃さないためである）．
- むやみにスプルーの本数を増やしてはいけない．鋳込み不足（なめられ）が生じたからといって単純にスプルー線を多く植立すればよいというものではない．筆者のセオリー以上の本数にすると鋳造圧が分散して，さらに鋳込み不足を生じることになる．

各種ケースのスプルーイングをレッスンしよう

　以下，各種ケースのスプルーイングをレッスンしよう（図7-28～33）

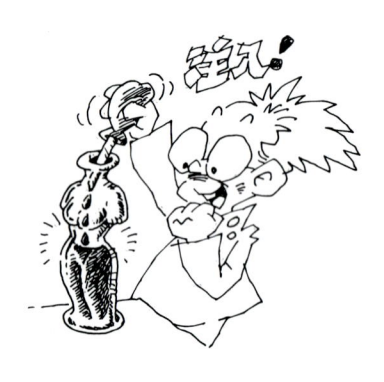

スプルーイングをマスターしよう

図7-28　LESSON A

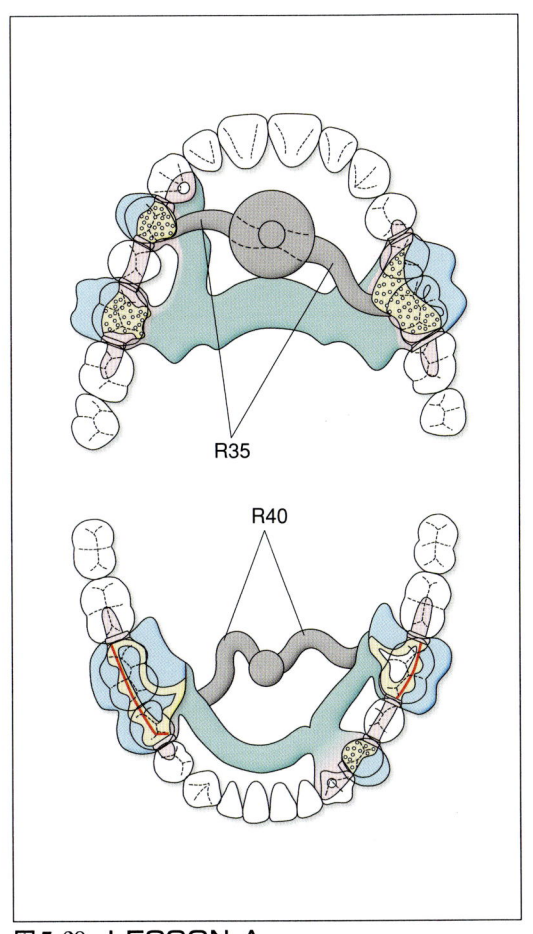

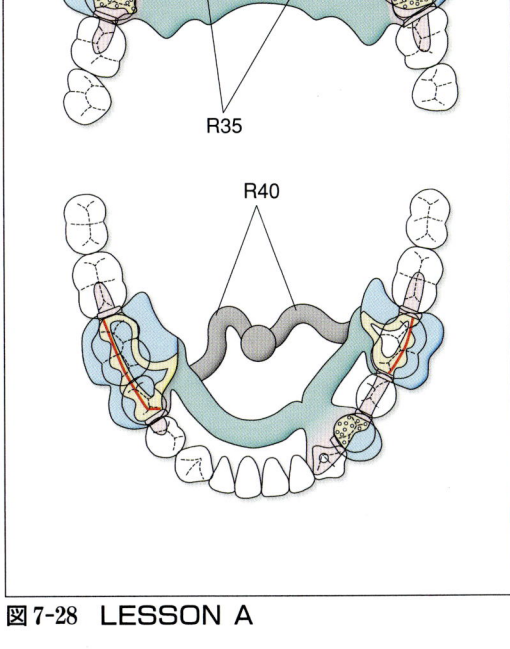

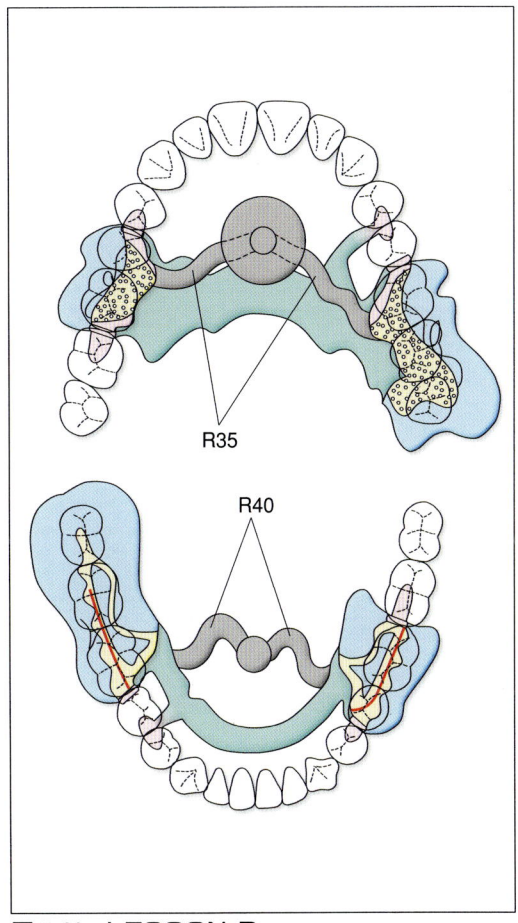

図7-29　LESSON B

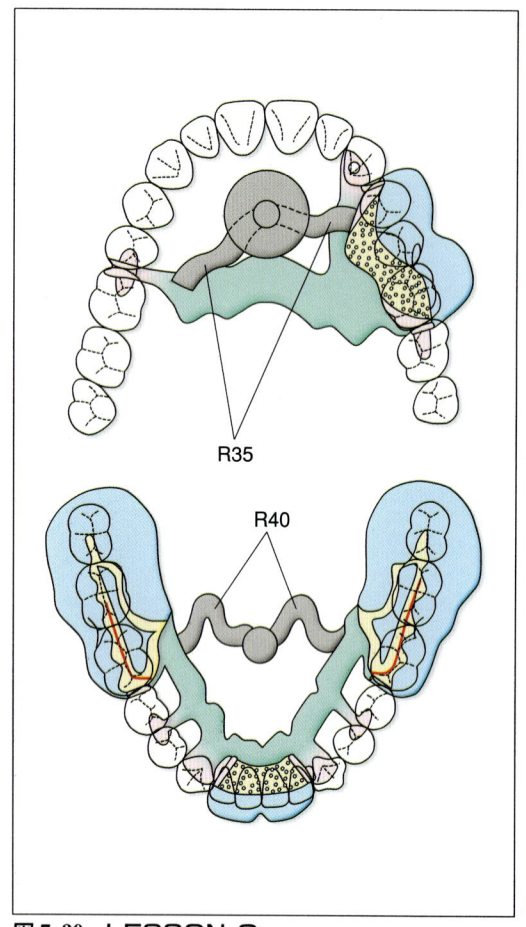

図7-30　LESSON C

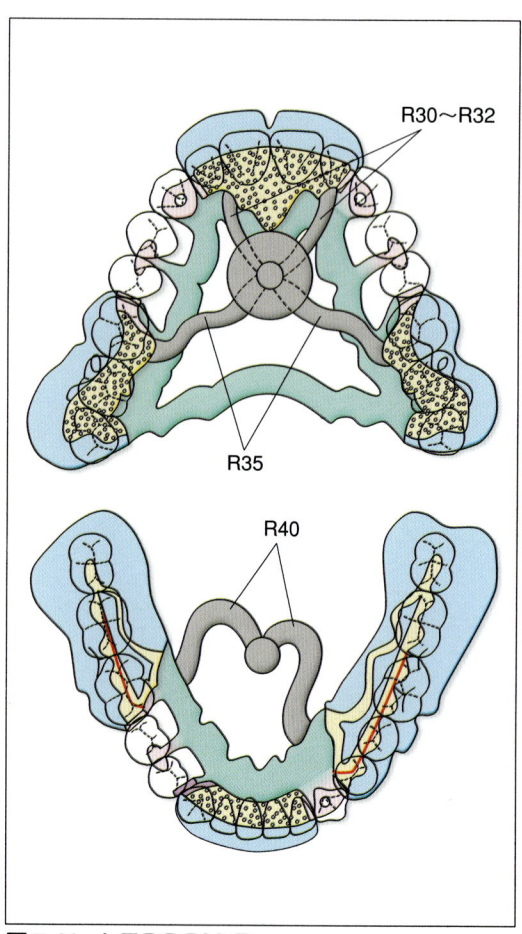

図7-31　LESSON D

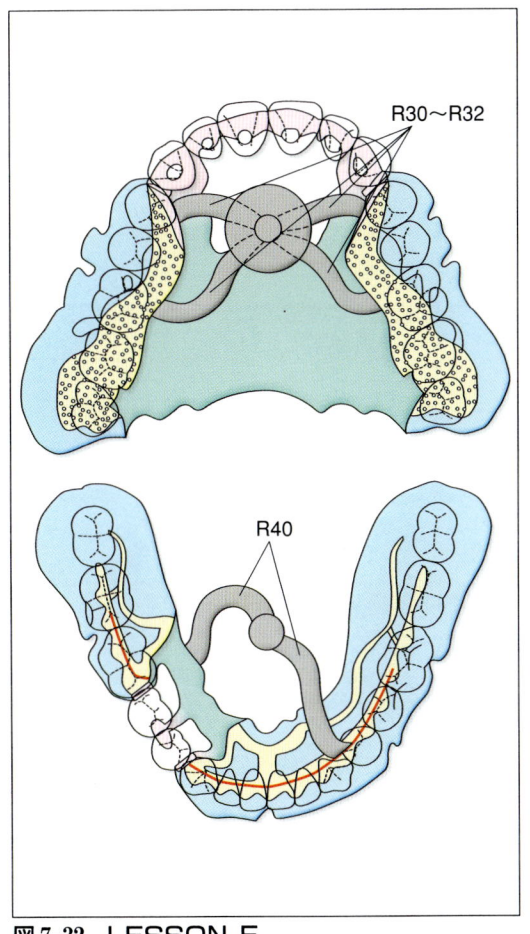

図7-32 LESSON E

図7-33 LESSON F

7章 合理的なスプルーイングとキャスティングテクニックをマスターしよう

外埋没材には何を用いるか

耐火模型材にOptivestを用いた場合の外埋没材

この場合は,外埋没材としてBiosint Extraを用いる.Biosint Extraは微粒子のファインタイプではない.したがって,OptivestよりもЁ通気性に富んでいる.これは,外埋没が加圧化で行われるため,その圧力が1.5〜2.0 kgf/cm²であっても通気性が悪くなるからである.それが通気性に富む外埋没材を選択する理由である.

粉液比は粉100 gに対して,液15 mlである(**図7-34**).また,専用液と水との混合比は,30%濃度で行う(**表7-1**).

耐火模型材にDeguvest Fを用いた場合の外埋没材

この場合は,外埋没材にもDeguvest Fを用いる.

粉液比は粉100 gに対して,液15 mlである.また,専用液と水との混合比は,50%濃度で行う(**表7-2**).

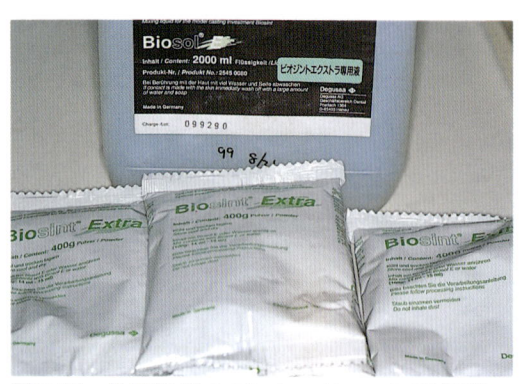

図7-34 外埋没材のBiosint Extraと専用液のBiosol-Eである.

表7-1 Biosint Extraを専用液の混合比30%濃度で用いる場合の各分量

粉(g)	専用液*(ml)	水(ml)	合計(ml)
600	27	63	90
650	29	69	98

＊専用液の名称はBiosol-Eである.

表7-2 Deguvest Fを専用液の混合比50%濃度で用いる場合の各分量

粉(g)	専用液(ml)	水(ml)	合計(ml)
600	45	45	90
720*	54	54	108

＊Deguvest Fは1袋180 g入りなので4袋分として計算した.当然必要量よりも余分にできる.

外埋没材練和時の注意事項

　専用液の希釈に用いる水は精製水でなくともよい．ただし，耐火模型の製作と同様に，水は冷蔵庫で10℃にて保存したものを用いる．

　撹拌には，必ず真空撹拌器を用いる．また，埋没時の加圧継続時間は，14分間とする．この際，筆者指定の加圧力を決して高めてはいけない．埋没材の通気性が悪くなり，鋳巣が多くなったり，鋳込み不足を生じることとなる．

7章 合理的なスプルーイングとキャスティングテクニックをマスターしよう

加熱スケジュールのプロテクニックをマスターしよう

リングファーネスの加熱スケジュールには，教科書的な記述やメーカー指定のスケジュールがあるが，ここではスケジュールのプロテクニックをマスターしよう．

耐火模型材にOptivestを用いた場合の加熱スケジュール

Optivestを用いた場合は図7-35の加熱スケジュールとする．

耐火模型材にDeguvest Fを用いた場合の加熱スケジュール

室温から毎分5℃で上昇させ，300℃で30分係留する．さらに430℃で30分係留，580℃で60分係留後，キャストする．

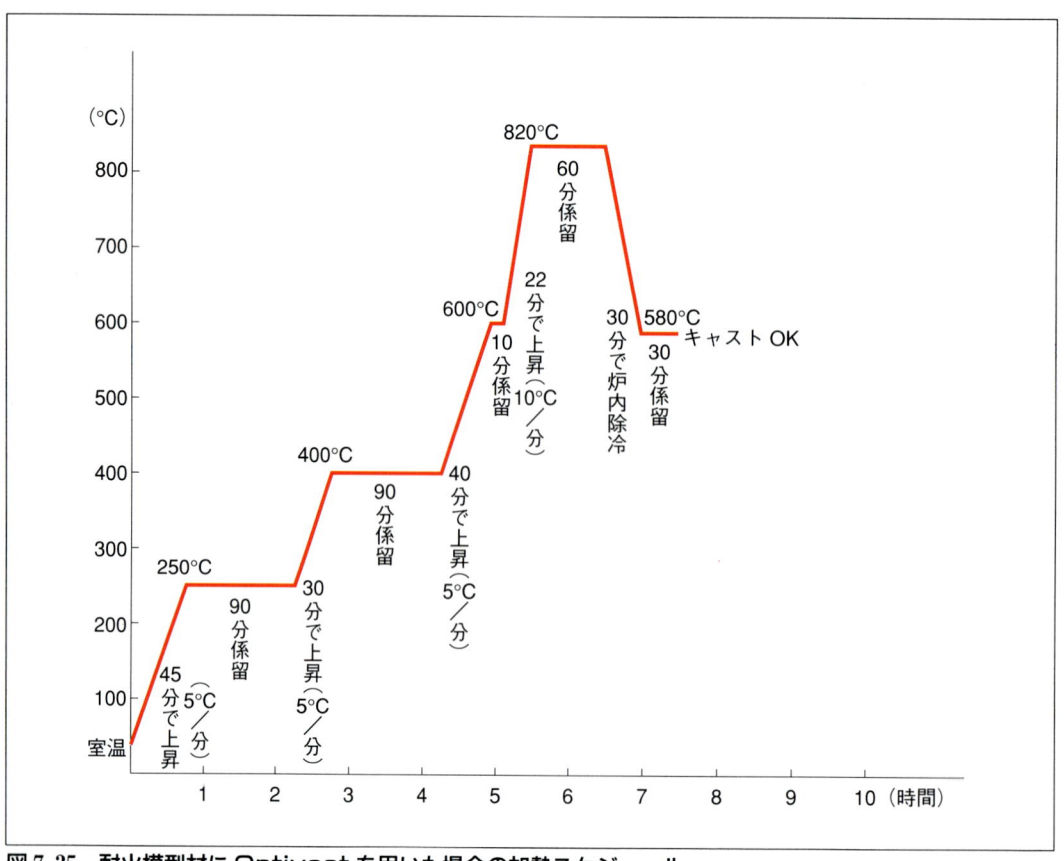

図7-35 耐火模型材にOptivestを用いた場合の加熱スケジュール．

キャスティングのプロテクニックをマスターしよう

メタル分量の目安を知ろう

　メタルの分量は，上顎 45～55 g，下顎 40～50 g を目安としよう．さらにスプルーカット後の押湯は 25～30 g は残るようにしよう．
　図 7-36 はこのような目安に基づいて製作したメタルフレームである．アズキャストの状態で，ピックリングも行っていないが，きれいな鋳造体が得られている．

キャスティングマシーンには
高周波遠心鋳造機を用いよう

　筆者は，キャスティングマシーンには高周波遠心鋳造機スーパートロンⅡ UVM-7000（ユニーク社）を用いている（図 7-37～42）．コスト面を考慮するなら，高真空にはならないが，価格の安い高周波遠心鋳造機テクニトロン URH-703（ユニーク社）を用いてもよい．ただし，10 章で述べる金チタン合金は，本機の場合はキャスティングがむずかしい．

　筆者は経験上，加圧鋳造機は用いない．むろん君たちにも推奨しない．プロテクニックは遠心鋳造からしか生まれないからである．

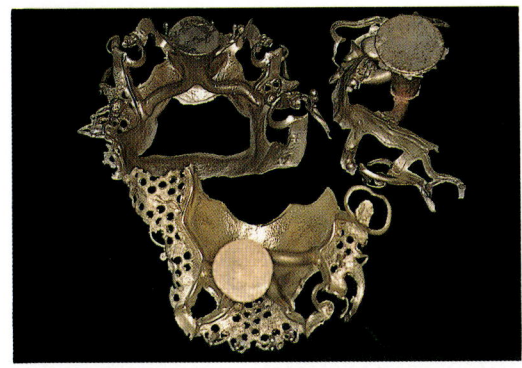

図 7-36　アズキャストの状態で，ピックリングも行っていないが，きれいな鋳造体が得られている．

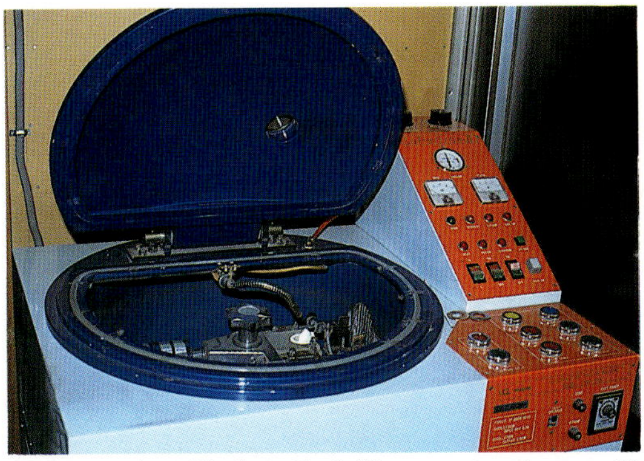

図 7-37　高周波遠心鋳造機スーパートロンⅡ UVM-7000（ユニーク社）．Gold を鋳造するには，現時点では最も優れたキャスティングマシーンである．

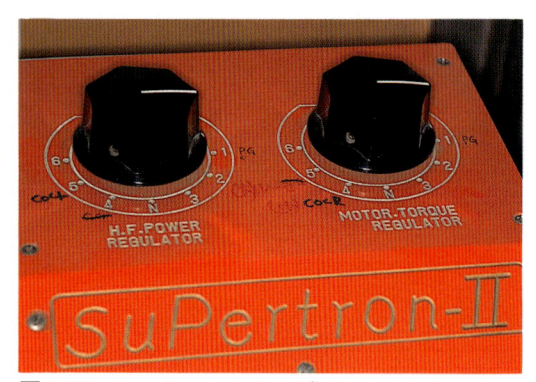

図 7-38　モータートルクはダイヤル 1 にセッティングし，融解パワーもダイヤル 1 にセッティングする．

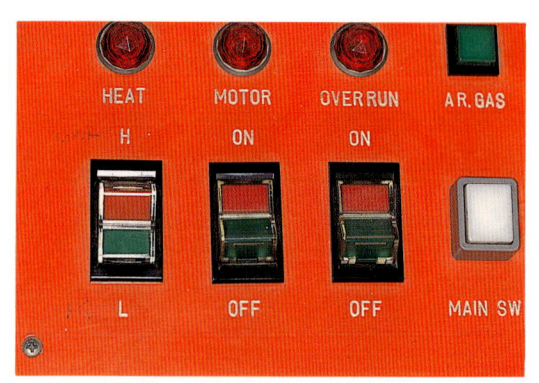

図 7-39　熱源の高周波出力は HEAT スイッチを Gold 用の Low に切り替える．本機は高周波を融解熱源にしているにもかかわらず，"超"ユックリなスピードでメタルを溶かすことができる．

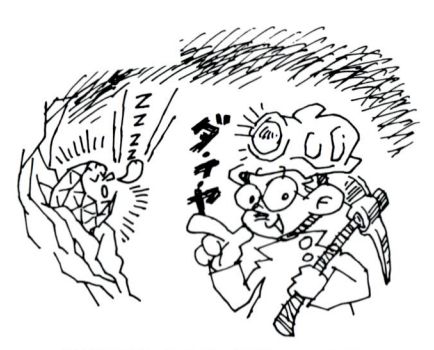

価値の高いものは"超"ユックリとできあがる．

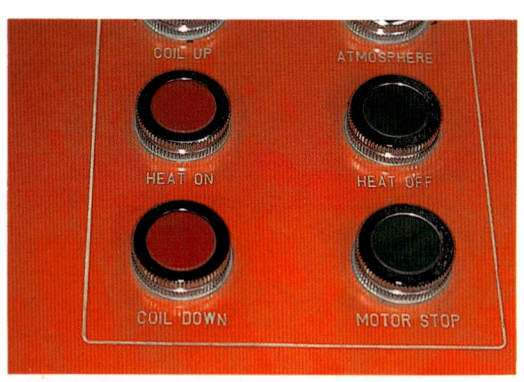

図 7-40　同，コントロールスイッチ類．むずかしいことは何もない．

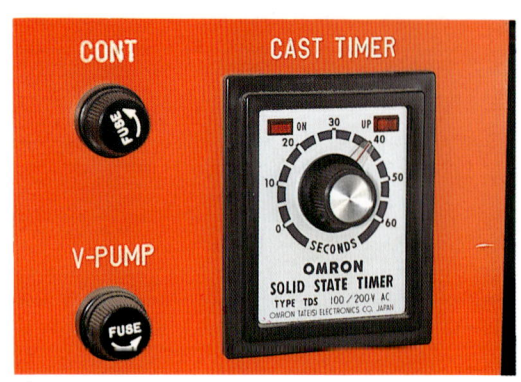

図 7-41　キャストタイマーのセッティングは，40 秒間回転させる．

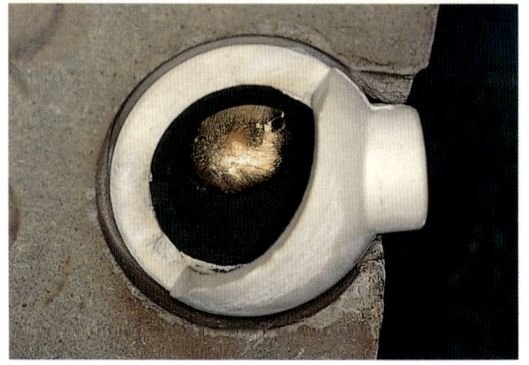

図 7-42　グラファイトクルーシブルに Gold-platinum インゴットを入れ，鋳造機にセットする．

キャスト後の処理をマスターしよう

　キャスト後，キャストリングは580℃の炉内に5分間戻す（あるいは炉内で徐冷する）．これは冷間加工させないためである（図7-43）．

　一般にキャスト後は，室温にて徐冷すればよい状態で硬化すると考えがちである．しかし，金属学的に見ると，室温で放置することは急冷に近い効果をもたらす．つまりメタルは軟らかくなる．軟らかいと，割り出しの際，変型する要因となる．

　また，急冷をすると，鋳造体が均一に冷却されないため，鋳造体内部にひずみを生じることになる．さらに，凝固後室温に至るまでの凝固収縮により，鋳造体内部に残留応力が生じる．
　（長谷川二郎，太田喜一郎：歯科材料学の常識とウソ．デンタルダイヤモンド社，東京，1990，p.65，67を参考にした）

　いずれにしても，これらの点をT.K.M.のマジックカップ法で改善してみるので，君たちは少しでも金属に対して優しく接しよう．

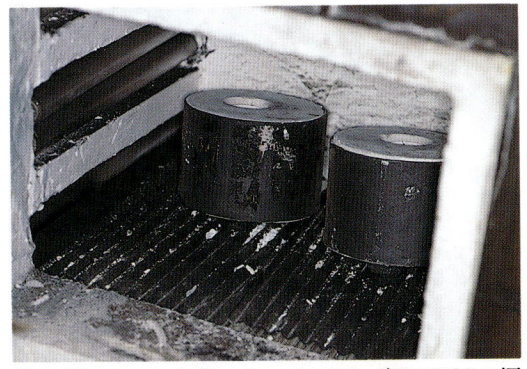

図7-43　キャスト後，キャストリングは580℃の炉内に5分間戻す．これは冷間加工させないためである．用いたファーネスはUMF-908（ユニーク社）である．

7章　合理的なスプルーイングとキャスティングテクニックをマスターしよう
割り出しのプロテクニックにふれてみよう

耐火模型の下方にクルーシブルを設定する方法でスプルーイングした場合にキャスティングリングを割り出すプロテクニックにふれてみよう（図7-44〜52）．

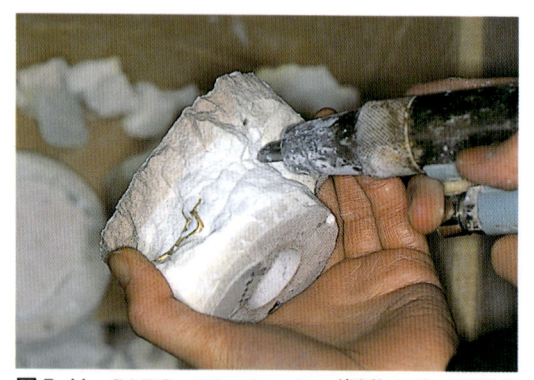

図7-44　CAROエアーカッター（振動チゼル，東邦歯科産業）を用いて，耐火模型だけを取り出す．

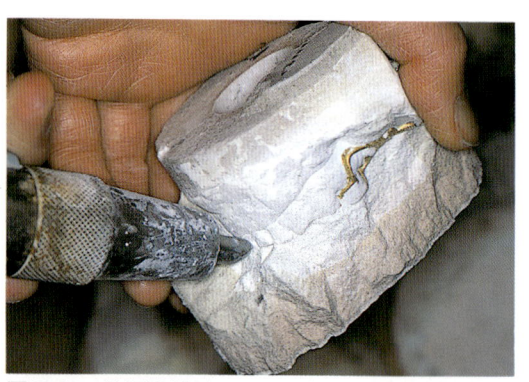

図7-45　外埋没材だけを取り出す．作業は壁をはがす感じで行う．

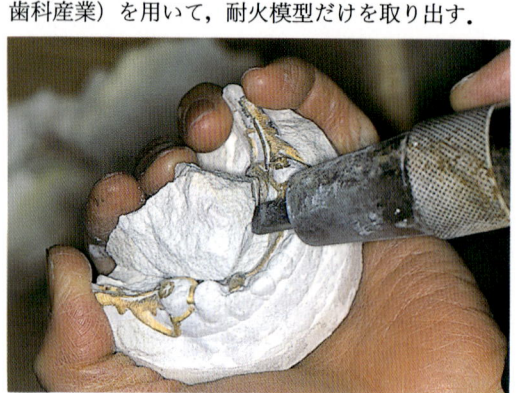

図7-46　メタルフレームにはエアーカッターを決して当ててはならない．ビーケアフル！

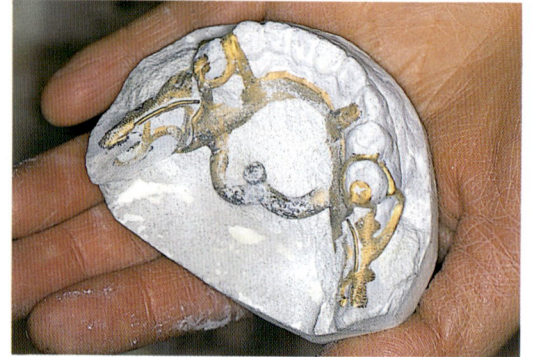

図7-47　耐火模型のみを取り出す．先の工程で塗布しておいたリキッドインベストメント（Wiropaint Plus，BEGO社）が効果を発揮して外埋没材がはがれやすい．

割り出しのプロテクニックにふれてみよう

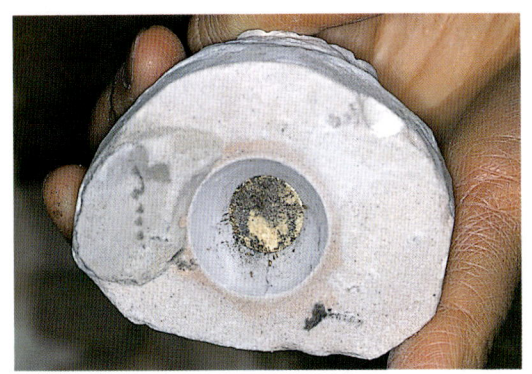

図7-48 湯口側（耐火模型の基底部側）の状態である．マイクロクラックがいっさいない．Good！である．

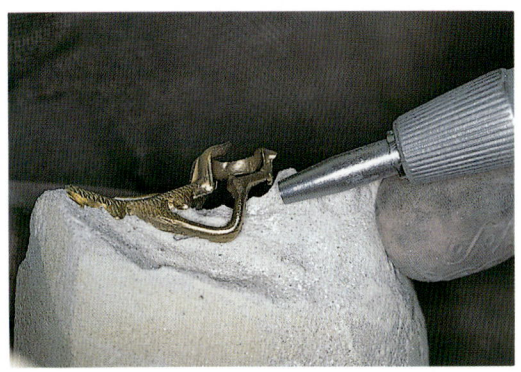

図7-49 鉤尖部分の埋没材は，マイクロペンシルブラスター（ガラスビーズ）を用い，除去する．

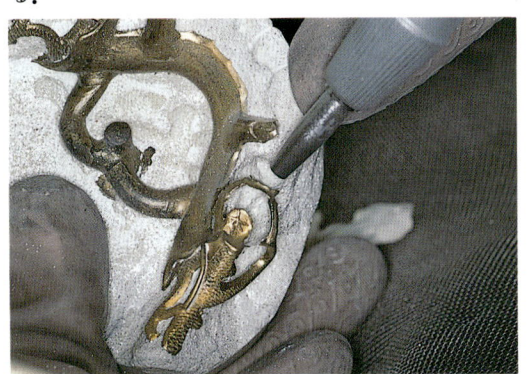

図7-50 同，別角度からの作業である．

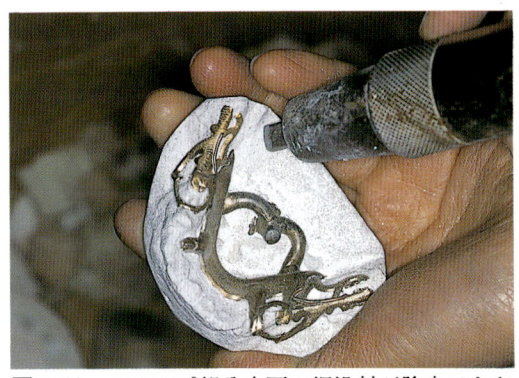

図7-51 クラスプ部分内面の埋没材が除去できたら，エアーカッターを用いて耐火模型を割り出す．

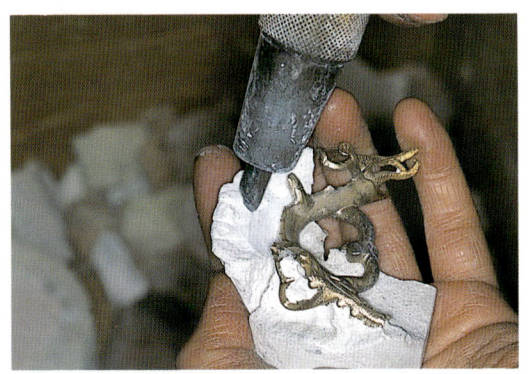

図7-52 同，別角度からの作業である．

7章 合理的なスプルーイングとキャスティングテクニックをマスターしよう

T.K.M.マジックカップ法で鋳造体を完成させよう

鋳造体を慎重に変型なく割り出せたら，T.K.M.マジックカップ法で鋳造体を完成させよう（図7-53～68）．

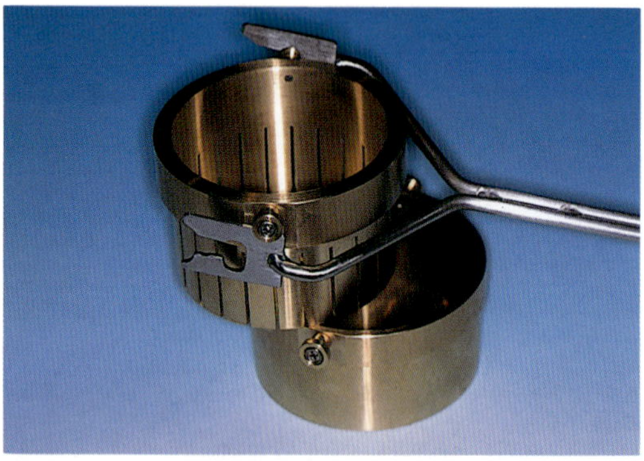

図7-53 T.K.M.マジックカップとマジックトング（特許出願済み，PAT・P）．

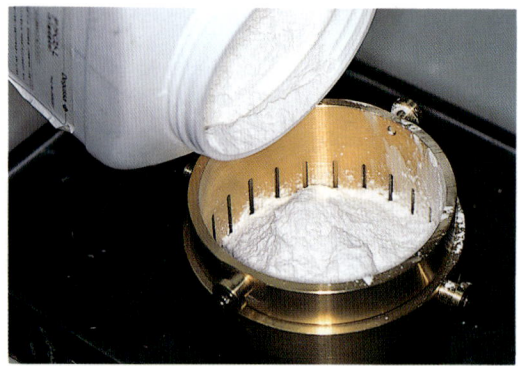

図7-54 T.K.M.マジックカップセットにDeguvest L（DeguDent社）を注ぐ．

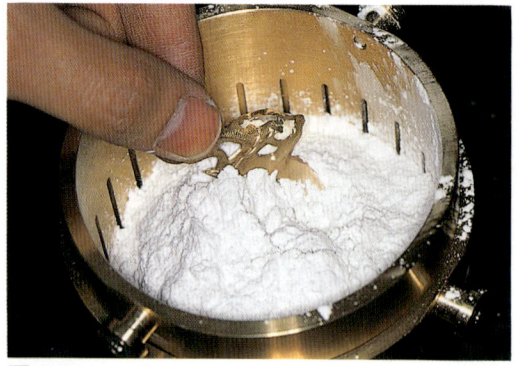

図7-55 アズキャストのメタルフレームをDeguvest Lの粉末中に入れる．

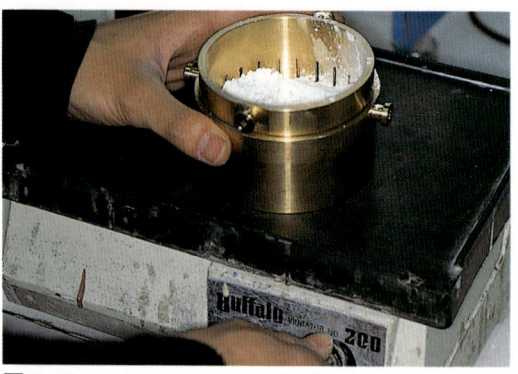

図7-56 メタルフレームの姿が見えなくなるまで，粉末中に押し入れたのち，バイブレーターをかける．

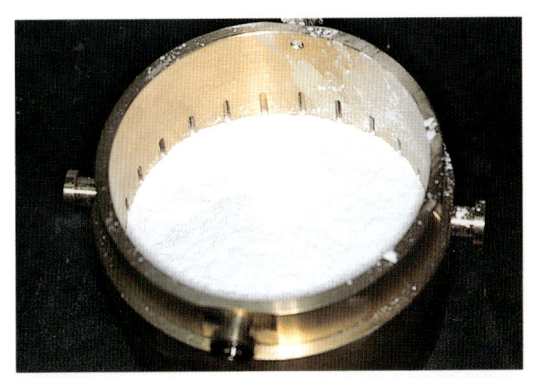

図7-57 バイブレーションにより粉末間が緻密になった．これで加熱してもメタルフレームが変形するおそれがない．フレームが"無重力"状態に浮いているようになる．

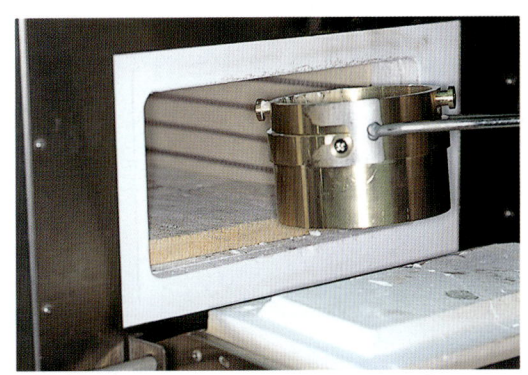

図7-58 あらかじめ700℃にセッティングしておいたファーネス中に入れる．

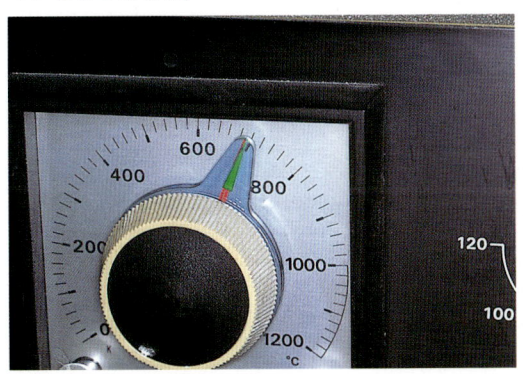

図7-59 700℃で15分間係留する．

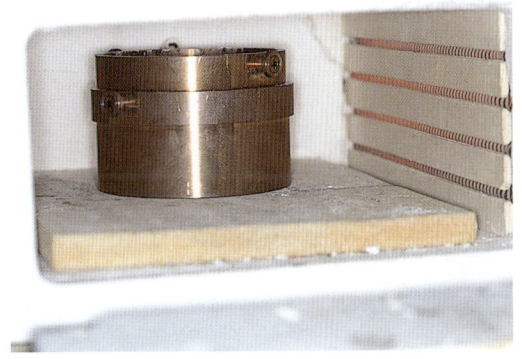

図7-60 15分間係留後のマジックカップ．

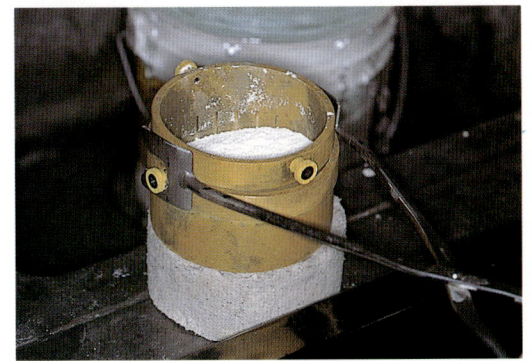

図7-61 マジックカップセットごとマジックトングでファーネスから取り出し，耐火ブロック上に置く．

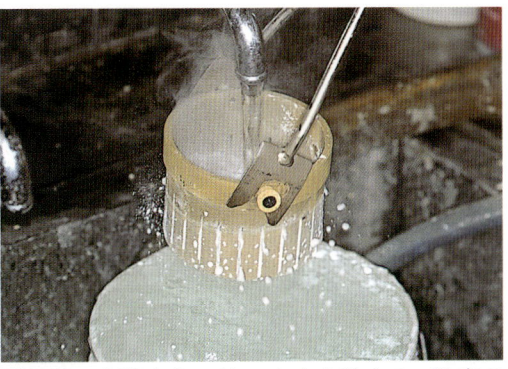

図7-62 水道水をかけて水中急冷する．粉末のDeguvest Lが一気に外に流出するので，アズキャストのメタルフレームが瞬時に軟化される．

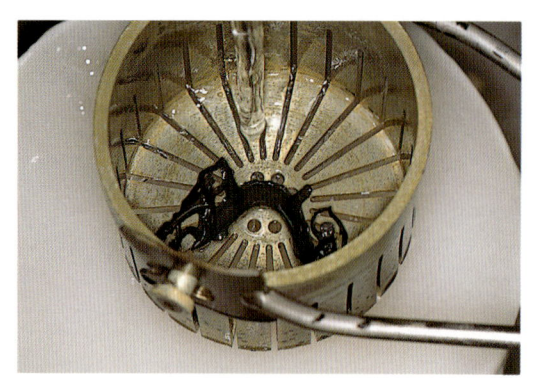

図7-63 軟化熱処理終了後のメタルフレーム.

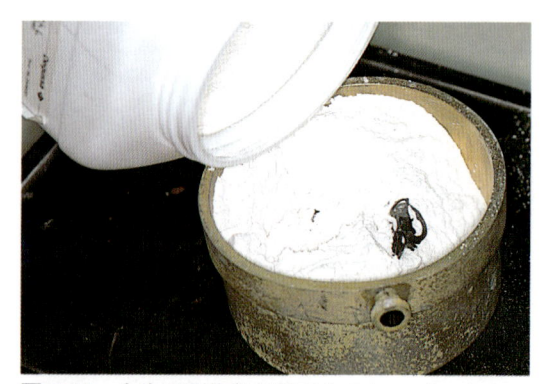

図7-64 今度は硬化熱処理のためにマジックカップ外枠のみにDeguvest Lを新たに注ぐ．この中に軟化済みのメタルフレームを入れる．

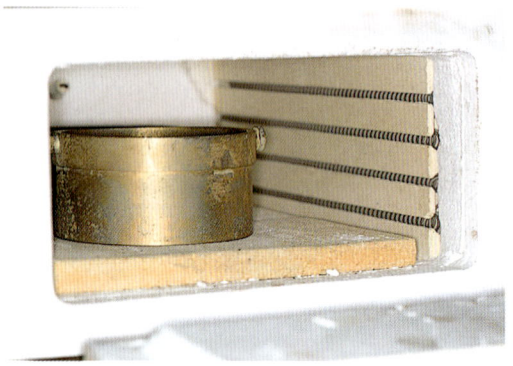

図7-65 同，450℃のファーネス中に入れ，硬化熱処理を行う．

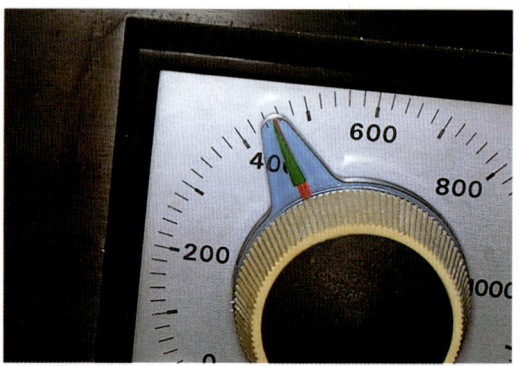

図7-66 硬化熱処理は，450℃で加熱後，450℃から250℃まで30分間かけてファーネス中で下げる．

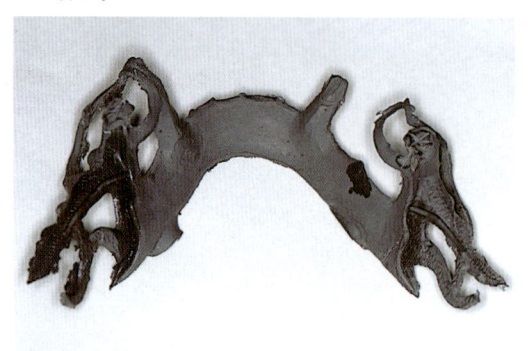

図7-67 T.K.M.熱処理がすべて終了したメタルフレーム．

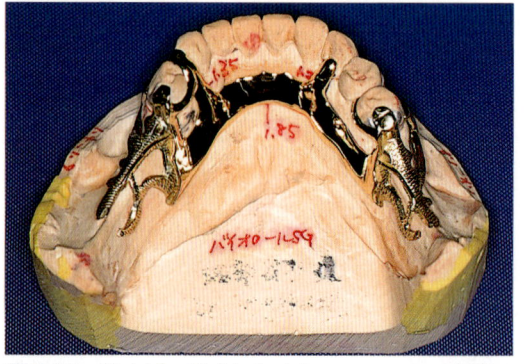

図7-68 仕上げ，完成したメタルフレーム．本法によって，パーフェクトな適合状態が得られた．このように，T.K.M.は適合と機械的強度の両方がゲットできる究極の方法である．

8章
全製作ステップの復習をしよう

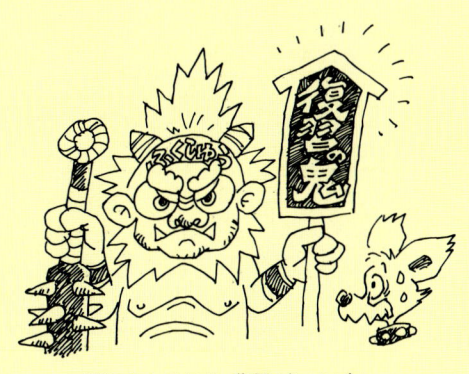

頭に入れるには，復習がいちばん．

　本章では，これまで学んできた基本設計，構造設計からキャスティングに至る全工程について，その製作ステップを復習してみよう．以下，使用する主な材料別にOptivest, Deguvest Fの順に解説する．

8章 全製作ステップの復習をしよう

Optivestを用いた場合の製作ステップ

　Co-Crのキャストパーシャルを経験している君たちに筆者が最もお勧めなのがこの方法である．まずはこの方法をしっかりマスターしよう（図8-1〜107）．
　製作法にはいる前に，本法の注意点をおさらいしておこう．
(1) シリコーン複印象材には，デグフォーム複印象材を用いよう．
(2) フラスコシステムには，BEGOフラスコシステムまたは，Heraeusフラスコシステムを用いること．
(3) 粉液比および液の混合比，リングファーネスの加熱スケジュールを守ること．

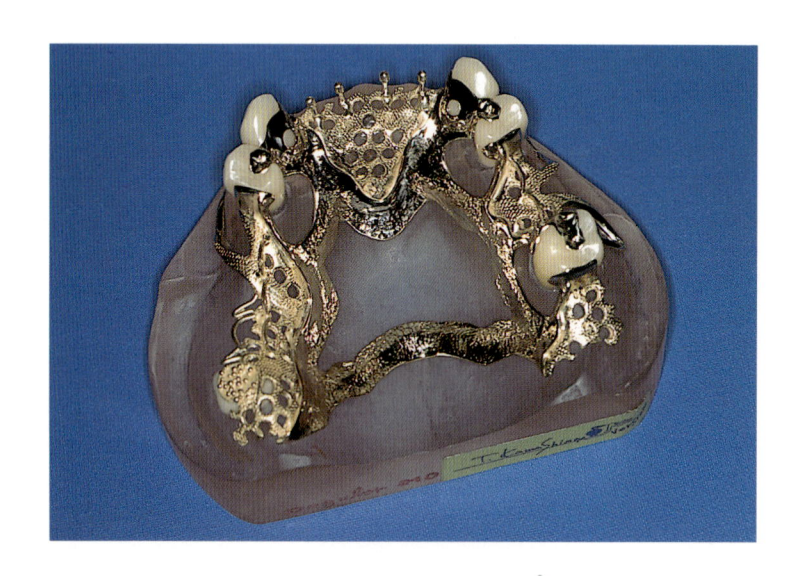

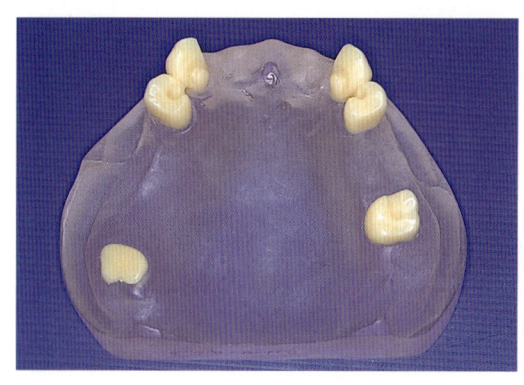

図8-1　寺西邦彦先生のレストレーションに基づいて狩野敦志氏が製作したマスターモデル（図3-38, 39参照）から，筆者が製作したステップ模型（エポキシ樹脂製，咬合面観）．

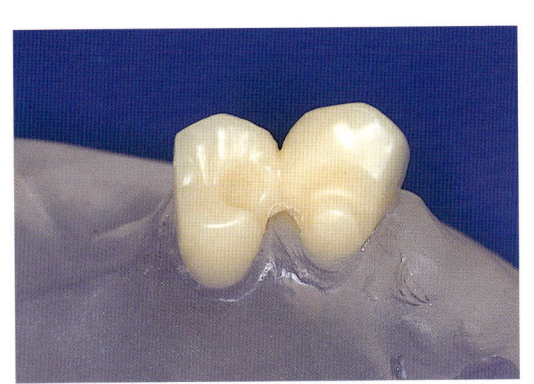

図8-2 4̲ 3̲のレストレーションを含めた前処置．
声も出ないほど的確な製作物である（右側咬合面
観）．

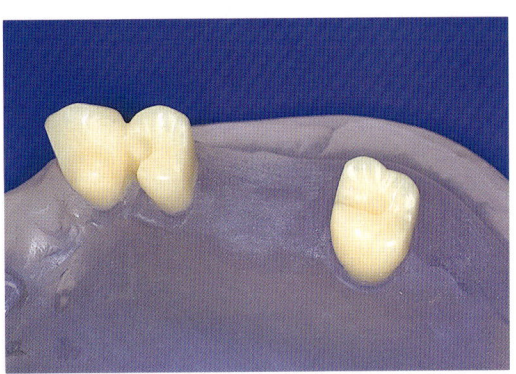

図8-3 3̲ 4 7のレストレーションを含めた前処置
（左側咬合面観）．3̲シンギュラムレスト．4̲オクルー
ザルレスト(隅角型)．7̲オクルーザルレスト(中央部
型)．

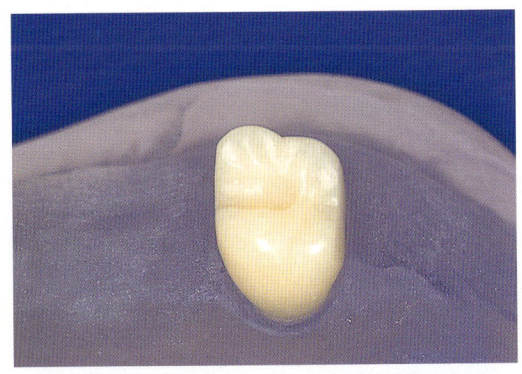

図8-4 同，7̲の拡大図．オクルーザルレスト(中央部
型) の理想的な形態である．

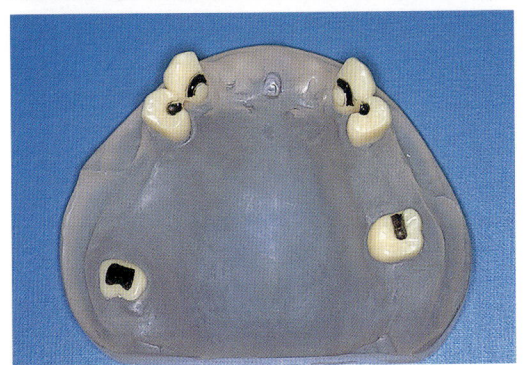

図8-5 基本設計の手順1 レストの描記．

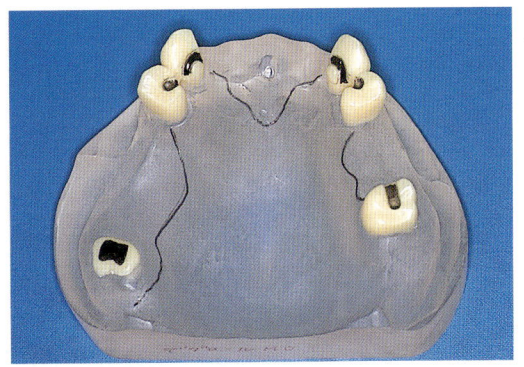

図8-6 基本設計の手順2 フィニッシュラインの
描記．

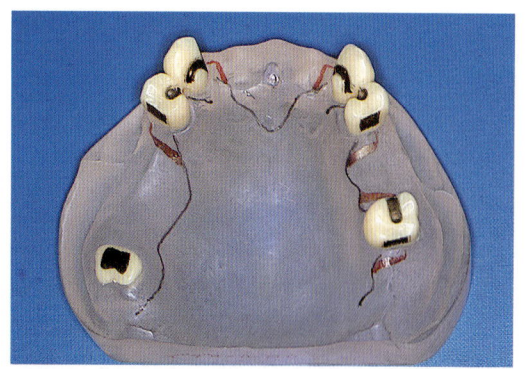

図8-7 基本設計の手順3　マイナーコネクターの描記．

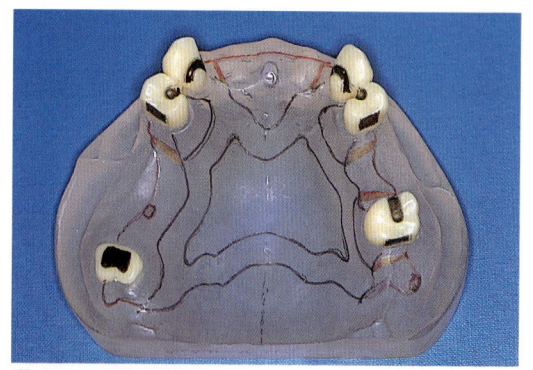

図8-8 基本設計の手順4　デンチャーベースコネクターの描記．つぎにメジャーコネクターの描記．

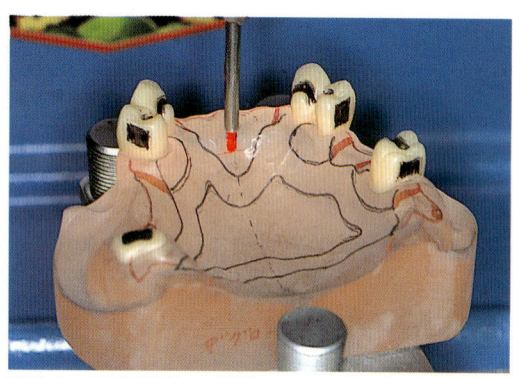

図8-9 基本設計の手順5　クラスプラインの描記．クラウンワークで決められた前処置の着脱方向は，アナライジングロッドを用いて描記する．

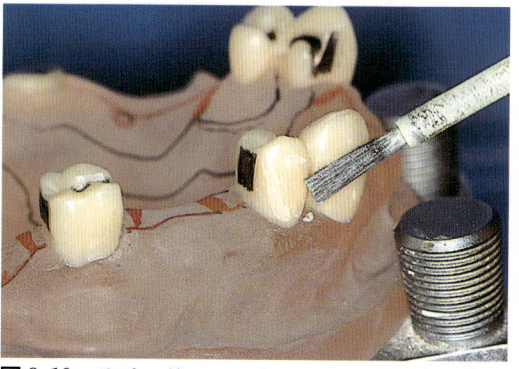

図8-10 ラピッドフレックスシステムの中にあるScribtotherm-Lack（DeguDent社）を鉤歯へ塗布する（左側頬側面観）．これは熱に反応し，反応部分はブルーに色が変化する．

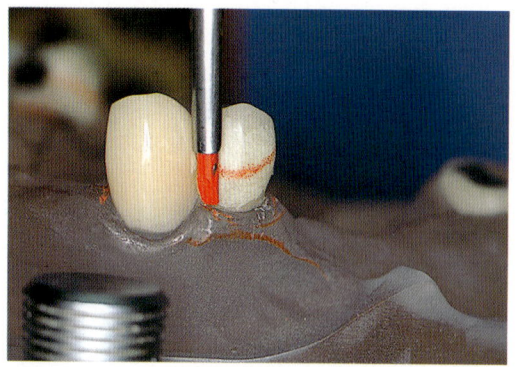

図8-11 アナライジングロッドにより，最大豊隆部をマーキングする（右側頬側面観）．

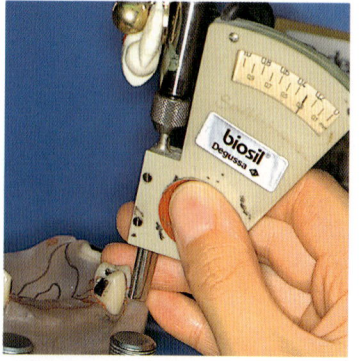

図8-12 スクリプトメーターのロッド部をサベイラインに接触させながら，計測針をアンダーカット部に接触させる．計測針が押し込まれた距離（0.3mm）がアンダーカット量である．

Optivest を用いた場合の製作ステップ

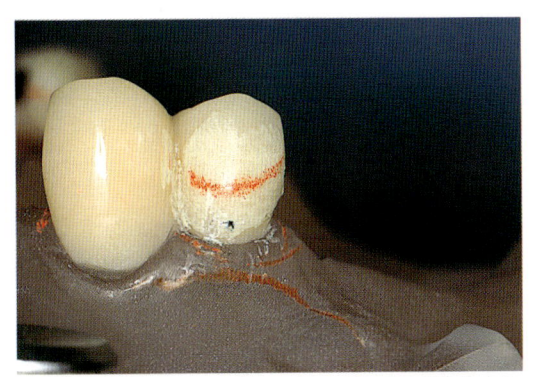

図 8-13 鉤歯には，Scribtotherm-Lack が塗布されている．アンダーカット量の測定と同時にフットスイッチを踏むと，計測針の先端が瞬時に加熱され（70 ℃），Scribtotherm-Lack はブルーに変色する．

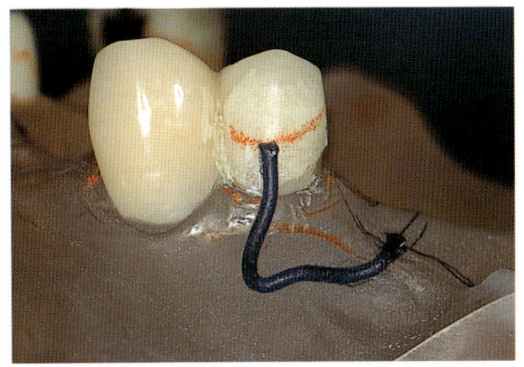

図 8-14 ラピッドフレックスシステムでは，クラスプの長さを求めるのに Micromini という計測器を用いる．筆者は，R 10（1 mm）のワックス線を用い，I バーアームの走行をたどる方法をとっている．

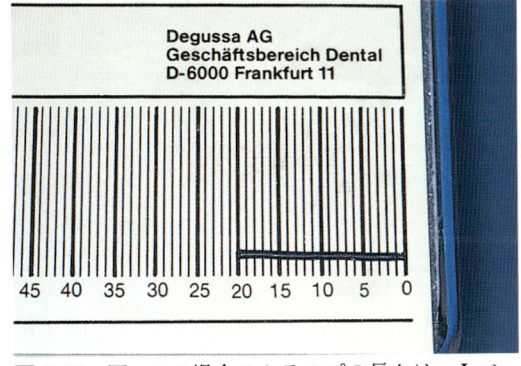

図 8-15 同，この場合のクラスプの長さは，I バーアームの先端からレジン床の境界（辺縁部）までの距離をいう．本ケースでは，20 mm である．

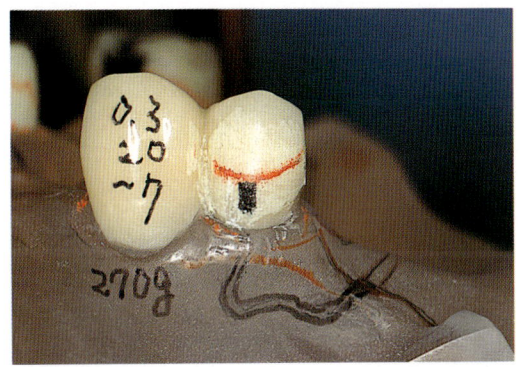

図 8-16 アンダーカット 0.3 mm，クラスプの長さ 20 mm の場合のラピッドフレックスパターンのカット数を Au-Pt 表で確認する．−5 mm カットで，研磨の目減り分 −2 mm を加え −7 mm カットとなる．

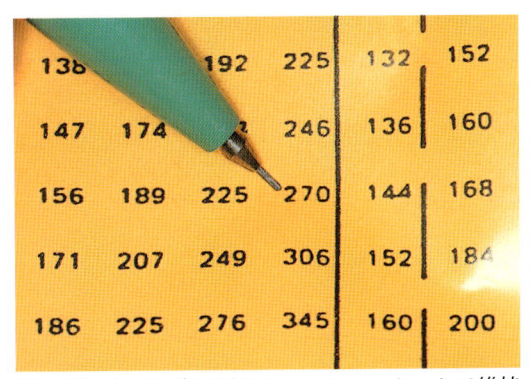

図 8-17 Au-Pt 表で見ると，−5 mm カットで維持力は 270 g なので，目減り分 −2 mm を見込んでいるため，結果的に維持力は同じ 270 g が得られる．

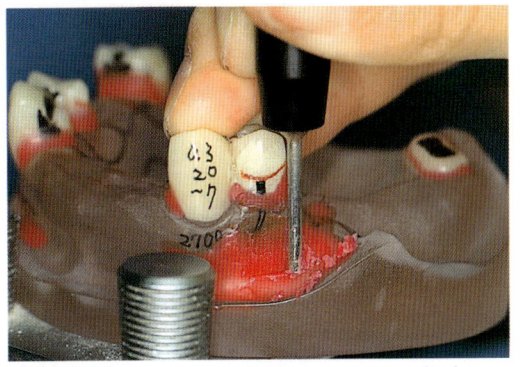

図 8-18 I バーアームのブロックアウト部分のワックスをトリミングする．トリミングには，パラレルタイプのヒーターロッドを使用する．

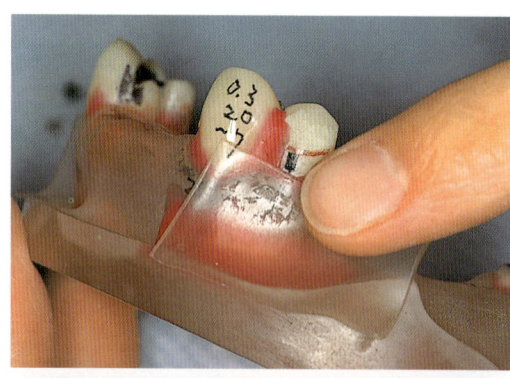

図 8-19　Ⅰバーアームのアンダーカットに入る先端接触部分から歯肉のアンダーカットの最大豊隆部までの間をリリーフする．ワックスは，厚さ0.3mm（アドヒーシブタイプ，Dentauram社）のものを用いる．

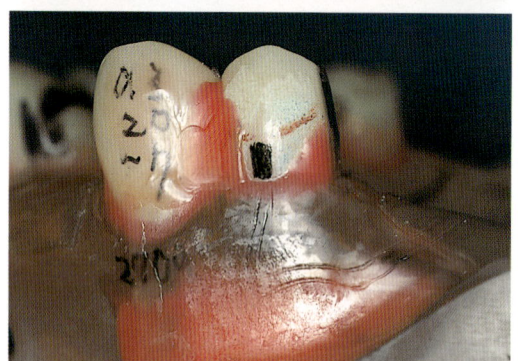

図 8-20　Ⅰバークラスプアームの複模型転写作業が終了したところである．

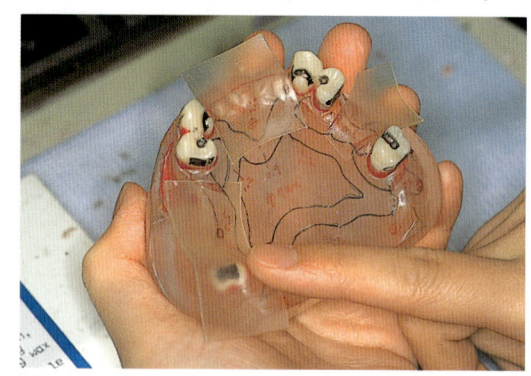

図 8-21　デンチャーベースコネクター部のレジンスペースを確保するため，リリーフ用ワックス0.5mm（アドヒーシブタイプ）を接着する．

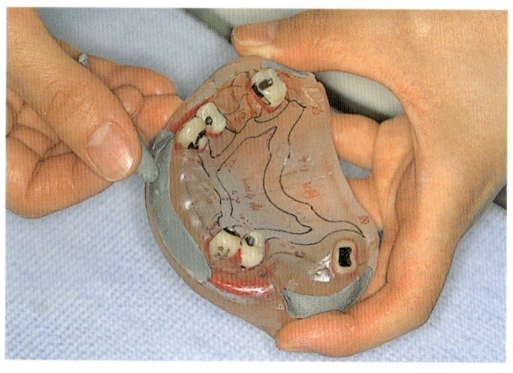

図 8-22　歯肉部分をボクシングする．ボクシング材には，日曜大工店などで売られている，ボンドテープ状コークのグレー（コニシ）を用いている．400円程度で，すこぶる安い．ベタついて手にくっつくようであれば，ベビーパウダー（ジョンソン＆ジョンソン）を混ぜて用いるとよい．

Optivestを用いた場合の製作ステップ

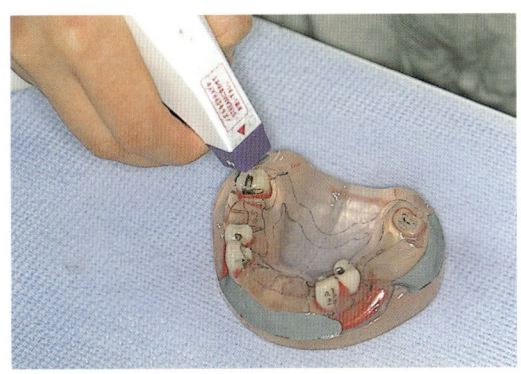

図8-23 マスターモデルの塗布液は，Heraeus社のHera SWE-99を用いていたが，販売中止となった．現在ではこれに代わるものとして，サンデンタル社のサンスプレーを用いている．液は，塗布30秒後にエアーガンで，完全に吹き飛ばす．

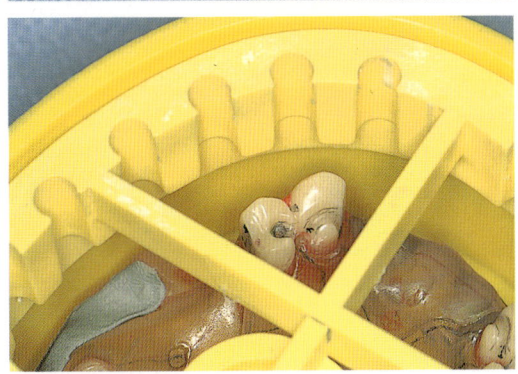

図8-24 鉤歯とスタビライザー（Varioplate）の位置を十分にチェックする．

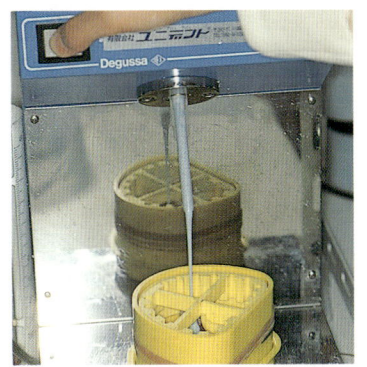

図8-25 Deguformシリコーン複印象材を自動練和器DG-1（DeguDent社）で練和し，注入する．

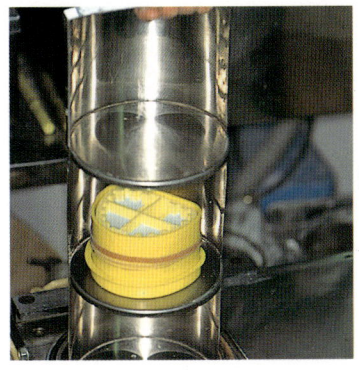

図8-26 シリコーン複印象材の注入後，ただちにプレッシャーポット（加圧埋没器，山八歯材社）の中にフラスコを入れ，1.5〜2.0kgf/cm^{2}で加圧しつつ硬化させる．30分後に取り出せる．この加圧硬化によって，細部まで精密に印象をとることができる．ただし，シリコーン複印象材と作業室温は23℃以上なければならない．寒さで"ふるえる"ようなラボでは，硬化しない．

161

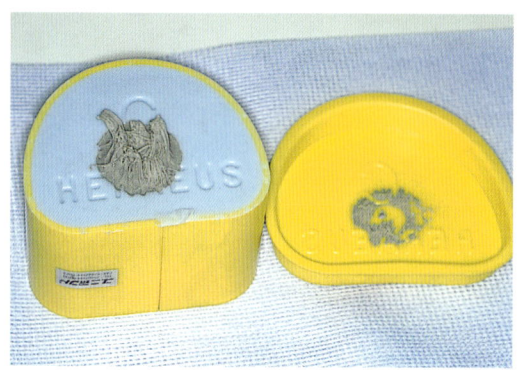

図 8-27 シリコーン複印象材の硬化後，フラスコを逆にする．フラスコベース（Base plate）の外側の孔からエアーを吹き込み，フラスコベースを取り外す．

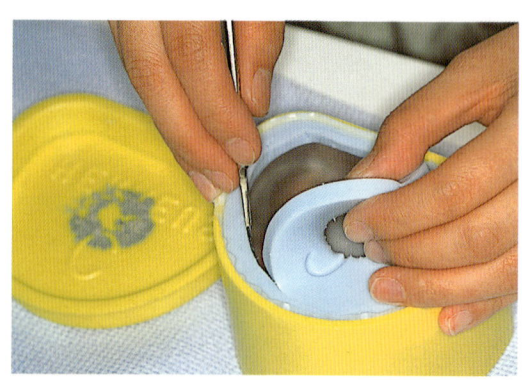

図 8-28 シリコーン複印象の基底部を鋭利なナイフで切り取り，マスターモデル基底部を露出させる．

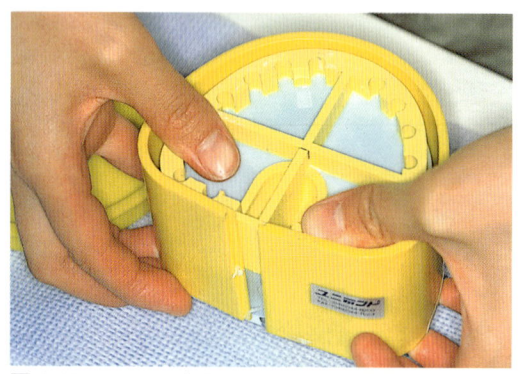

図 8-29 スリーブ（Sleeve）を取り外す．この際，スタビライザーとシリコーン複印象材の定位置を狂わせてはいけない．ビーケアフル…．

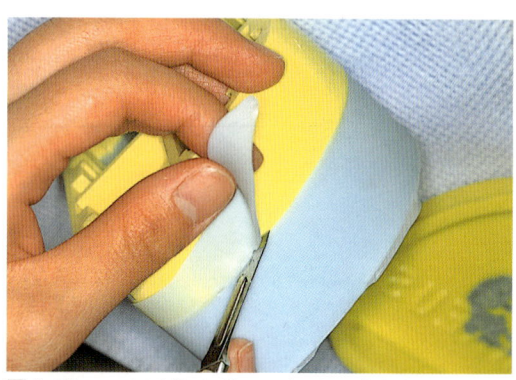

図 8-30 スタビライザーからはみ出したシリコーン複印象材をナイフで切り取る．

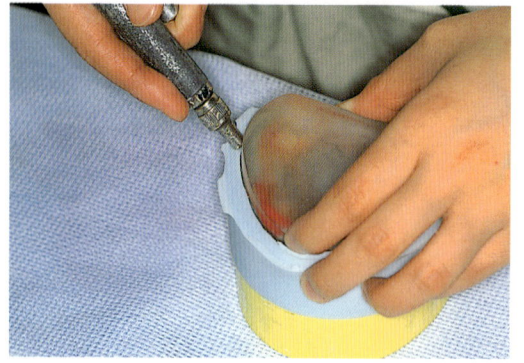

図 8-31 この時点で，マスターモデルはエアーガンを用いて撤去する．マスターモデルの基底部を手で強引に引っぱり出すようなことは，決してしてはいけない．

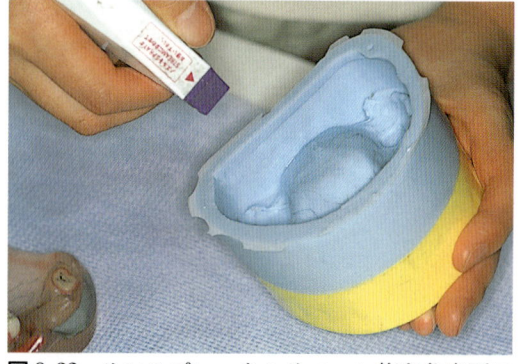

図 8-32 サンスプレーをシリコーン複印象表面に塗布し，スプレー後，30秒間放置する．

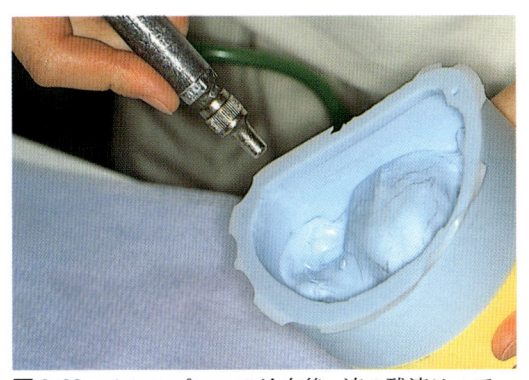

図8-33 サンスプレーの塗布後,液の残渣はエアーガンを用いて完全に除去する.わずかでも残渣があると,耐火模型材と反応し,耐火模型材表面が粗面になってしまう.

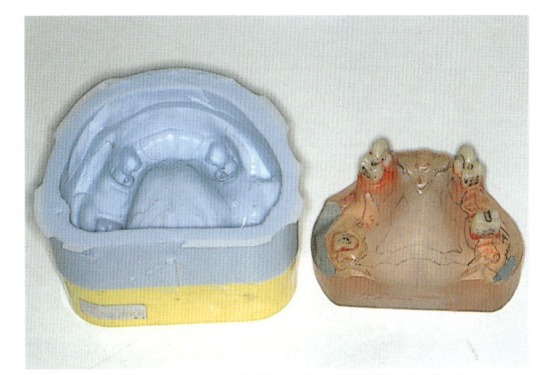

図8-34 筆者はこの状態で耐火模型材を注入し,シリコーンリングは用いない(以下図8-39〜43はメーカー指示に従ったステップなので参考程度に見てほしい).

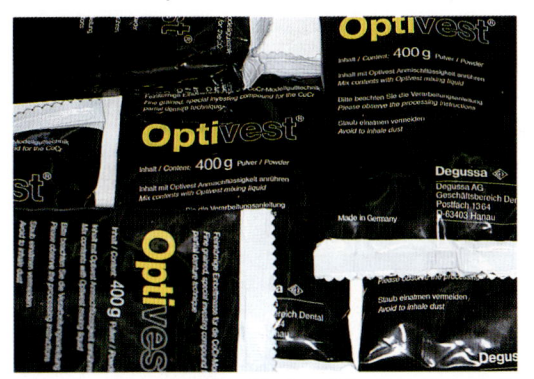

図8-35 耐火模型材にはファインタイプのOptivestを用いる.専用液の混合比は75%濃度である(6章,表6-2参照).

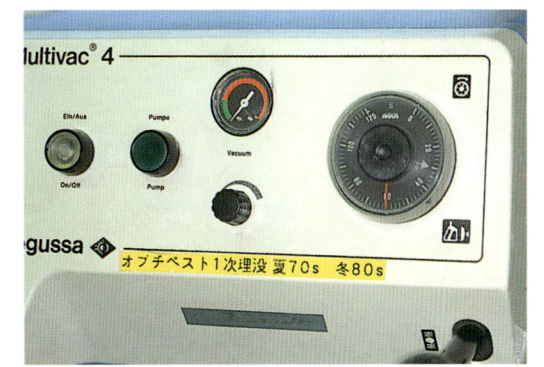

図8-36 粉液の手練和を約15秒間行ったあと,真空撹拌器で70秒間練和する.ただし,この練和時間は室温に応じて多少変化させる.

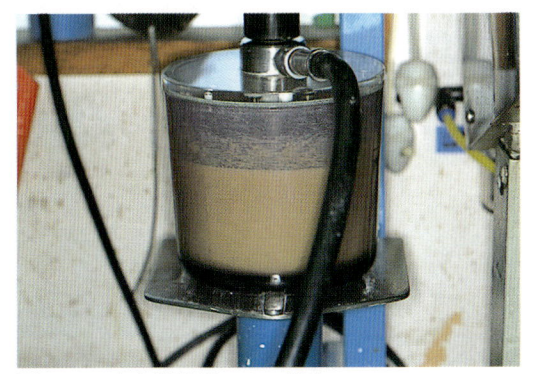

図8-37 真空撹拌器による練和.

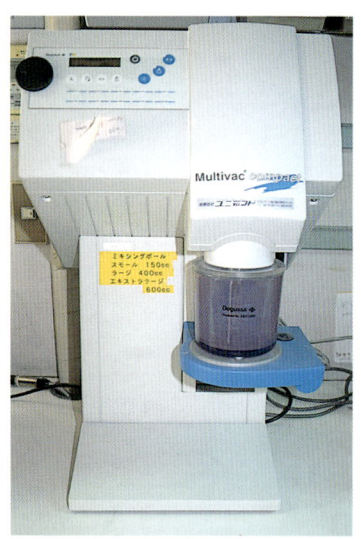

図8-38　真空撹拌器マルチバック4（Multivac 4）の後継機であるマルチバックコンパクト（Multivac compact，DeguDent社）．

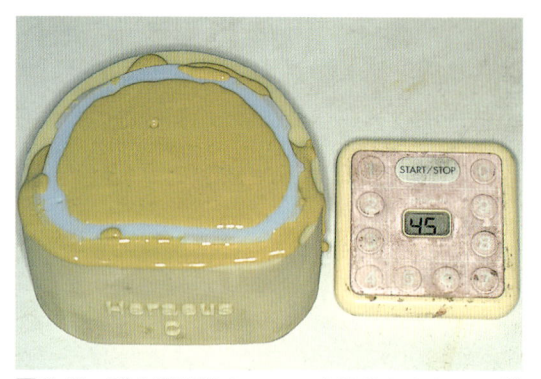

図8-39　耐火模型材Optivestを注入したら，60秒後に初期硬化が始まるのを「いつも」目安にするといい．その後，45分間室温に放置する．

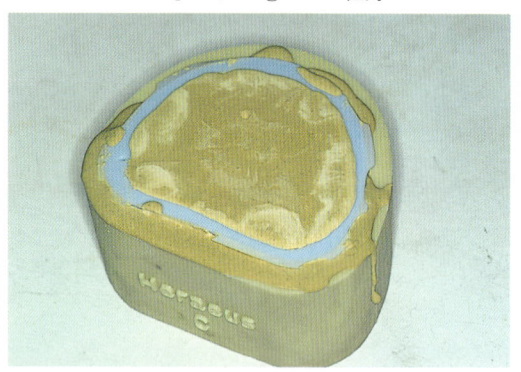

図8-40　耐火模型材の硬化膨張が始まっている．この膨張のコントロールが大きく適合に影響する（6章参照）．

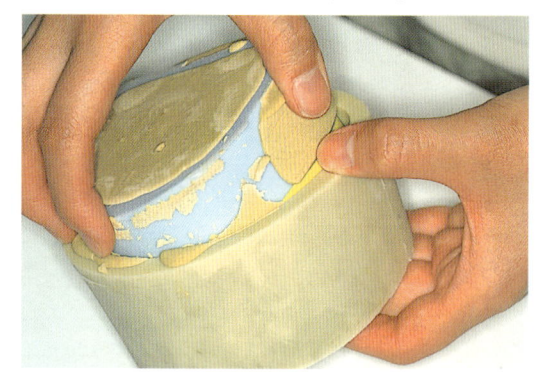

図8-41　耐火模型が硬化した45分後にシリコーンリング（Silicone sleeve）を外す．

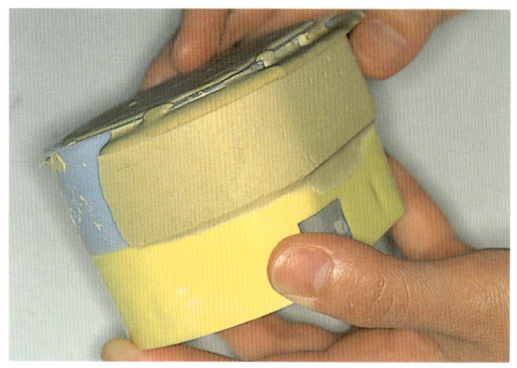

図8-42　シリコーンリング内の耐火模型材を撤去する．

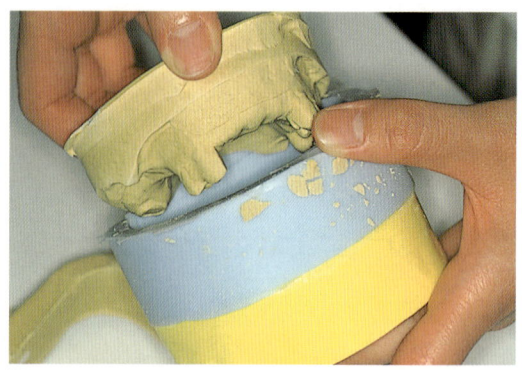

図8-43　シリコーン複印象から耐火模型を取り出す．

Optivestを用いた場合の製作ステップ

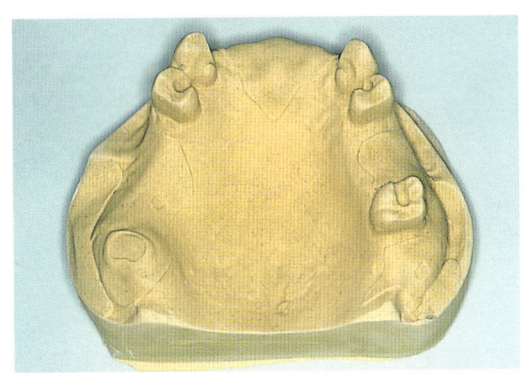

図8-44 取り出した耐火模型．ファインタイプの耐火模型材なので，今までにない緻密な表面性状が得られている．

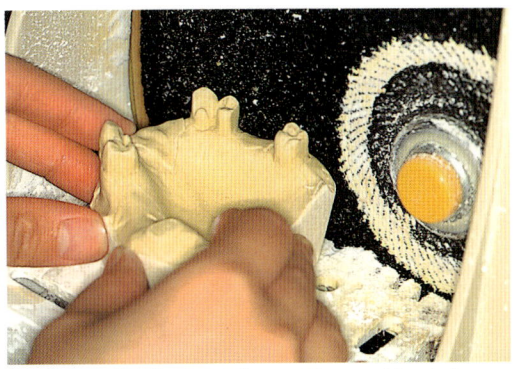

図8-45 耐火模型のトリミング．この際，トリマーに水を用いてはいけない．筆者はトリマーの排水口に集塵装置をジョイントしている．

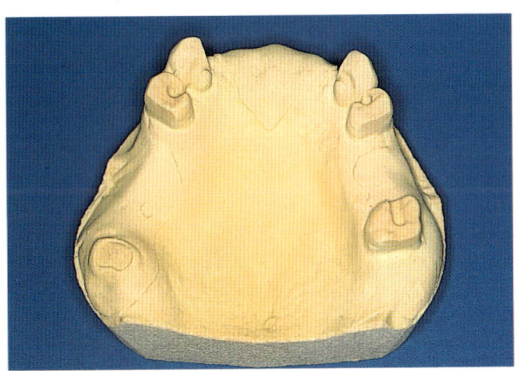

図8-46 トリミングを完了した耐火模型．

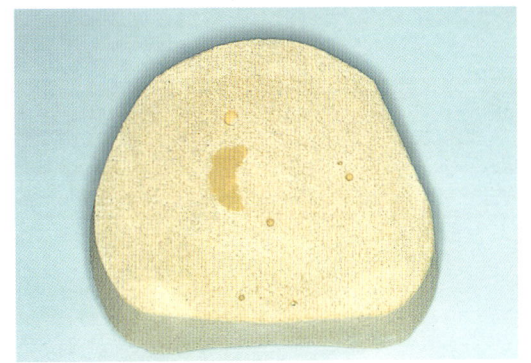

図8-47 耐火模型の基底部（面）は必ずトリマーで1層削っておく．これはキャストの状態をよくするよう通気性を確保するためである．

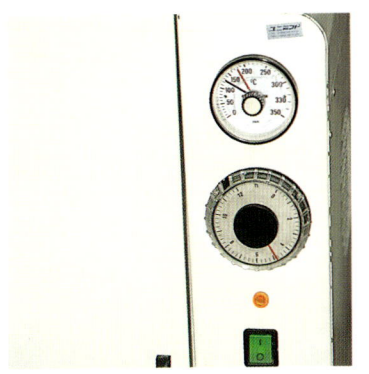

図8-48 耐火模型を120℃で45分間乾燥する．

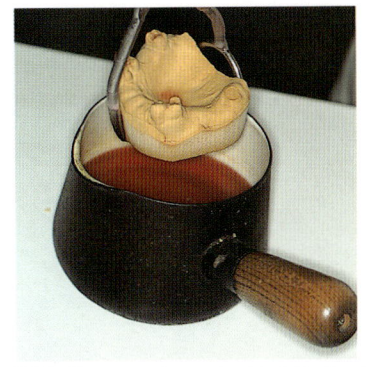

図8-49 ワックスバスはパラフィンワックスを単に溶かしたものでよい．1秒間浸す．このようにワックスによる表面硬化処理は行ったほうがよい．

165

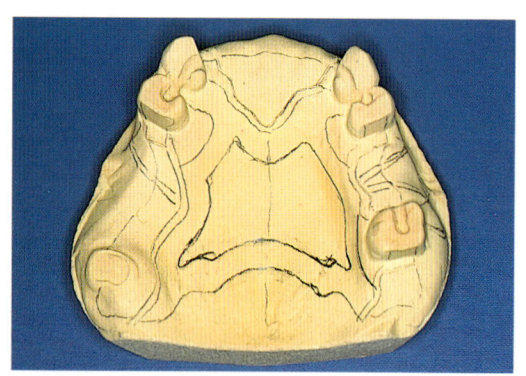

図8-50 耐火模型に構造設計線をシャープペンシルで描く．

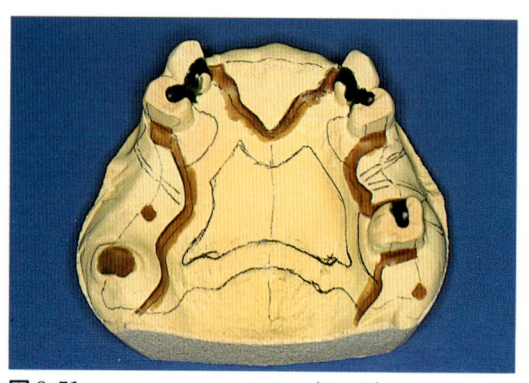

図8-51 フィニッシュライン部に厚さ0.2mmほどのワックス線を電気インスツルメントにて盛る．

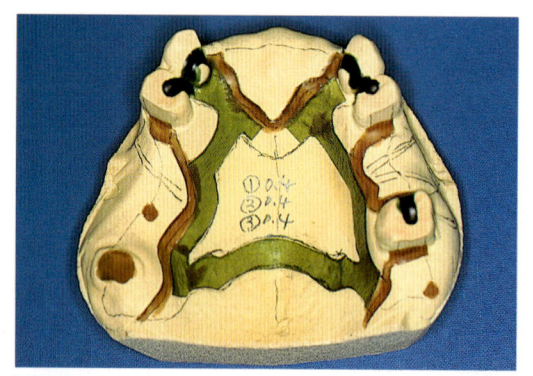

図8-52 メジャーコネクターは，今回は3枚接着法で行う．1枚目には，厚さ0.4mmのSmooth casting wax（BEGO社）を貼る．

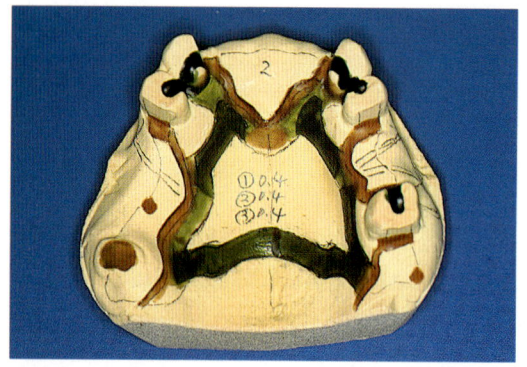

図8-53 2枚目にも同じく厚さ0.4mmのSmooth casting waxを決められた位置に部分的に貼る．この際，構造設計線よりオーバーしないよう注意する．

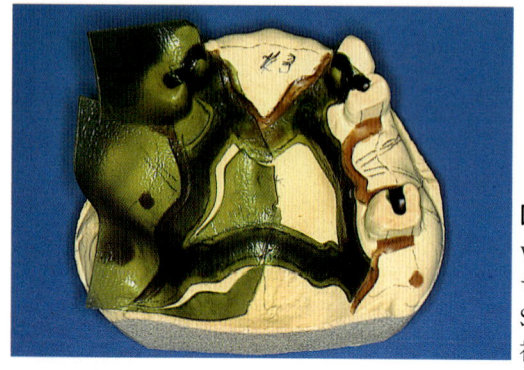

図8-54 3枚目には，厚さ0.4mmのStippled sheet waxを貼る．構造設計線より，0.8mmはオーバーさせてメジャーコネクター辺縁部をカットする．Stippled sheet waxにはファインタイプの柄で，松風社か山八歯材社のものを用いる．

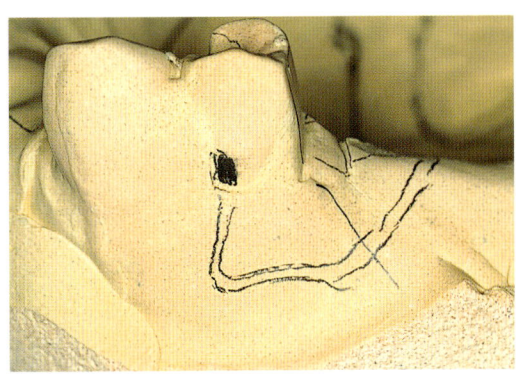

Optivestを用いた場合の製作ステップ

図8-55　|5|のⅠバークラスプの構造設計線をシャープペンシルで描く．

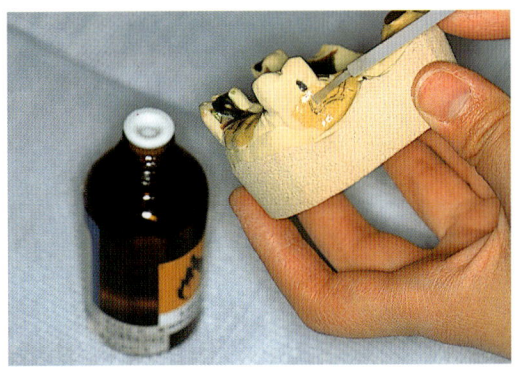

図8-56　ラピッドフレックスパターンを耐火模型によく接着させるため，接着剤Wax-Fix（Dentauram社）を耐火模型に塗布する．

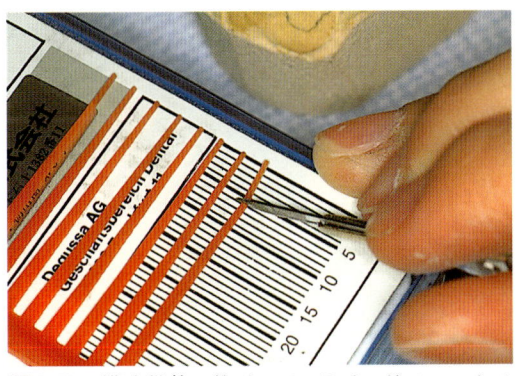

図8-57　構造設計に基づいて，ラピッドフレックスパターンを先端から7 mmカットする．この作業は，パッケージの箱に表示されたゲージ（1目盛1 mm）の上で精確に行う．

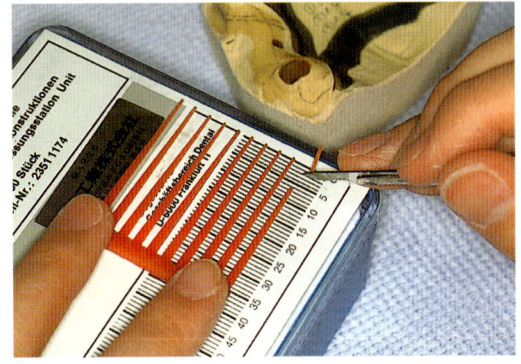

図8-58　先端7 mmをカットしたラピッドフレックスパターンは，先端から必要量だけをパターン用として使用する．

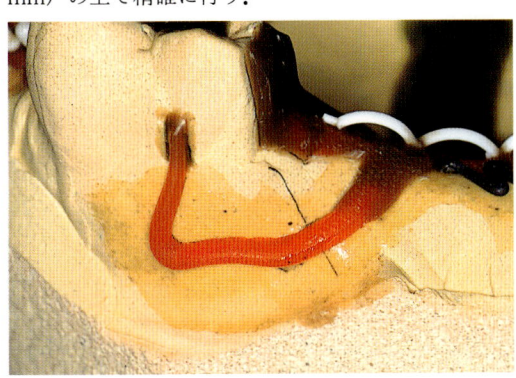

図8-59　ラピッドフレックスパターンを指先の温度で軟化させ，耐火模型上の構造設計されたクラスプラインに沿って貼り付ける（ワックスフィット）．先端部は，パターンの両サイドを電気インスツルメントで，原型を壊さないよう，慎重に少量のワックスを付与する．

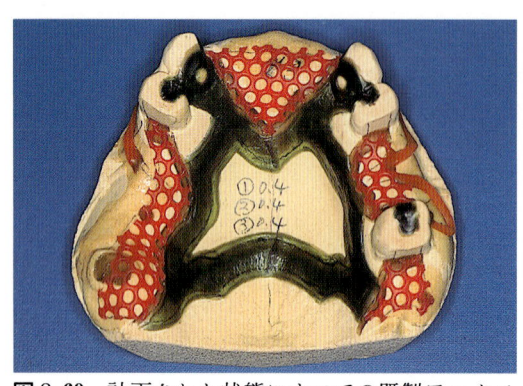

図8-60 計画された状態にすべての既製ワックスを貼り付けたところ（ワックスフィットの完了）．

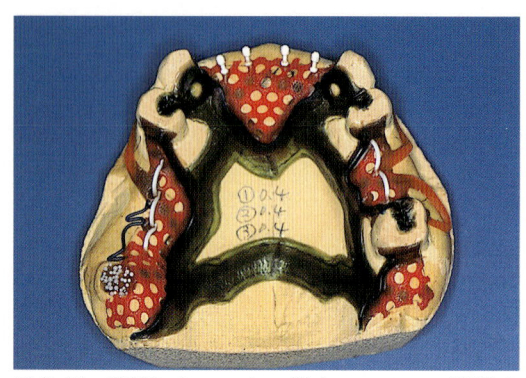

図8-61 接着したワックス間をワックスで連結する（ワックスジョイント）．この作業が終わったところで，人工歯用の維持ピンを植立した．

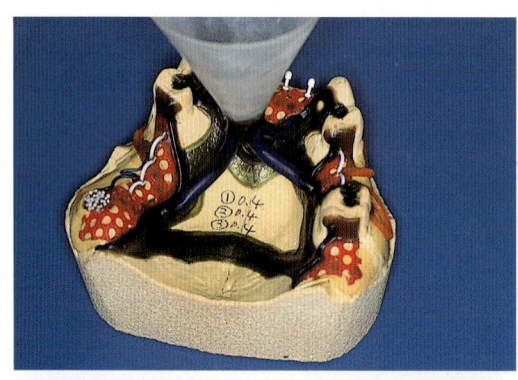

図8-62 スプルーイングの際，クルーシブルフォーマーにはゲートフォーマー（モリタ社）を用いている（7章参照）．

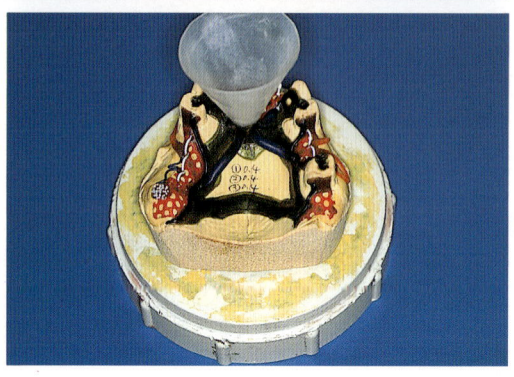

図8-63 耐火模型は，埋没用リングフォーマーのベースプレート中央部に，ワックスで固定する．ベースプレートには，スプルー形成用と非形成用がある．ここでは，シャワータイプスプルーなので，非形成用を用いている．

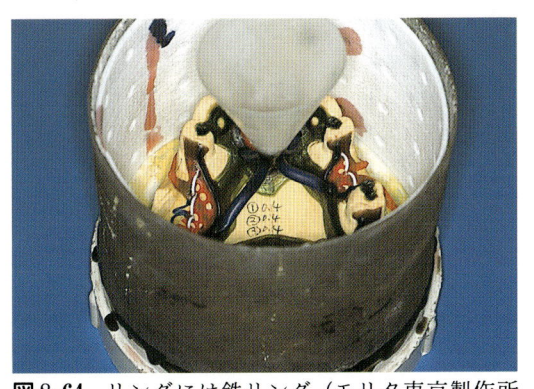

Optivest を用いた場合の製作ステップ

図 8-64 リングには鉄リング（モリタ東京製作所社）を用いる．リング内側には Safety Ribbon（山八歯材社）を 2 枚巻く．リングレス鋳造はトラブルを招くので行わない．

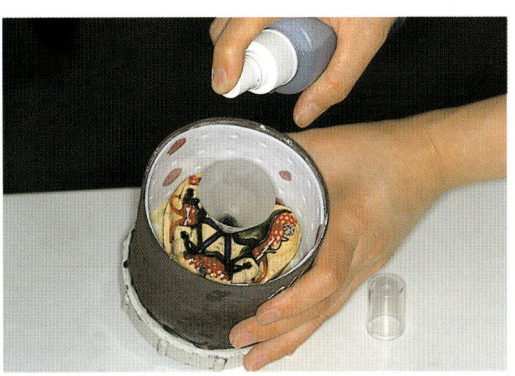

図 8-65 ワックスパターンクリーナー（松風社）を塗布し，エアーガンで吹き飛ばす．

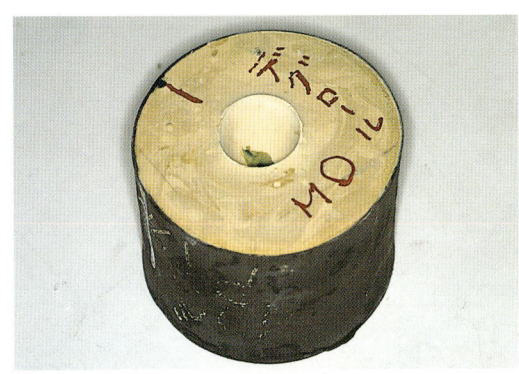

図 8-66 筆者は外埋没材には，Biosint-Extra（DeguDent 社）を通気性の面から推奨している．しかし，耐火模型と同じく，Optivest を外埋没材として用いる場合は，通気性が悪いので，決して加圧下での外埋没を行ってはいけない．

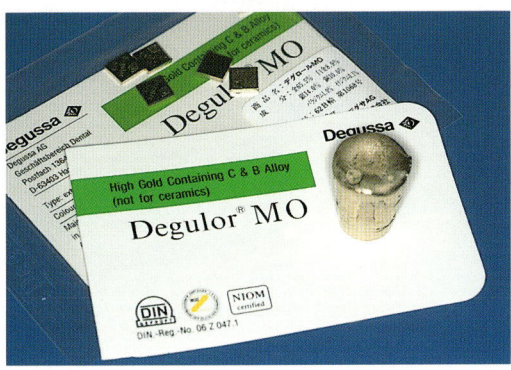

図 8-67 合金には，Degulor MO（DeguDent 社）を用いる．必要量をインゴット（7 章参照）にした．本ケースの場合は 50 g 以上は必要である．

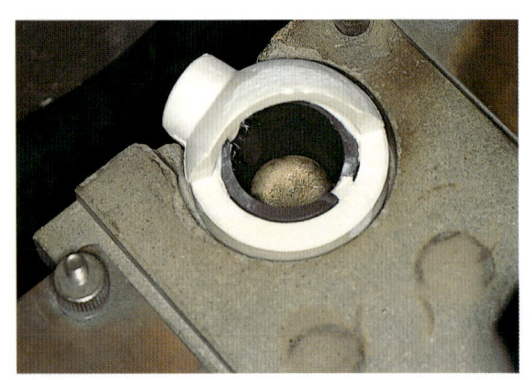

図 8-68　グラファイトルツボ BC-1（ユニーク社）に Degulor MO のインゴットをセットする．

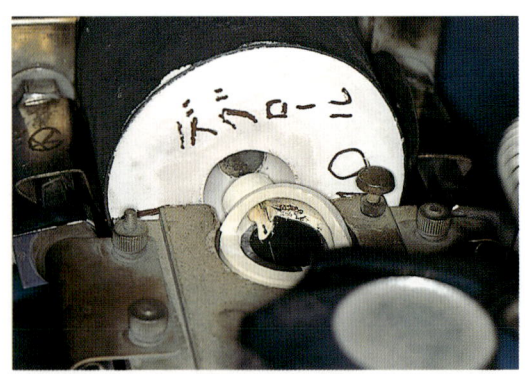

図 8-69　セットの際，遠心の回転方向は，前歯部を進行方向に必ず合致させる．

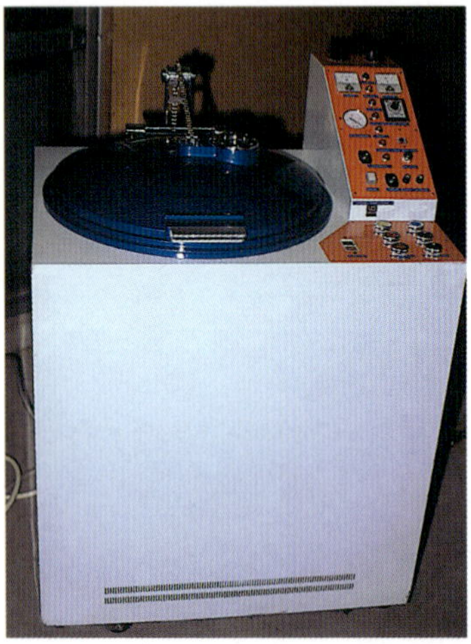

図 8-70　鋳造には高周波遠心鋳造機スーパートロン II UVM-7000（ユニーク社）を用いた．

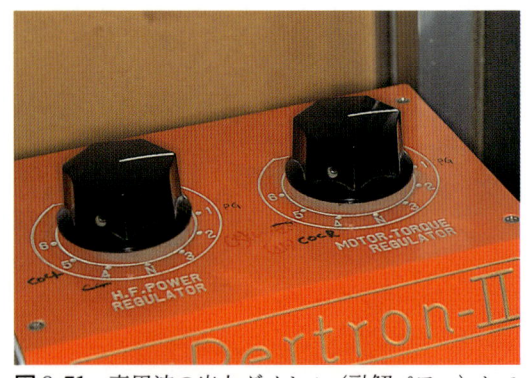

図 8-71　高周波の出力ダイヤル（融解パワー）とモーターの回転数はともに 1 にセットする．

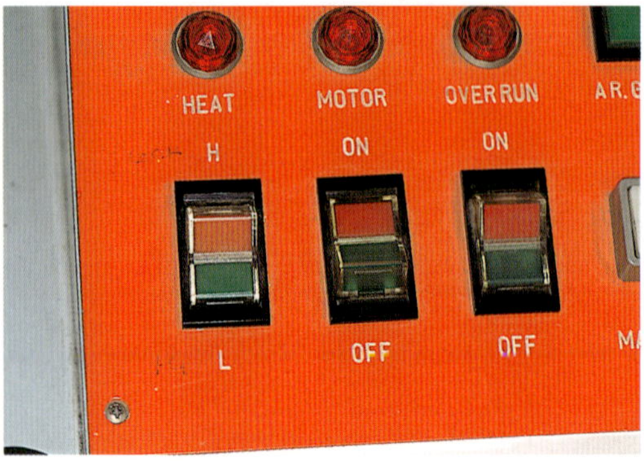

図 8-72　HEAT スイッチは高周波出力を Gold 用の Low ボタンに切り替える．

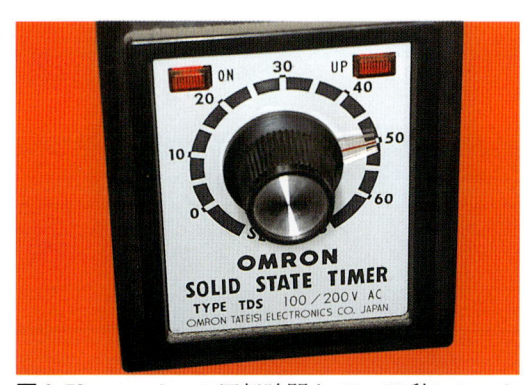

図 8-73 モーターの回転時間を 40〜50 秒にセットする．

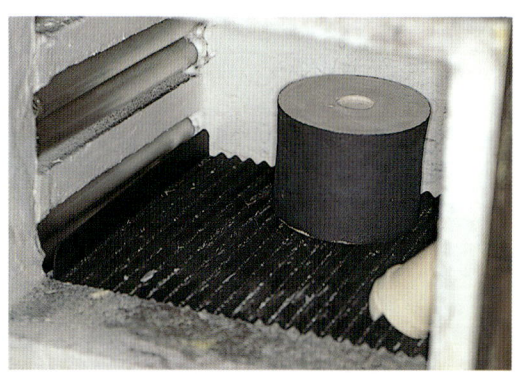

図 8-74 鋳造後はただちにキャストリングを鋳造機より取り出し，リングファーネスに戻す．このときのリングファーネスの温度は 580℃である．その後，5 分後に室温にして徐冷する．

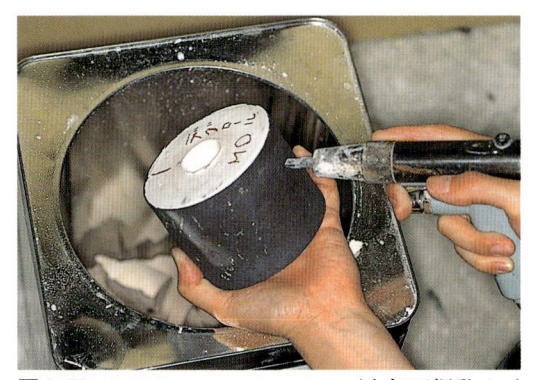

図 8-75 CARO エアーカッター（空気圧振動チゼル，東邦歯科産業）を用いて，鉄リングを振動させる．

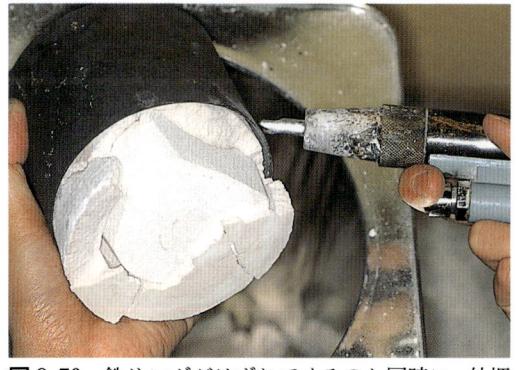

図 8-76 鉄リングがはずれてくるのと同時に，外埋没材が除去されてくる．この段階で，耐火模型のみ取り出す．

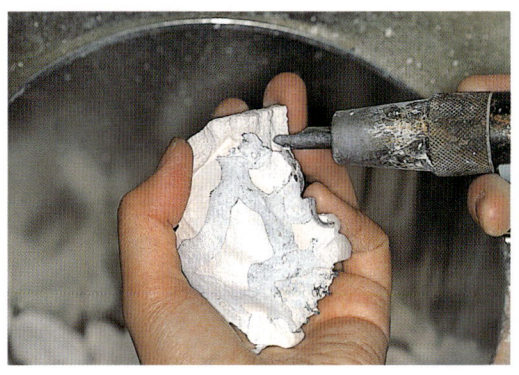

図 8-77 クラスプ内面側の埋没材はガラスビーズを用いたペンシルブラスターで除去する．その後，CAROエアーカッターで振動を与えながら，埋没材を除去する．この際，フレーム等にカッター先端部が絶対に当たらないように注意する．万一当たったら，適合はもうおしまい！

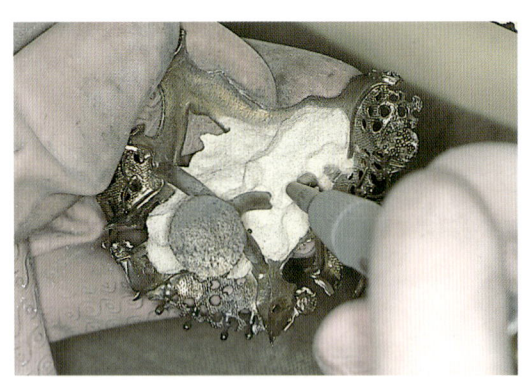

図 8-78　ガラスビーズ♯180（宏城工機社）を用い，ペンシルブラスターで残りの埋没材を除去する．

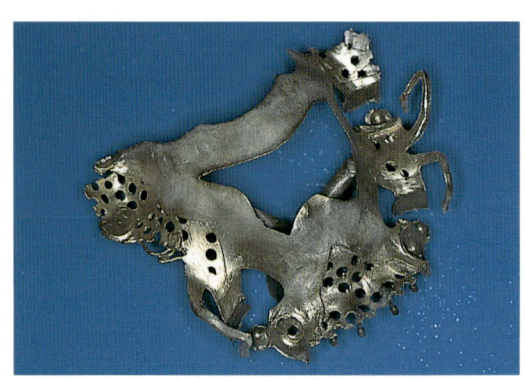

図 8-79　完成した鋳造体の粘膜面側．Degulor MO で鋳造した場合は，Pt含有量が8.9％と比較的高いので，黄金色とはならない．

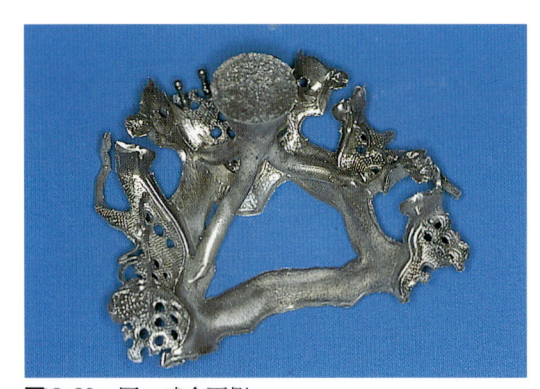

図 8-80　同，咬合面側．

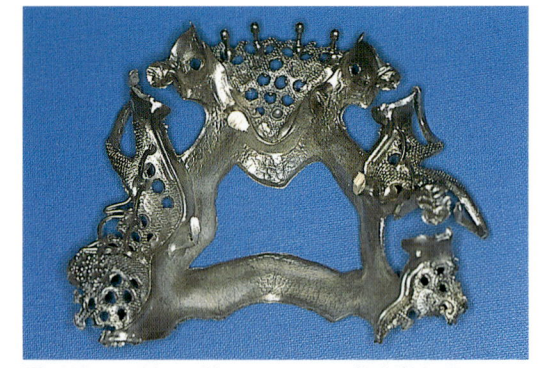

図 8-81　スプルー線をカットし，軟化熱処理しやすい形態に準備する．

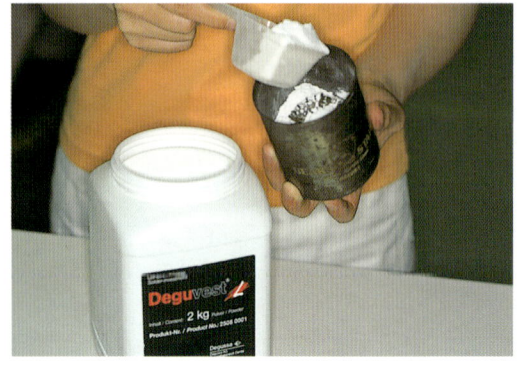

図 8-82　熱処理専用のマジックカップがない場合，ステンレス缶で代用できるが，使い勝手はあまりよくない．Deguvest L（DeguDent社）をあらかじめ缶の中に入れ，その中にキャストフレームを入れたのち，さらにDeguvest Lを追加する．

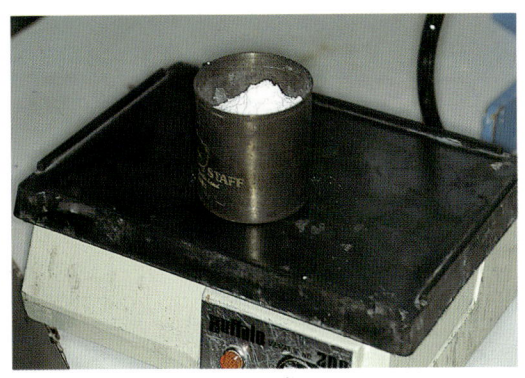

Optivestを用いた場合の製作ステップ

図8-83 バイブレーターを軽くかける．キャストフレームの"宇宙遊泳"状態ともいえる状況になる．

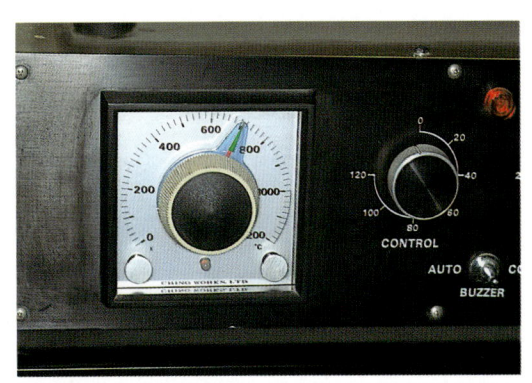

図8-84 あらかじめファーネスを700℃に設定しておく．

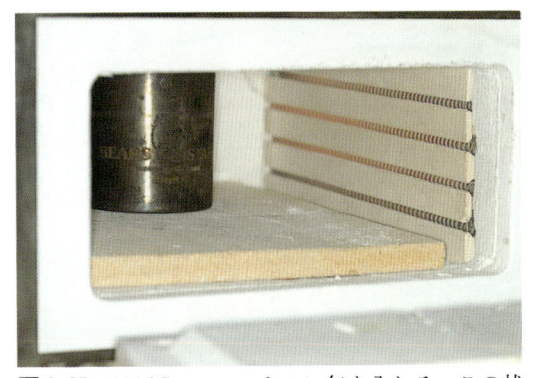

図8-85 700℃のファーネスに缶を入れる．この状態で15分間保持する．最初は缶の内部のDeguvest Lが熱を吸収してしまうので，700℃に復帰するのに5分ほどかかる．

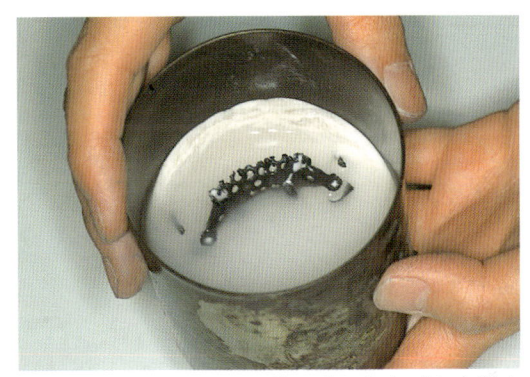

図8-86 ファーネスから取り出した缶ごと水道水で急冷する．水中急冷を伴う軟化熱処理である．

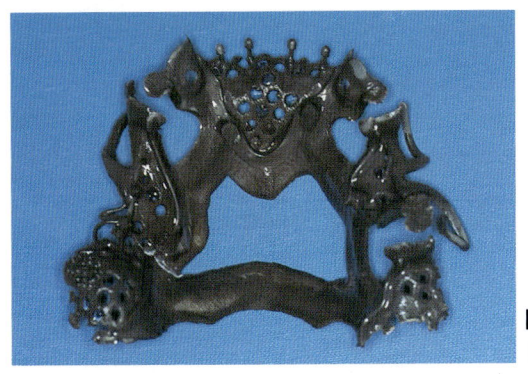

図8-87 水中急冷後のキャストフレーム．真っ黒になる．

173

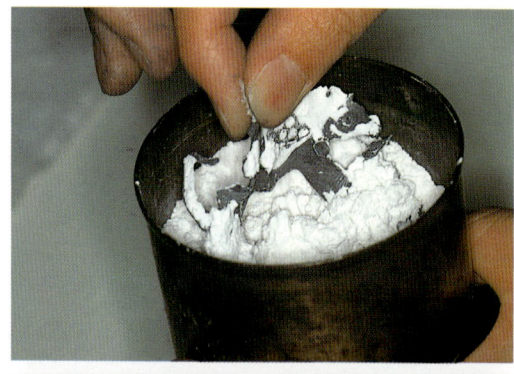

図8-88 缶の中に新しくDeguvest Lを入れ，フレームを中に押し入れる．その後，軽くバイブレーターをかける．

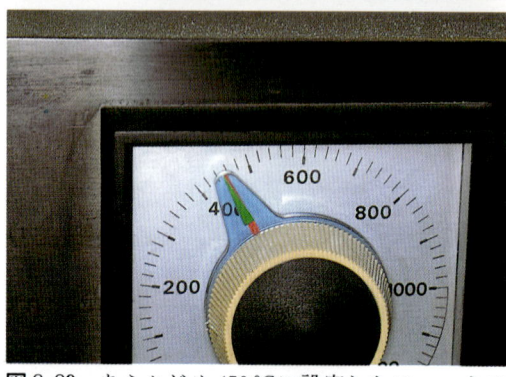

図8-89 あらかじめ450℃に設定したファーネスに缶を入れる．その後，350℃まで30分かけて徐冷する．その後は室温にて放冷する．

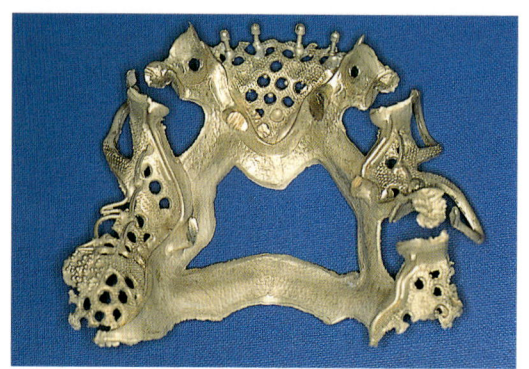

図8-90 硬化熱処理後，ピックリングを行ったキャストフレーム（咬合面側）．

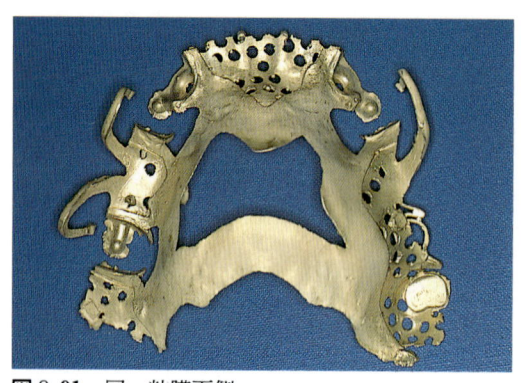

図8-91 同，粘膜面側．

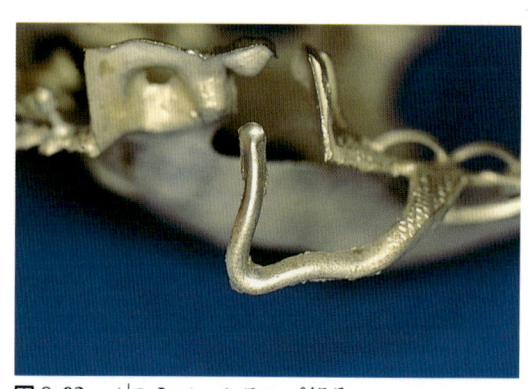

図8-92 $\underline{4|}$のIバークラスプ部分．

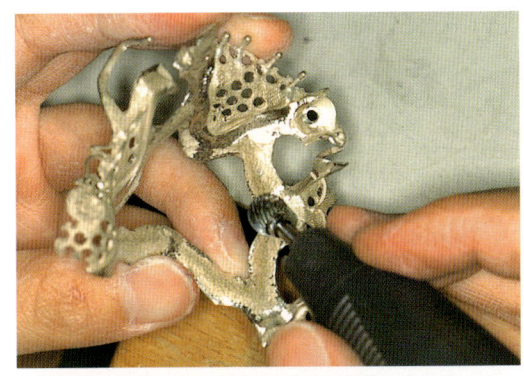

図8-93 スプルー線カット後の植立部分，もしくはメジャーコネクターの外形調整は，カーバイドバー No.17（松風社）を用いて削除していく．

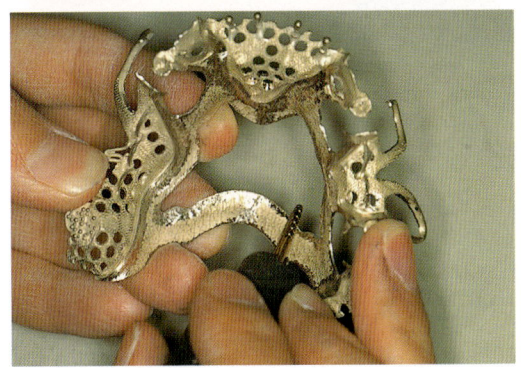

図8-94 多少細目のカーバイドバー No.34（松風社）もしくは No.1512（Edenta社，発売元モリタ）を用いてメジャーコネクターの外形を正確に移行的に整える．カーボランダムポイントは粉塵が飛散しやすく，今の時代に合わないので，筆者は用いない．

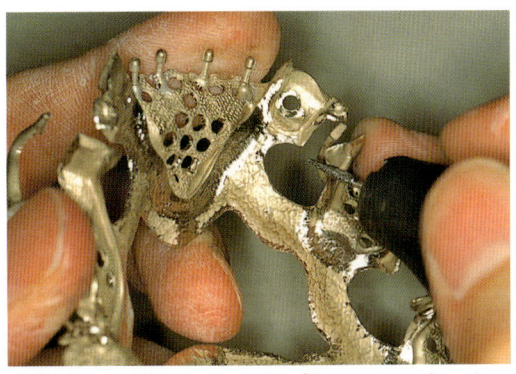

図8-95 マイナーコネクター部，ベースコネクター部など細部の研磨は，ダイヤモンドバー HP-101（ビビッド社）を用いて行う．

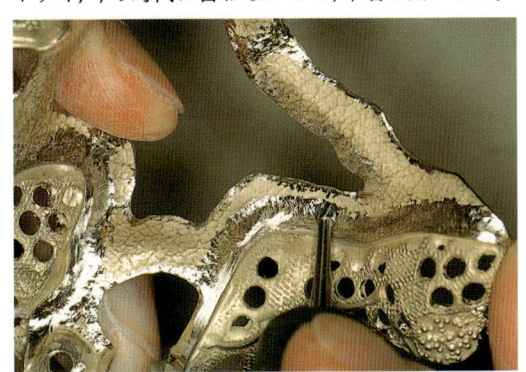

図8-96 研磨によって失われたスティップル部，フィニッシュライン部，マイナーコネクター部などは，カーバイドのラウンドバー No.8（SSホワイト社）を用いてスティップリングを行う．

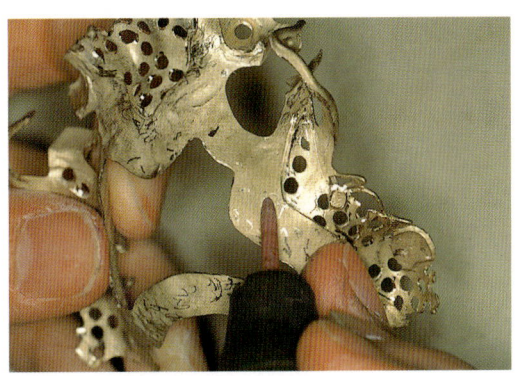

図8-97 粘膜面の気泡の除去は，セラミックファイバー入り研磨材 Stick Point（キクタニ社）のレッド，ブルー，ワインの3種を用いて行う．キズがつきにくく，美しく仕上がる．

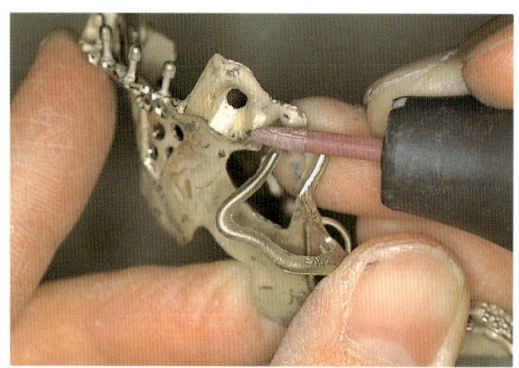

図 8-98 Ｉバークラスプ先端部の形態も Stick Point を用いて調整する．

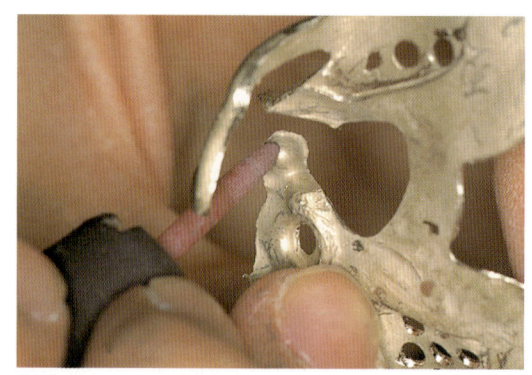

図 8-99 レスト内面の気泡の除去は，同じく Stick Point を用いて行う．

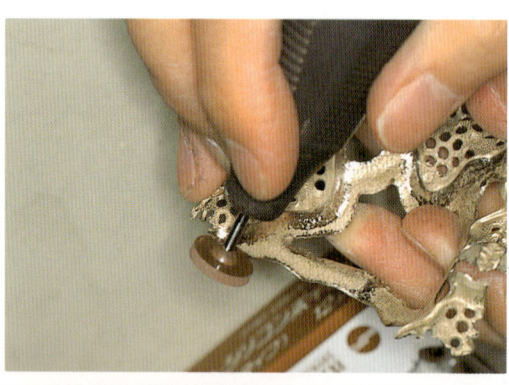

図 8-100 メジャーコネクター（前後パラタルバー）部をシリコーンポイントＭタイプ（M2，HP，11，松風社）およびビックコーンシリコンポリッシャー ブラウン（中研磨用，名南歯科貿易）を用いて，軽くなでる程度に研磨する．

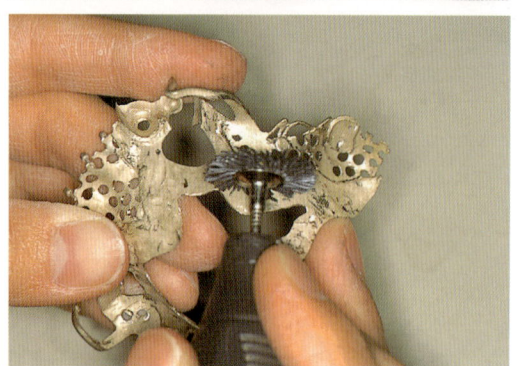

図 8-101 粘膜面は，ナイロンブラシを用い，研磨材にはアルミナ入りのマルチフィックスⅡ（カー社，発売元アジアサイブロン社）を使って，低速回転にて全面に半光沢を出す．この際，金属ワイヤーブラシは決して用いてはいけない．

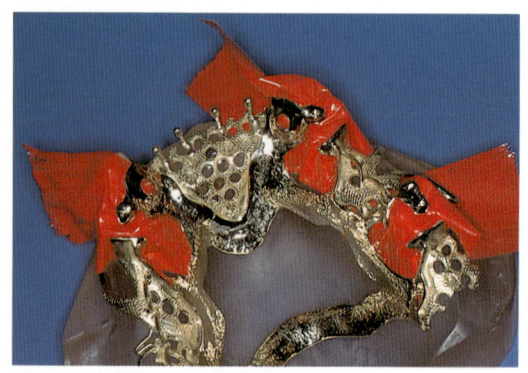

図 8-102 最終仕上げ終了後，マスターモデルにオクルージョンフォイル（8μm，Arti-Foil，Bausch社，No.BK 21 片面 red）を被せ，フレームを入れて，内面の"あたり"をチェックする．

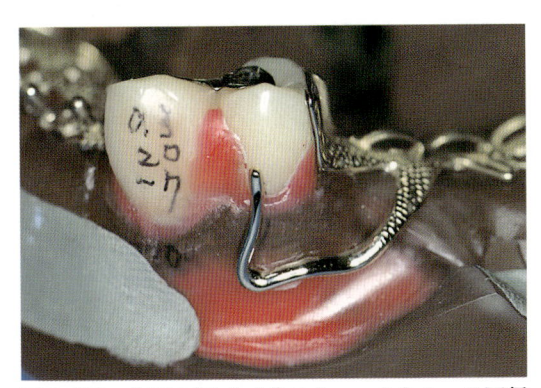

図8-103 内面の"あたり"のチェックを2〜3回行ったら、クラスプ内面用のフェルトポイントを用いて仕上げ研磨を行う。この際、強いあたりがある部分は、Stick Pointで削除する。再度マスターモデルに入れてチェックする。

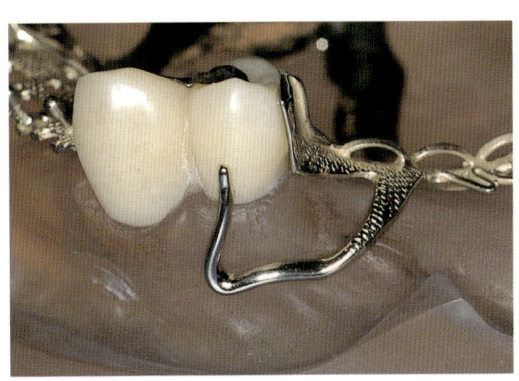

図8-104 マスターモデルのワックスを流蠟し、完成したキャストパーシャル。5|のRPIを見てほしい。45倍大のマイクロスコープで見ても適合している。

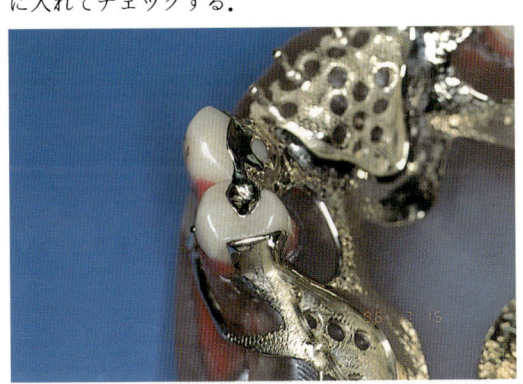

図8-105 同、右側咬合面観。

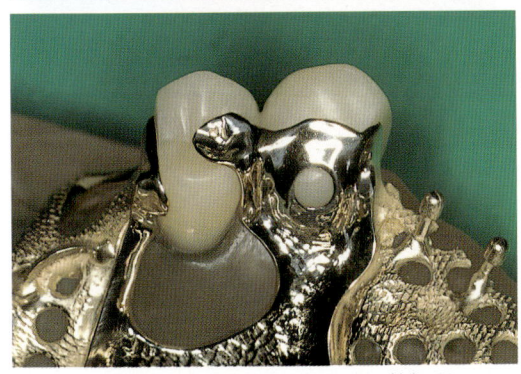

図8-106 同、右側舌側面観。T.K.M.熱処理のおかげで適合は完ぺきである。

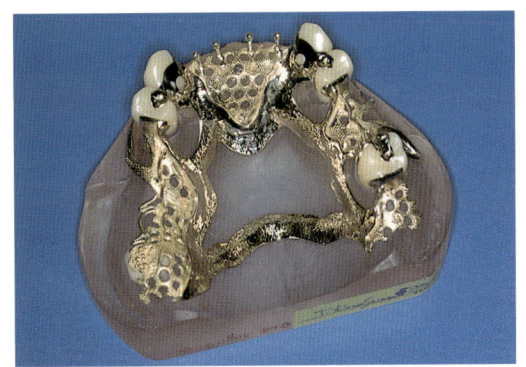

図8-107 同、キャストパーシャルフレームの全体（咬合面観）。

8章 全製作ステップの復習をしよう

Deguvest Fを用いた場合の製作ステップ：上顎の場合

　普段クラウンブリッジをメインに歯科技工をしている人たちには，クラウンブリッジ用のDeguvest Fを用いる，本法を特にお勧めする（ただし，指定の複印象材が入手可能になってから取り組んだほうがよい）．また，本法はスタビライザーなどの扱いもなく，シンプルな製作法であり，たまにキャストパーシャルをやる人には，ぴったりな方法である（**図8-108〜139**）．
　製作法にはいる前に，本法の注意点をおさらいしておこう．
(1)シリコーン複印象材には，Deguform plusを用いること．
(2)厚さ5mmほどのガラス板が必要である．
(3)複印象用フラスコは，大きささえ合えばどこのメーカーのものでもよい．ただし，スリット入のスリーブであること，またスタビライザーは用いないので，スタビライザーがセパレートできる可動式のものでなければならない．
(4)粉液比および専用液の混合比，リングファーネスの加熱スケジュールを守ること．

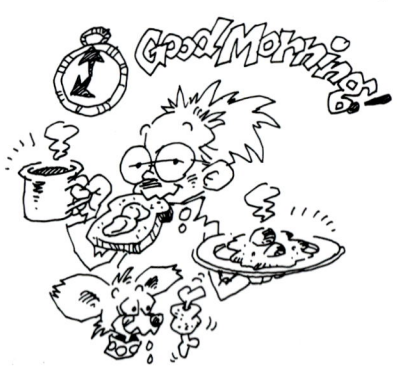

なれたものが，やっぱりいちばん．

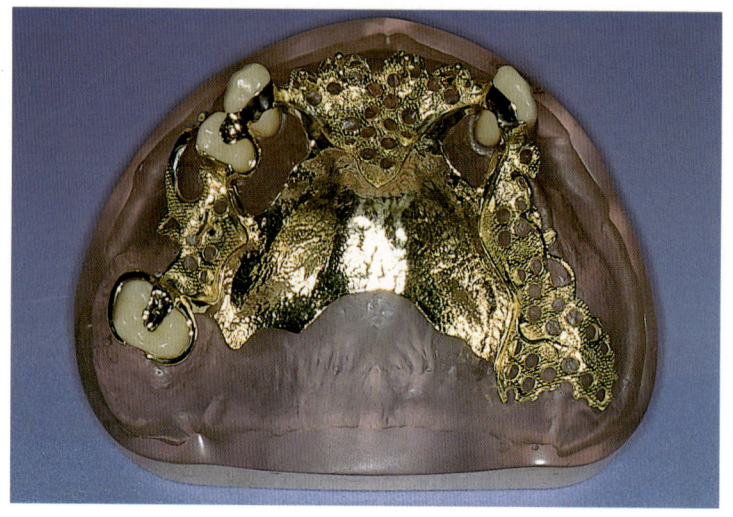

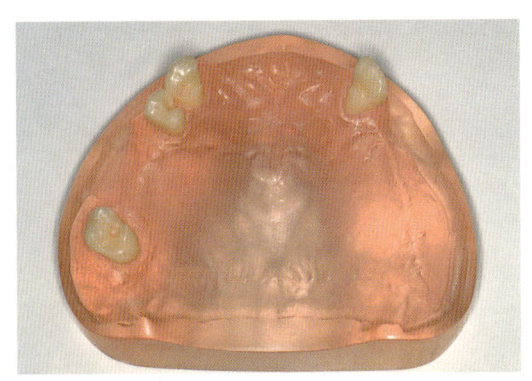

図 8-108 荒井洋充先生のマスターモデルをプレゼンテーション用に筆者が製作したモデル.

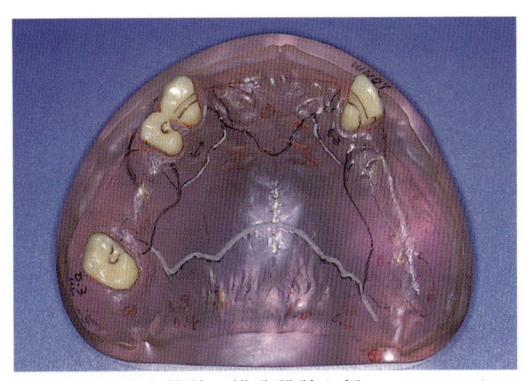

図 8-109 基本設計と構造設計を行って,マスターモデル上に数値化を含め描記した.

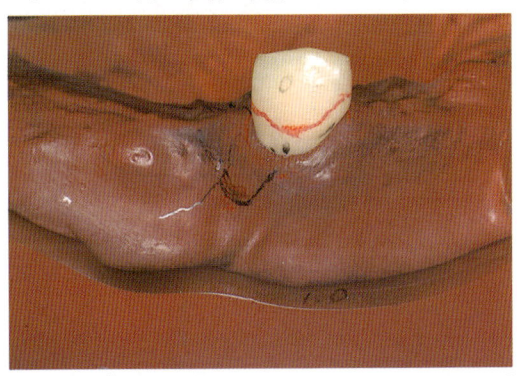

図 8-110 ⎿3はワイヤークラスプで,Ⅰバータイプにした（左側頬側面観）.

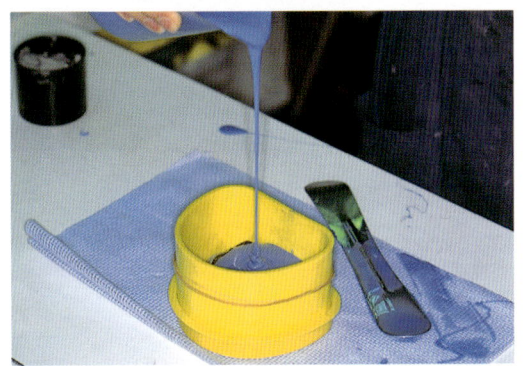

図 8-111 スタビライザーは用いず,シリコーン複印象材には Deguform plus を用いる.複印象材はスパチュラを用いて手練和を 60 秒してその後に注入する.

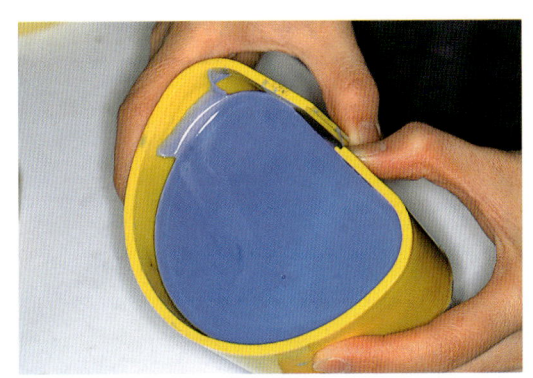

図 8-112 フラスコベースを取り外し,スリーブを撤去する.この場合,かなり乱暴に扱ってもシリコーンの精度に影響はない.それはスタビライザーを用いていないからである.

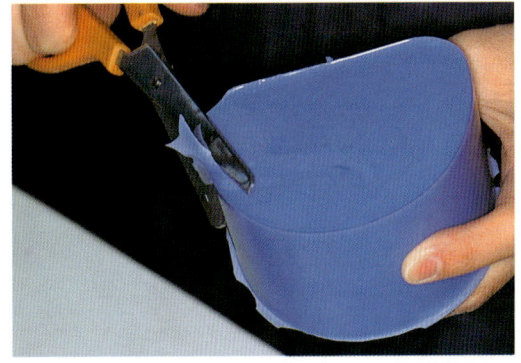

図 8-113 表面張力によって,スリーブ内面に盛り上がったシリコーンは,全周にわたり幅 7 mm ほど,ハサミを用いて斜めにカットする.全面を平らにするためである.

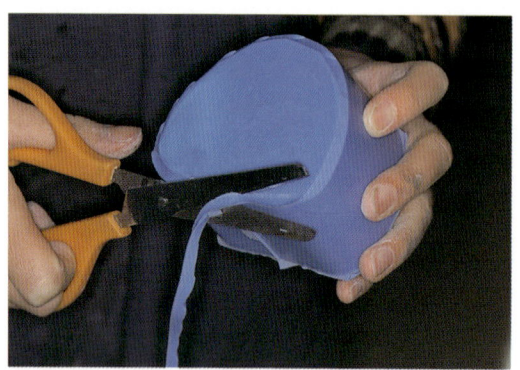

図 8-114 せり上がったところは特に注意してカットする．中のマスターモデルも手で取り出せばよい．

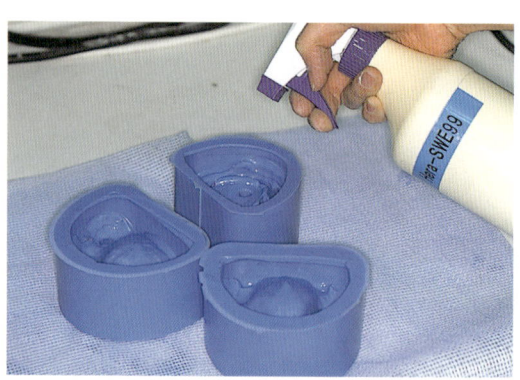

図 8-115 シリコーン表面滑沢材としてサンスプレー（サンデンタル社）を塗布する．表面滑沢材は，サンスプレー以外にはイブキクリーナー（デンタルアルファ社）しかない．

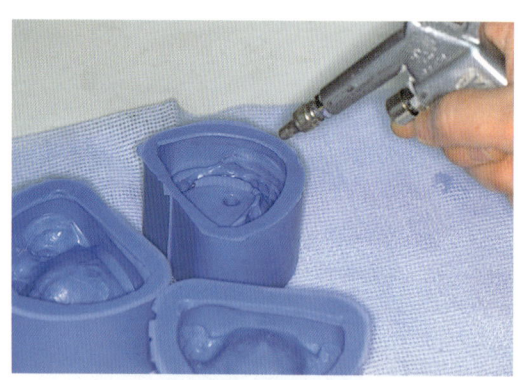

図 8-116 シリコーン表面滑沢材塗布 30 秒後，液の残渣がないようエアーガンを用いて完全に吹き飛ばす．

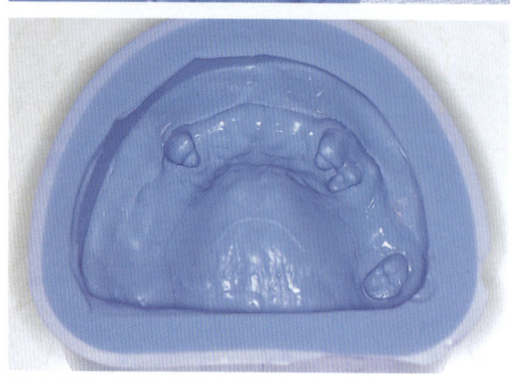

図 8-117 "超"精密な複印象面が得られる．

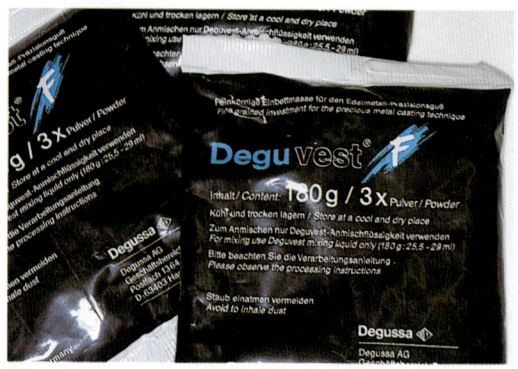

図 8-118 Deguvest F の専用液の混合比は 50％濃度である（6章，**表 6-4** 参照）．

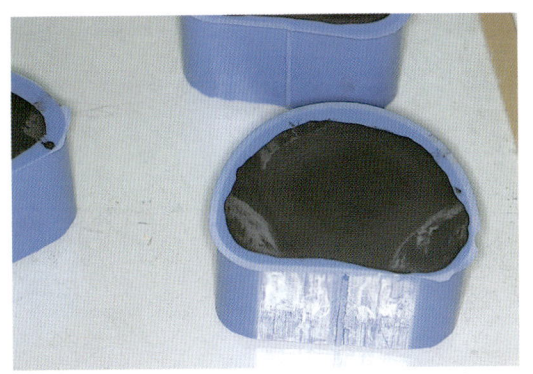

図8-119　Deguvest Fは，シリコーン複印象内面にバイブレーターを用いて注入する．その後，ただちにガラス板の上に置く．平らでないので，決して机の上に置いてはならない．

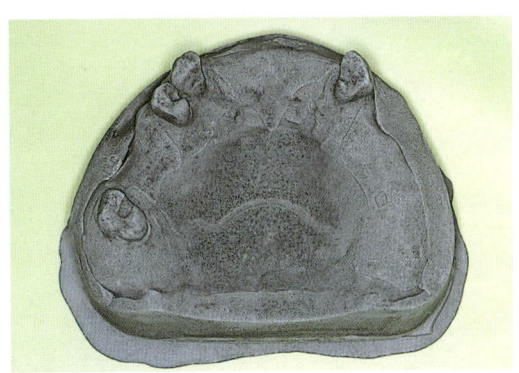

図8-120　Deguvest Fを注入したら，45分後にシリコーン複印象から取り出すことができる．ただし，このまま放置してはいけない．ただちに乾燥作業にはいる．

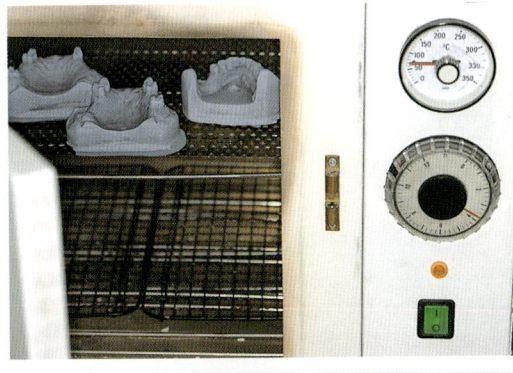

図8-121　できあがった耐火模型は，70℃の乾燥炉に入れる．乾燥炉はファン付の対流型がよい．45分間乾燥後，ワックスバスを行う．ワックスバスはしなくてもよいが，多少ワックスアップがしにくくなる．ただし，ワックスバスの代わりに各メーカーの表面硬化材を決して用いてはならない．バリの原因となるからである．

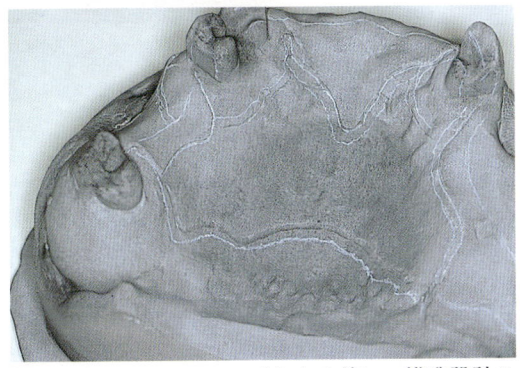

図8-122　ワックスアップをする前に，構造設計ラインを白鉛筆（Faber-Castell 社の Perfection F 058, 発売元はインターグローブ社）で描記する．

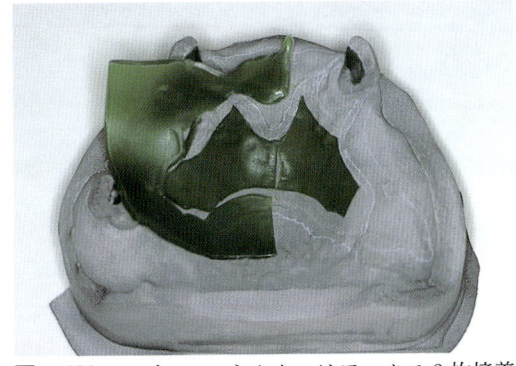

図8-123　メジャーコネクターはワックス2枚接着法で行う．1枚目は正中を境に右は0.8 mm, 左は0.6 mmのスムーズワックスを貼り付ける．

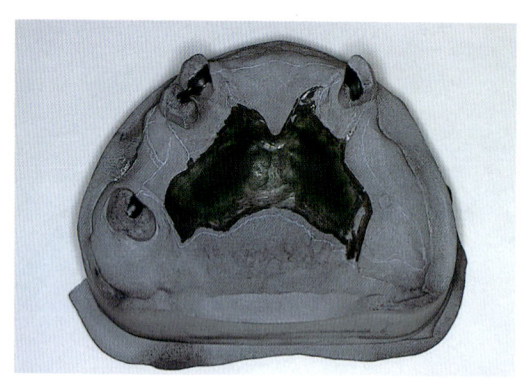

図 8-124 1枚目のスムーズワックスの左右を接続させ，かつメジャーコネクター辺縁部に段差ができないよう，インスツルメントで移行的にワックスを削り取る．ワックスは必ずビーディング上で終わるようにする．

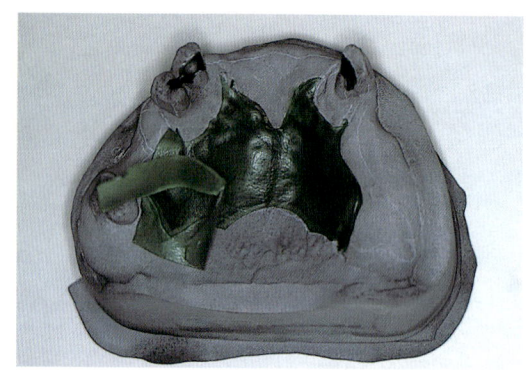

図 8-125 2枚目のワックスは Stippled sheet wax で，厚さ 0.4 mm のファイン（細）を用いている．メジャーコネクターの外形（ビーディングが施されているところ）より 1 mm ほどオーバーに床縁をカットする．

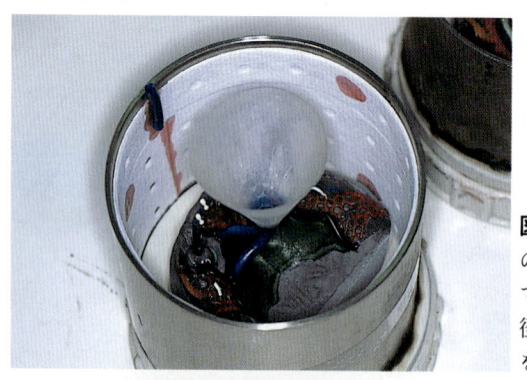

図 8-126 通法どおり埋没する．ただし，外埋没の場合の専用液の混合比は，耐火模型の製作と同じ 50％濃度である．また，鉄リングは，シャワータイプ用で，直径 90 mm，高さ 70 mm のもの（モリタ東京製作所製）を用いる．

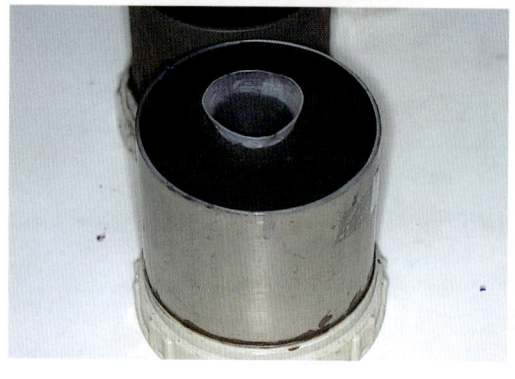

図 8-127 シャワータイプのスプルーの場合，クルーシブル（湯口）を大きくしたいため，サイクラーク鋳造機用のゲートフォーマー（モリタ社）を用いている．メタルの飛散がなくなり，経済的でもある．

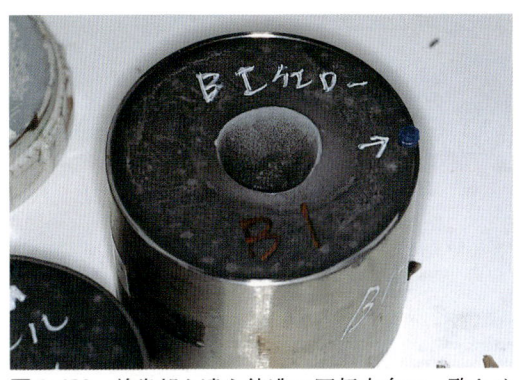

図 8-128 前歯部を遠心鋳造の回転方向に一致させる（矢印の方向）．合金には，BI YELLOW（山本貴金属社）を用いた．

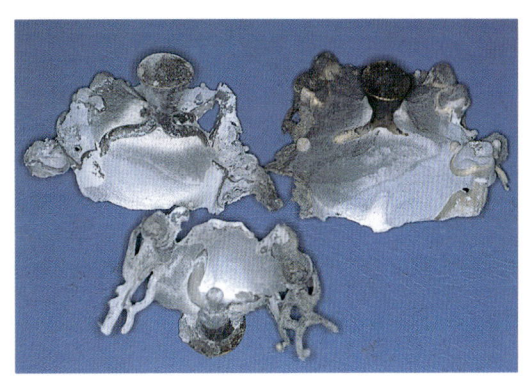

図 8-129 割り出した鋳造体．

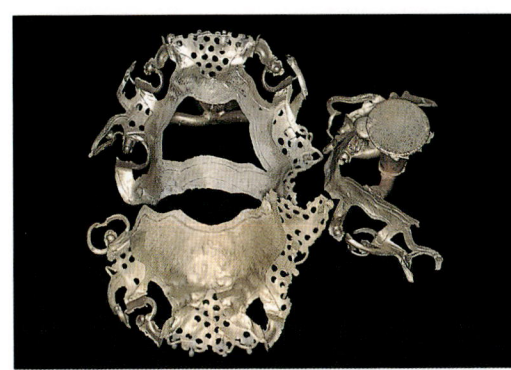

図 8-130 同じ Type IV の Gold-platinum alloy であっても，アズキャスト段階での色合いは違っている．
上：Degulor MO
右：Degulor M
下：BI YELLOW

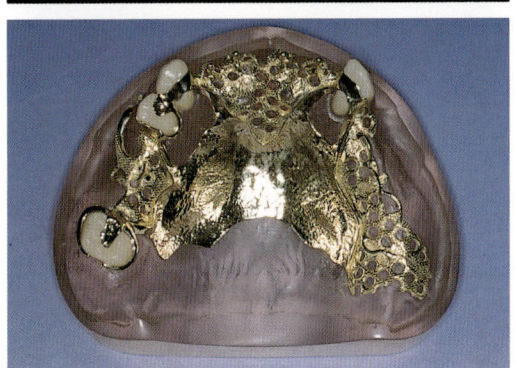

図 8-131 本システムのらくらく研磨法（前項参照）で仕上げたキャストパーシャル（咬合面観）．

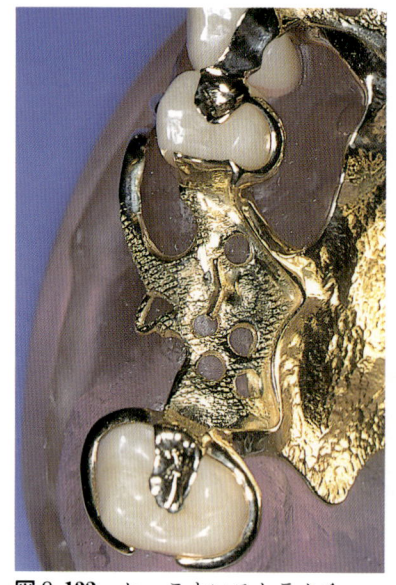

図8-132 かっこよいストラクチャーデザインを見てほしい（右側咬合面観）．

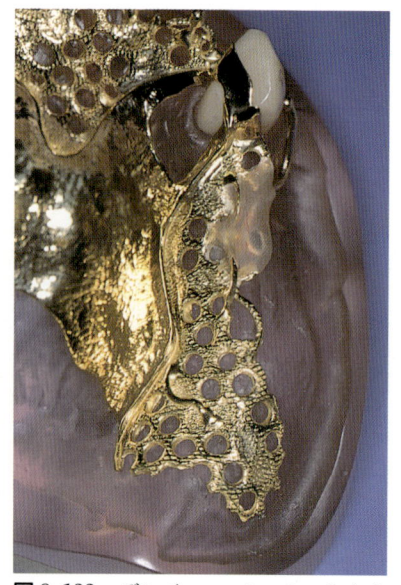

図8-133 デンチャーベースコネクターのストラクチャーデザイン一つにしても，人工歯排列されることを考慮して製作しなければならない（左側咬合面観）．

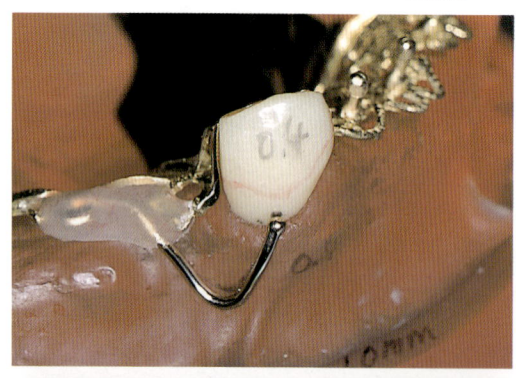

図8-134 審美性を考慮したワイヤークラスプ（I バータイプ）．ワイヤーの脚部分の位置も，人工歯排列のじゃまにならないよう配慮している（|3咬合面観）．

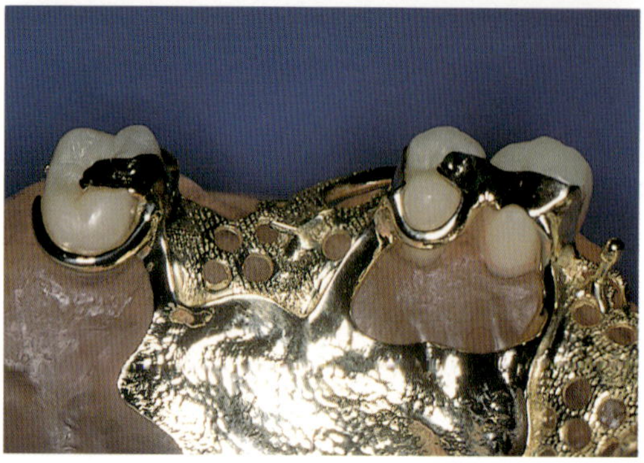

図8-135 ハイジーン形態のマイナーコネクターとメジャーコネクターの位置である（7 4 3|舌側面観）．

Deguvest Fを用いた場合の製作ステップ：上顎の場合

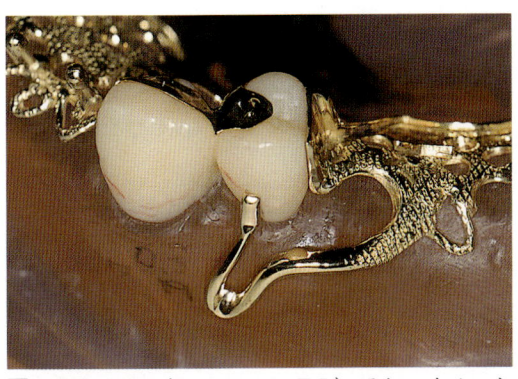

図8-136 RPI（Kratochvil, F.J.）アタッチメント（4 3|頬側面観）．

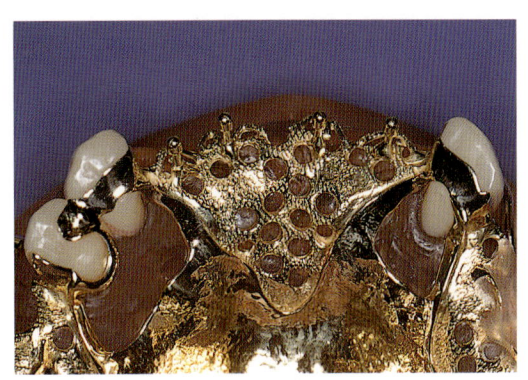

図8-137 同，前歯部咬合面観．

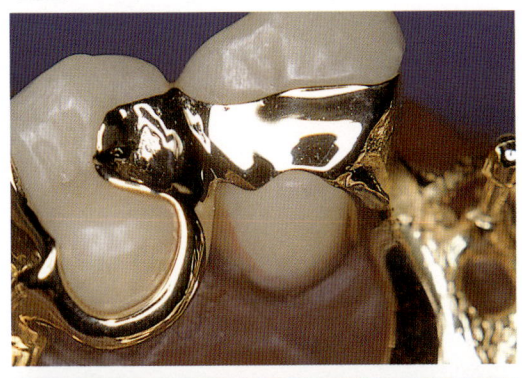

図8-138 4 3|レストを接写カメラで，2倍率まで拡大したところ．適合はすべて良好である．マイクロスコープで45倍率まで拡大しても，適合している（右側咬合面観）．

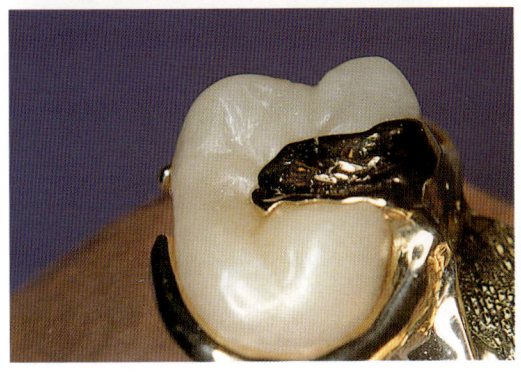

図8-139 |7のオクルーザルレスト（中央部型）とスタンダードクラスプを2倍率で見た適合状態．T.K.M法に自信がもてるのも納得できるだろう（右側咬合面観）．

185

8章 全製作ステップの復習をしよう

Deguvest Fを用いた場合の製作ステップ：下顎の場合

同じくDeguvest Fを用いた場合，下顎での対応を上顎と重複するところは一部省略しながら解説する（図8-140〜174）．

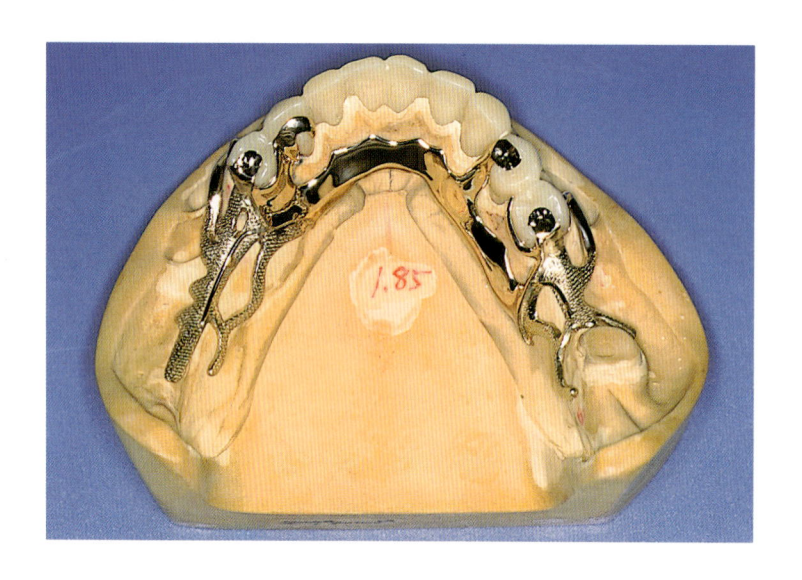

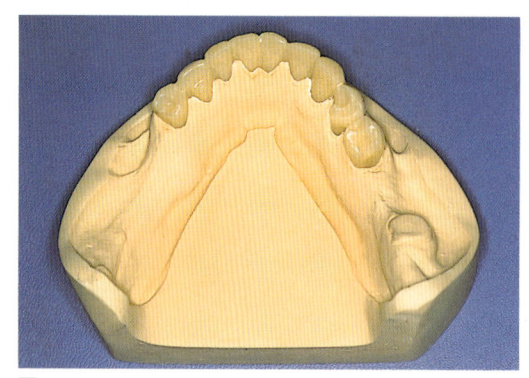

図8-140 下顎のマスターモデル．本ケースをDeguvest Fを用いて製作してみよう．

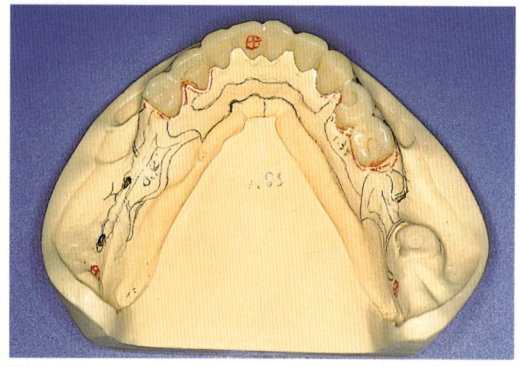

図8-141 レストレーション等の前処置がなされているので，その基本設計に準じて構造設計を行う．

Deguvest Fを用いた場合の製作ステップ：下顎の場合

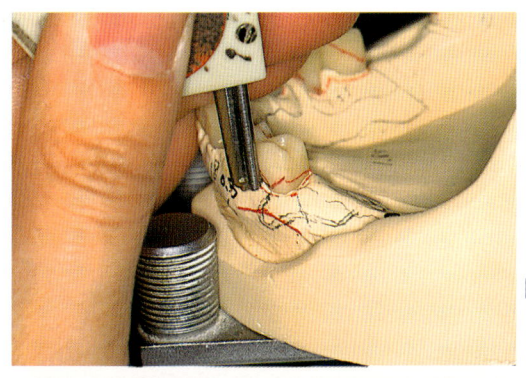

図 8-142 4⏌の鉤歯のアンダーカットをスクリプトメーターで計測する．アンダーカット量を 0.3 mm とし，ローチクラスプとした．

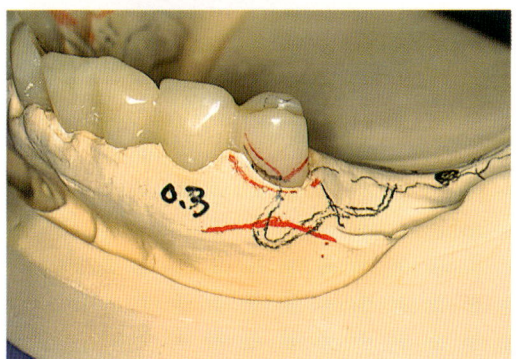

図 8-143 4⏌ローチクラスプの走行ライン．

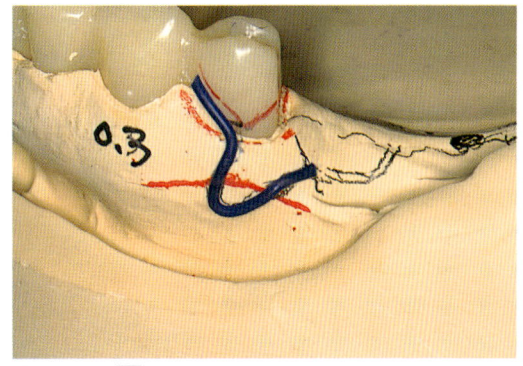

図 8-144 4⏌ローチクラスプのクラスプの長さを計測する．T.K.M. によるワックス計測法が便利で，正確である．

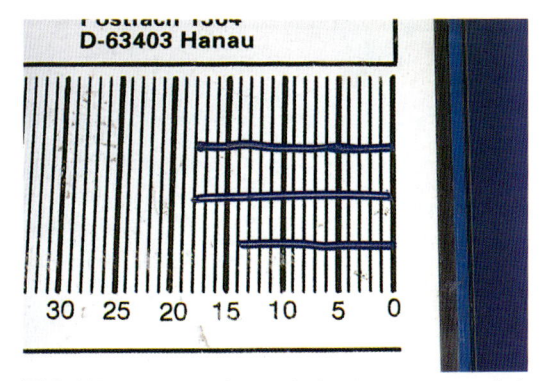

図 8-145 ワックスをまっすぐにしたところ．中央の 18 mm が 4⏌ローチクラスプのクラスプの長さである．

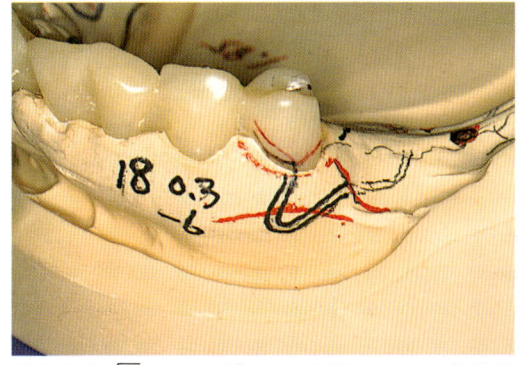

図 8-146 4⏌は，アンダーカット量 0.3 mm，鉤腕長 18 mm，カット数は −6 mm とした．

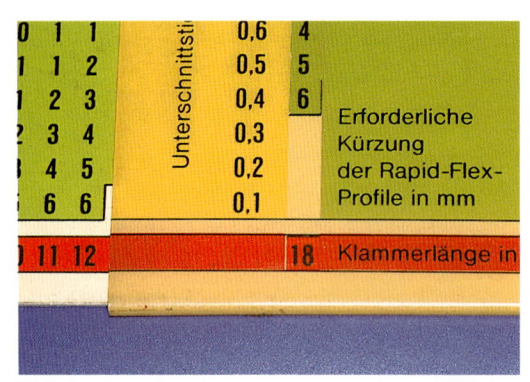

図 8-147 ラピッドフレックスシステムの簡便 Au-Pt 表では，アンダーカット量 0.3 mm で，鉤腕長 18 mm の場合は，空欄なので，別表の換算表を用いてカット数を算出する．

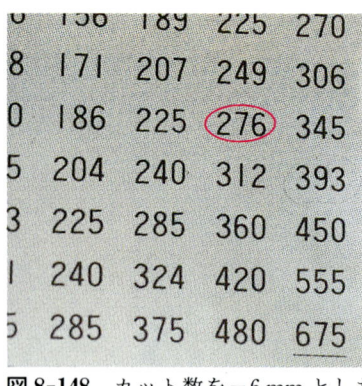

図 8-148 カット数を－6 mm としたのは，図中の 276 g のクラスプ維持力としたかったからである．

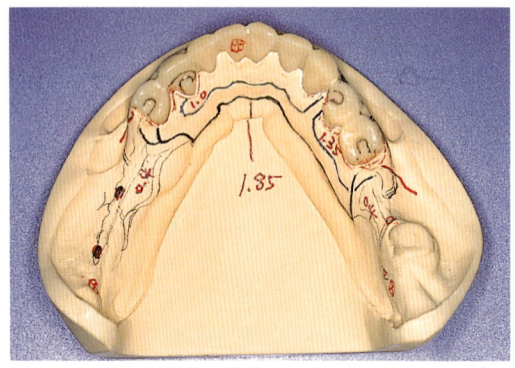

図 8-149 構造設計の数値をすべてマスターモデルに記入していく．

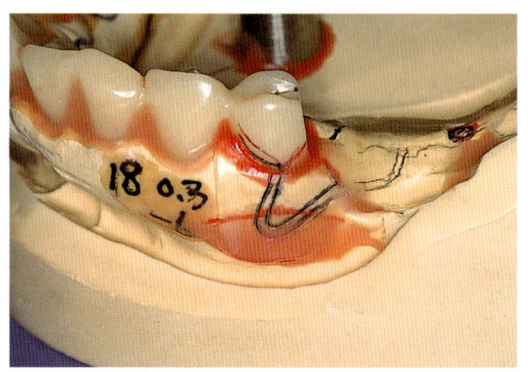

図 8-150 クラスプアーム先端の複模型転写用のステップならびにリリーフなどを行う（左側頰側面観）．

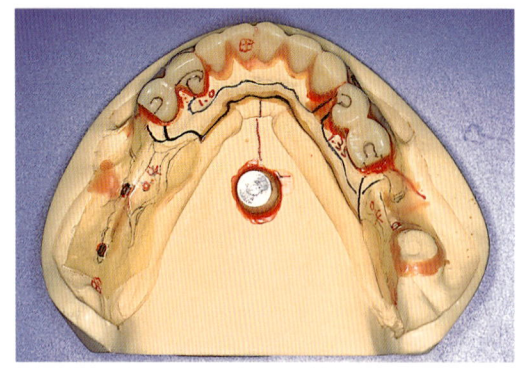

図 8-151 すべてのリリーフが終了したところ．下顎の場合は，すべて耐火模型下方からのスプルーイングとなるので，マスターモデル中央部付近に，T.K.M. のマスターモデル用スプルーコーン A 型（デンツプライ三金社）をワックスで固定する．

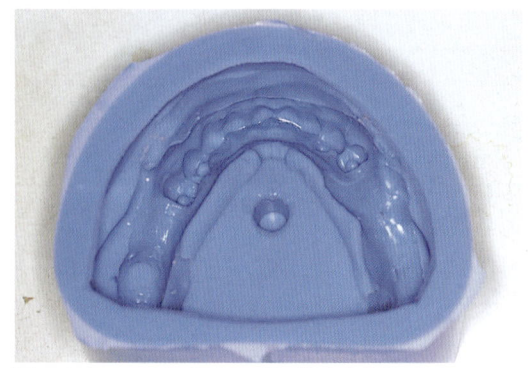

図 8-152 Deguform plus で複印象を行う．マスターモデルを撤去している．

Deguvest Fを用いた場合の製作ステップ：下顎の場合

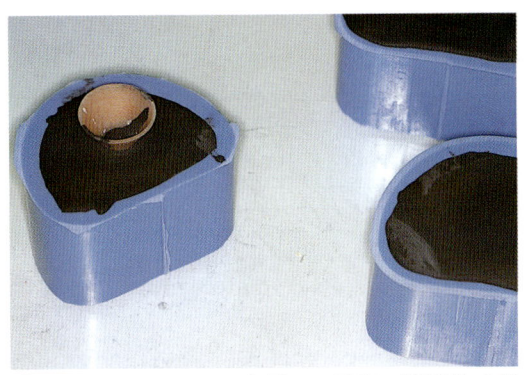

図8-153 Deguvest Fを用いて規定の混液比で真空撹拌を行い，注入する（左側）．その際，T.K.M.の耐火模型用スプルーコーン形成用を用いる．図は，本来アルミ製のコーンをレジンに置き換えている．

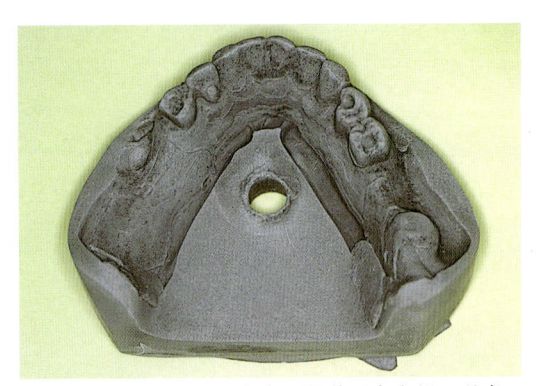

図8-154 耐火模型の完成．湯道が中央部に形成されている．

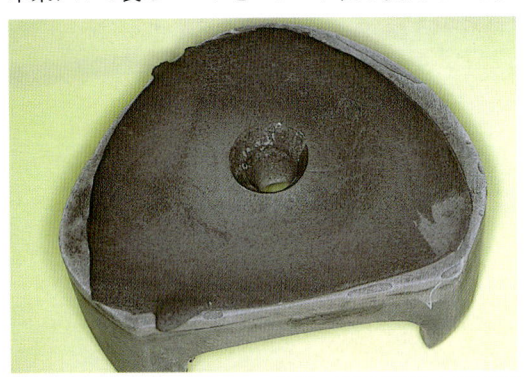

図8-155 耐火模型下方の状態．耐火模型の基底部は，通気性をよくするため，1層（約2mm）削っておく．

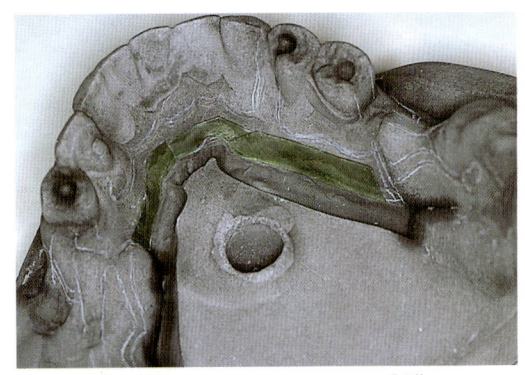

図8-156 下顎メジャーコネクターの製作．ワックス3枚接着法で行う．1枚目は，厚さ0.45mmのStippled sheet wax（松風社）をメジャーコネクターの幅1/2で下方に貼り付ける．

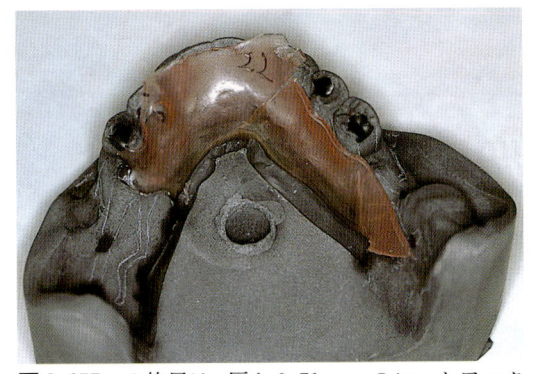

図8-157 2枚目は，厚さ0.71mmのシートワックス（No.22，ジーシー社）を用いて貼り付ける．メジャーコネクター下縁部のビーディングラインより0.7mmオーバーして鋭利なナイフでカットする．この時点では，上縁部のワックスカットは行わない．

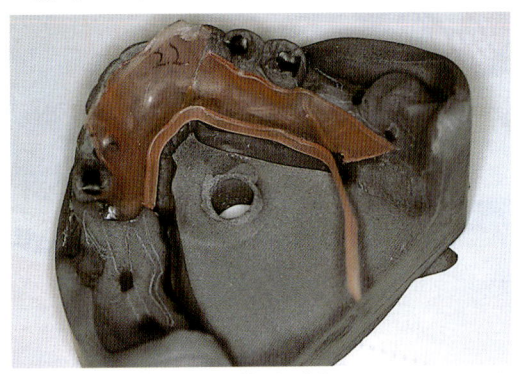

図8-158 3枚目は，2枚目と同じ0.71mmワックスを用い，このワックスを幅3mmほどナイフでカットして，メジャーコネクター下縁部に貼り付ける．

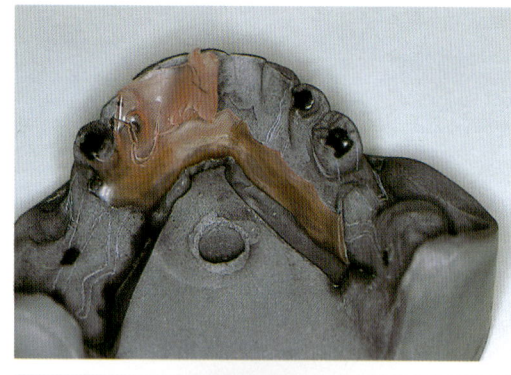

図8-159 2枚目と3枚目についた段差は，電気インスツルメントを用いてワックスを盛り足して移行的にする．その後，メジャーコネクター上縁部は，ビーディングラインより0.7mmほどオーバーしたところでナイフによりワックスをカットする．

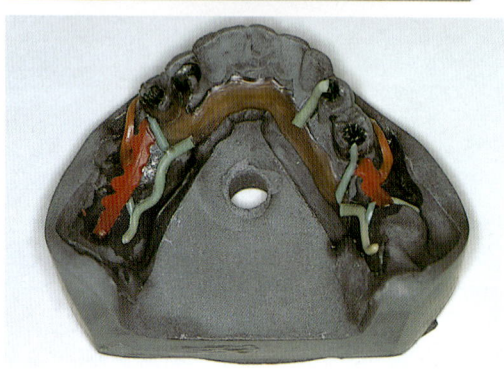

図8-160 マイナーコネクター，デンチャーベースコネクターなどは，既製のワックスパターンPlastodent CP（デンツプライ三金社）を各種用いて接着していく．

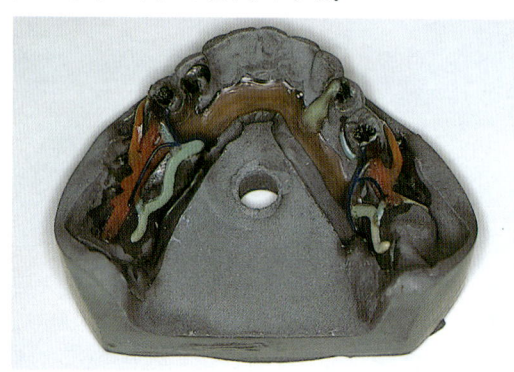

図8-161 接着した各種ワックスパターンの間は，電気インスツルメントでワックスを用いてジョイントする．その後，フィニッシュライン部をつくり，すべてのワックスパターン製作が完了する．

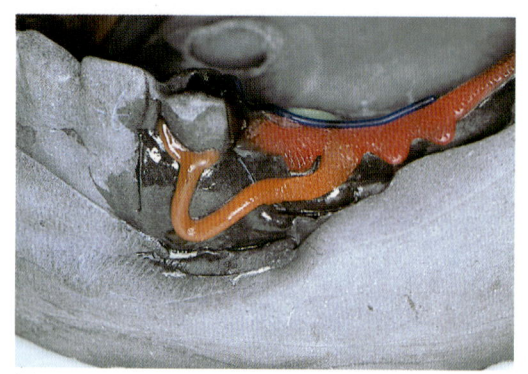

図8-162 ラピッドフレックスシステムのクラスプパターンで製作された$\overline{4}$ローチクラスプ（左側頬側面観）．

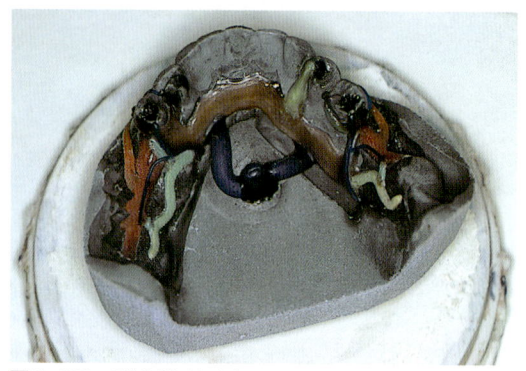

図8-163 耐火模型下方からのスプルーイングを行う．外埋没用のベースプレートは，レマフォームのクルーシブル付（Dentaurum社）を用いている．

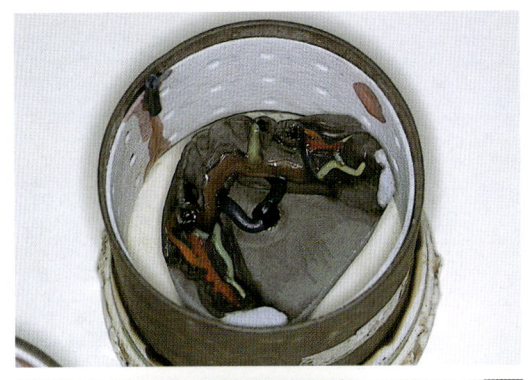

図8-164 シャワータイプより低いタイプの鉄リング（直径90 mm，高さ60 mm，モリタ東京製作所）を用いる．鉄リングの下部とベースプレートはワックスで固定する．

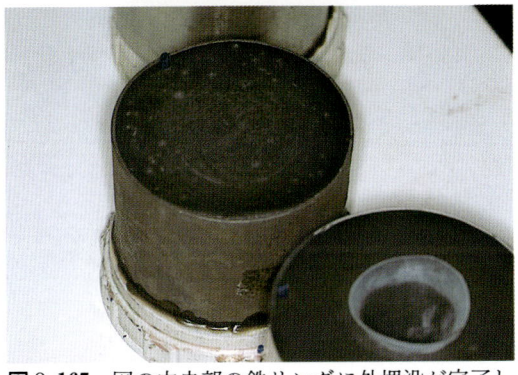

図8-165 図の中央部の鉄リングに外埋没が完了したところ．

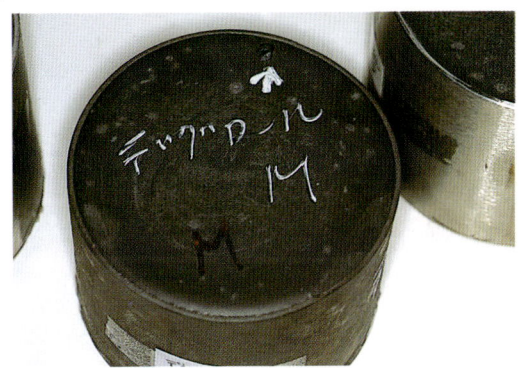

図8-166 金合金には，Degulor Mを用いた．耐火模型の前歯部と遠心力の回転方向とはいつも一致させる（矢印）．

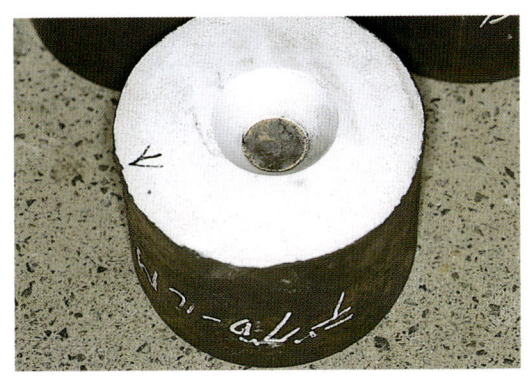

図8-167 前項と同様な方法で鋳造する．鋳造後の処理，580℃のファーネス中に入れるなどもすべて前述のシステムどおり行う．

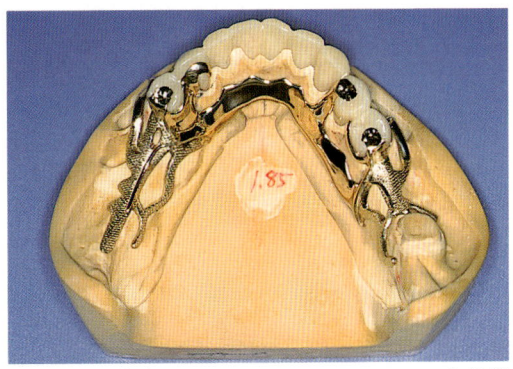

図8-168 完成したキャストパーシャルの全体像（咬合面観）．

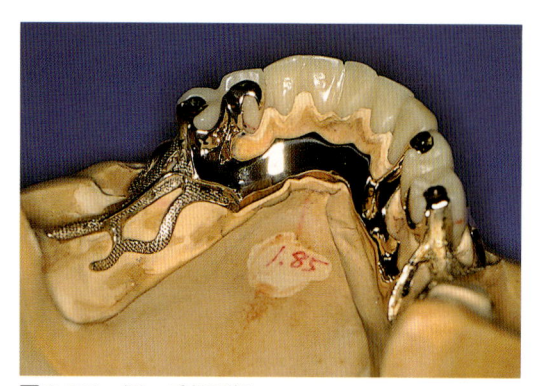

Deguvest Fを用いた場合の製作ステップ：下顎の場合

図8-169 同，舌側面観．

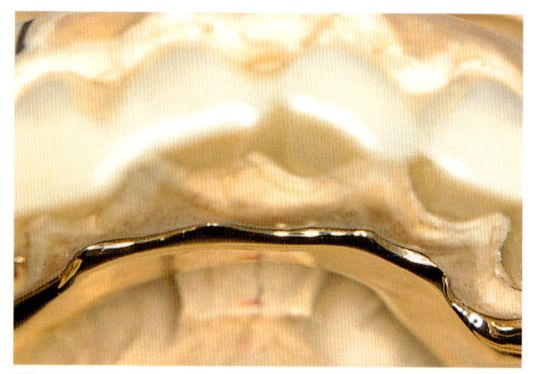

図8-170 メジャーコネクター上縁部の適合状態も良好である（前歯部咬合面観）．

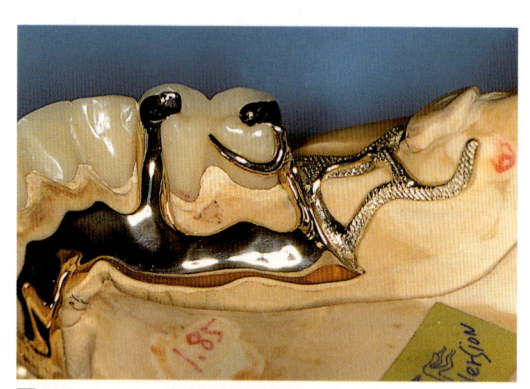

図8-171 同，右側舌側面観

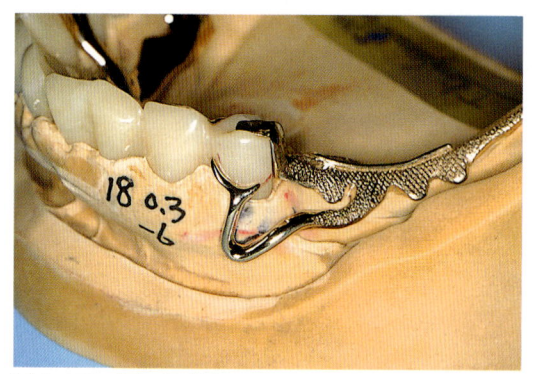

図8-172 |4の数値化されたローチクラスプの完成状態．

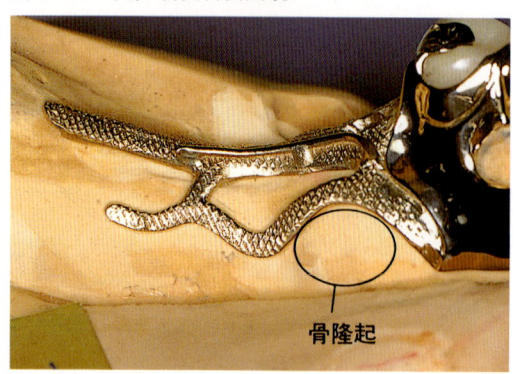

骨隆起

図8-173 君たちには，下顎デンチャーベースコネクターのニューデザインを見てほしい．ストラクチャーは，骨隆起部分をレジンタッチにするよう考えられている（左側舌側面観）．

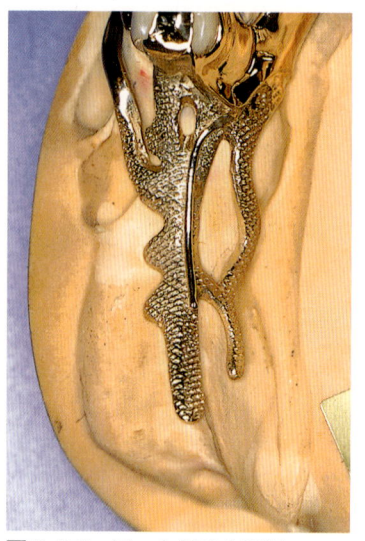

図8-174 同，左側咬合面観．

9章
臨床例にみる
Gold-platinum の魅力

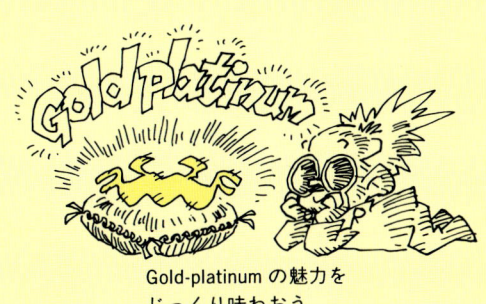

Gold-platinum の魅力を
じっくり味わおう

　これまで解説してきた Gold-platinum の魅力を実際の症例に基づいてみてみよう．

9章 臨床例にみる Gold-platinum の魅力

Case 1
Cherilyn G. Sheets, D.D.S.の臨床

　　シーツ先生（図9-1）から依頼されたキャストパーシャルである（図9-2〜5）．

　1995年以来，シーツ先生から筆者のラボにキャストパーシャルの製作が依頼されるようになった．日本にいながらにして，カリフォルニアからのキャストパーシャルを受注できることについては，多くの友人たちの協力があってのこととつねづね感謝している．

　シーツ先生のデンタルオフィスの姿勢について，感じたことを述べてみたい．

　まず，貴金属以外は用いない．当然ながら本症例を見るまでもなく，キャストパーシャルも Gold-platinum オンリーである．そのことがとても自然なこととして行われ，まったくリキまないフィロソフィーを感じることができる．まさに歯科補綴の理想郷を具現化している思いがする．彼女は，きっと長い間の補綴医としての経験の中で，いくたびかの苦汁を味わってきたことだろう．そのような状態から地上に"生還"したごく少数の"真の"補綴医として，筆者は彼女をとても尊敬している．

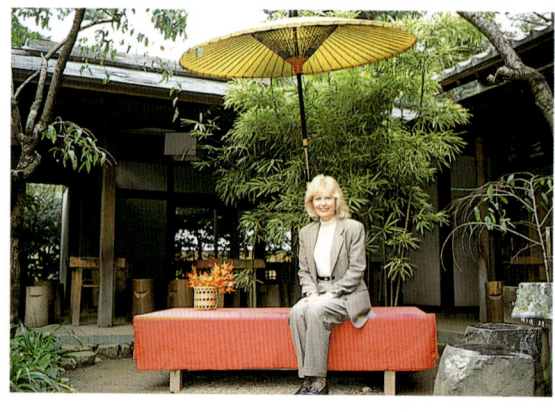

図9-1　Cherilyn G. Sheets, D.D.S.が1998年11月来日時の写真（横浜三渓園にて）．彼女はカリフォルニア州 Newport Beach で開業している．

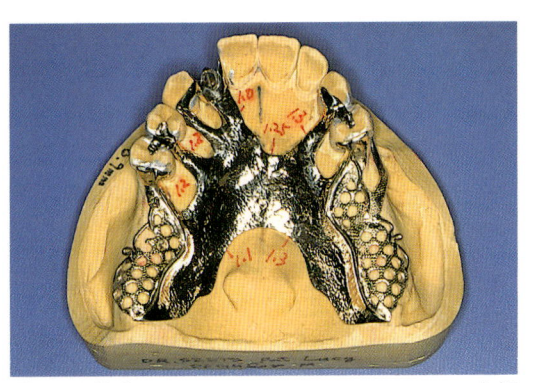

図9-2 筆者はキャストパーシャルのフレームを担当し,クラウンブリッジのレストレーションなどの製作は谷口忠範氏が担当した(以下同じ)．口蓋隆起を避ける形態のメジャーコネクター後縁部を基本設計した（上顎咬合面観）．

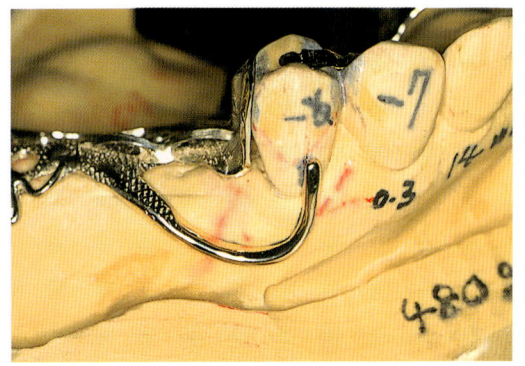

図9-3 4| はRPIとした．Iバーアームのアンダーカットは0.3 mm,鉤腕長は14 mm,ラピッドフラックスパターンのカット数は－7 mm,クラスプの維持力は480 gである．

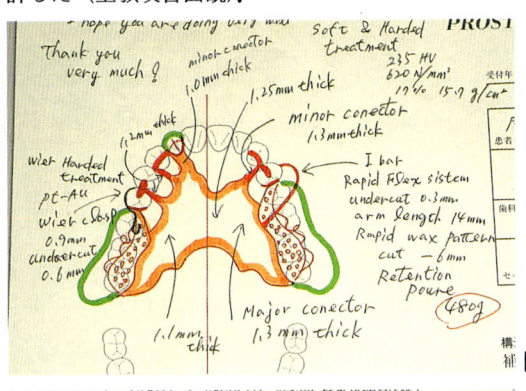

図9-4 同,構造設計図．

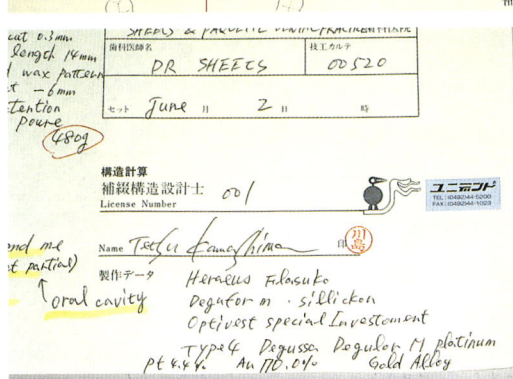

図9-5 構造設計図には,必ず製作データや使用材料を表記している．筆者は,製作者として使用材料を明確化することが,歯科医師へ責任ある情報を伝達する一つの方法であると考えている．

9章 臨床例にみるGold-platinumの魅力

Case 2
Jacinthe M. Paquette, D.D.S.の臨床 その1

　パケット先生（図9-6）から依頼された上下顎のキャストパーシャルである（図9-7〜22）．

　パケット先生のプロフィールを紹介しよう．彼女は前項のシーツ先生とパートナーを組んでる．また，彼女のハズバンドはDr. David Guichet で，その父上があの Denar 咬合器を開発した Dr. Niles F. Guichet である．現在，彼女は USC で講義したり，Newport Coast Oral Facial Institute の Director of Dental Education として活躍している．また，家では子育ても行うという超多忙なスーパーレディである．見た目は女優のアネットベニングをもう少し"Soft"にした感じである．

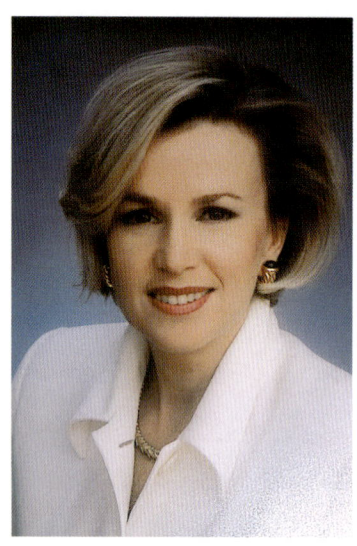

図9-6　Dr. Sheets と一緒に仕事をしている Jacinthe M. Paquette, D.D.S.．オフィスの名称は，Sheets & Paquette Dental Practice である．

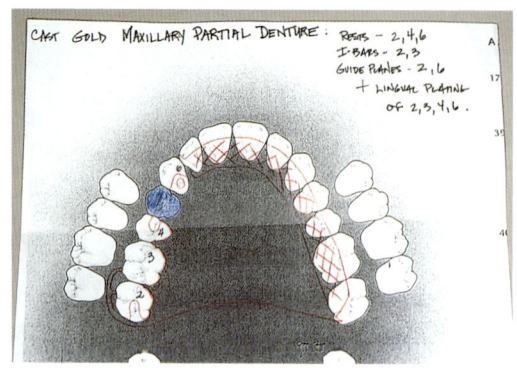

図9-7　Dr. Paquette の技工依頼書．その中の基本設計である（上顎）．

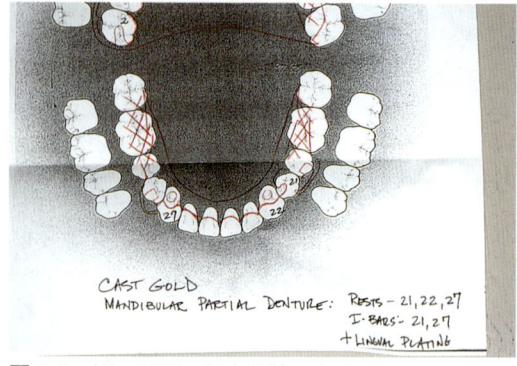

図9-8　同，下顎の基本設計である．

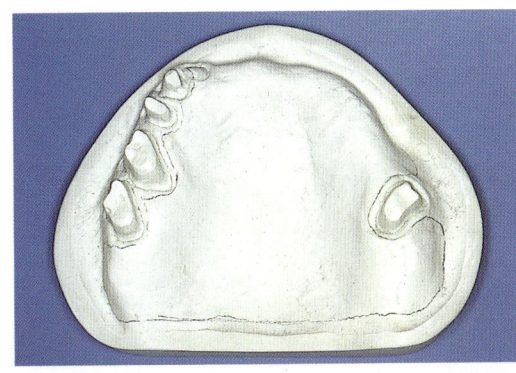

図 9-9 パケット先生から提供されたスタディモデル（上顎）．このようにスタディモデルはもちろん，受注の際は，X線写真，個人トレーを用いた印象など，歯科技工士にとって必要な情報をすべて親切に提供してくれる．

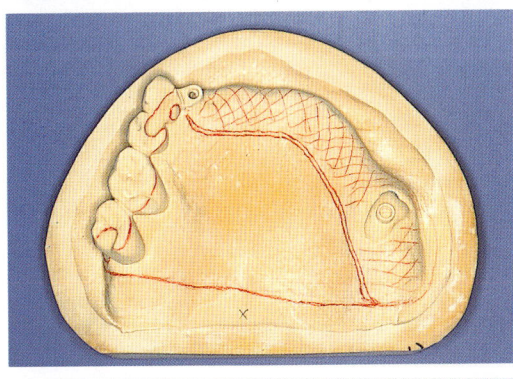

図 9-10 同，マスターモデル（上顎）．審美性を考え，3|には歯冠外アタッチメントを用いている．

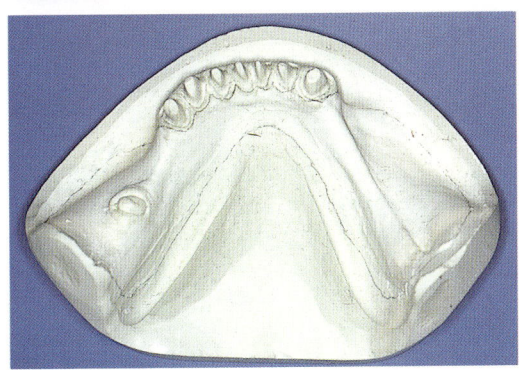

図 9-11 同，スタディモデル（下顎）．

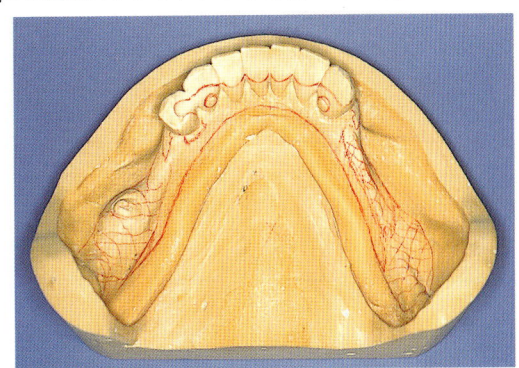

図 9-12 同，マスターモデル（下顎）．

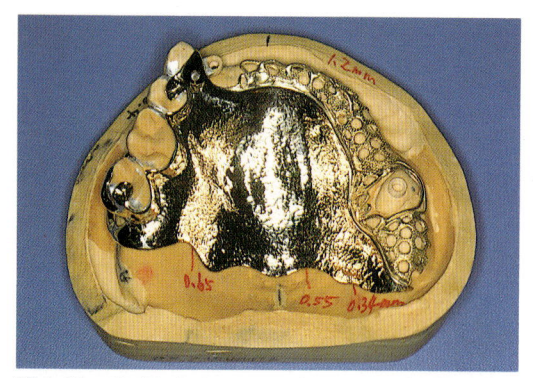

図9-13 完成したキャストパーシャル（上顎咬合面観）．

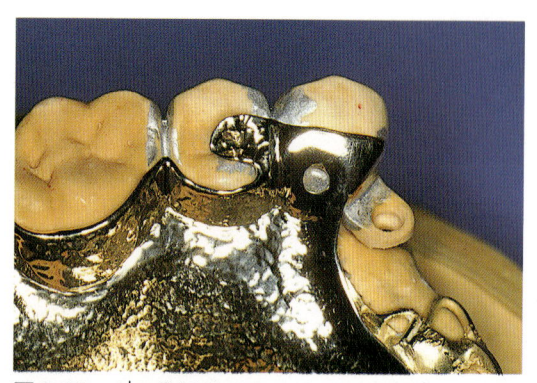

図9-14 ３|に歯冠外アタッチメントを用いても必ずレストを設定している．基本設計のセオリーに忠実である（右側舌側面観）．

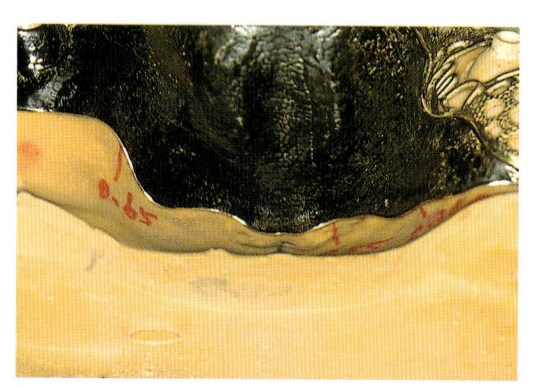

図9-15 メジャーコネクターの後縁部．このように口蓋が深い場合でも，T.K.M.システムに従えば，臨床上問題のない適合精度が得られる．

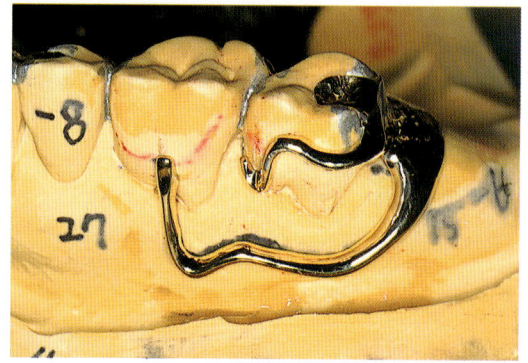

図9-16 ７６|の鉤歯はコンビネーションタイプである．７|のリテンションパワーは324 g，６|は212 gとした．

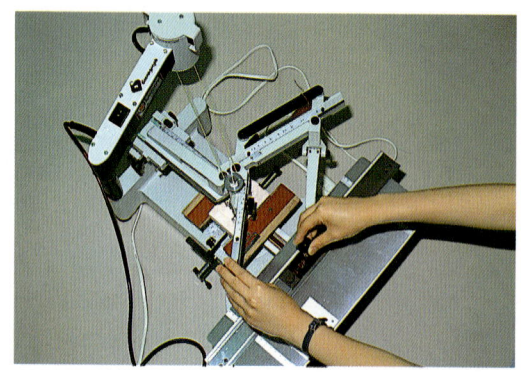

図9-17 刻印機 Gravogragh IM 3型．フランス製で，日本での発売元は，株式会社彫刻アイデア社（大阪本社 TEL 06-721-7440，東京支店 TEL 03-3621-8201）である．

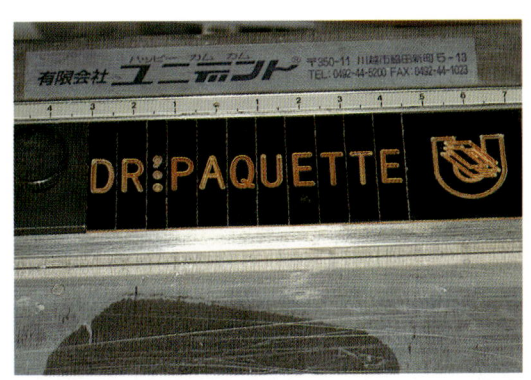

図9-18 刻印する字を配列した．右のマークは筆者の会社ユニデントのマークである．この刻印は担当歯科医師と歯科技工士が責任をもつ意味もある．

図9-19 刻印の全体．用いた金属名も刻印してあるので，リサイクルの際に参考になる．一字の大きさは1.5 mm角である．

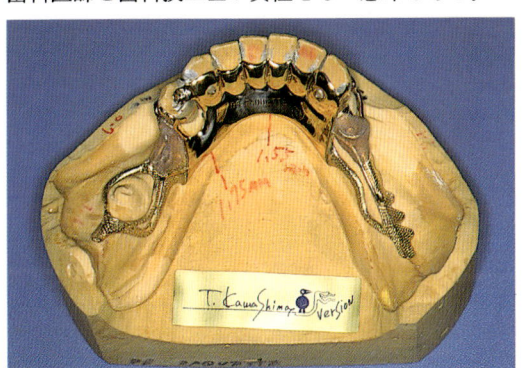

図9-20 同じ患者さんの完成したキャストパーシャル（下顎咬合面観）．3|4の鉤歯には，ワイヤークラスプPGA-12（石福金属社，直径1.0 mm）を用いている．当然，軟化＋硬化熱処理を行っている．

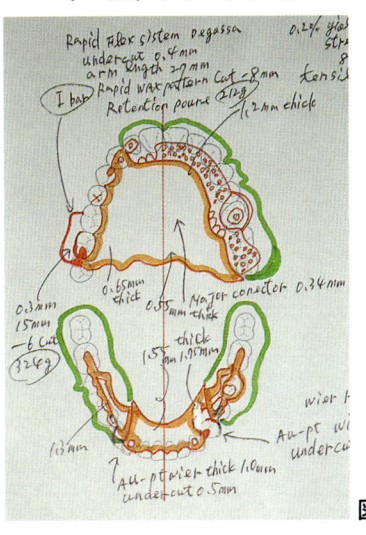

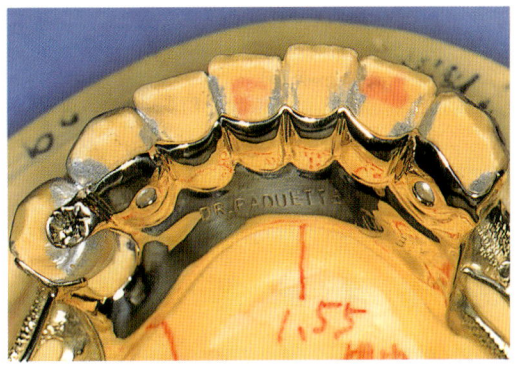

図9-21 適合もパーフェクトである．刻印は，メジャーコネクターの舌面にしてある．また，プレートタイプなので，正中部の厚みは当然薄くしてある．下縁近くでの最大厚みは1.55 mmである．

図9-22 本ケースの上下顎構造設計図．

9章 臨床例にみる Gold-platinum の魅力

Case 3
Jacinthe M. Paquette, D.D.S.の臨床 その2

　ケース2と同様にパケット先生（図9-6）から依頼された下顎のキャストパーシャルである．上顎はフルデンチャーである（図9-24～40）．

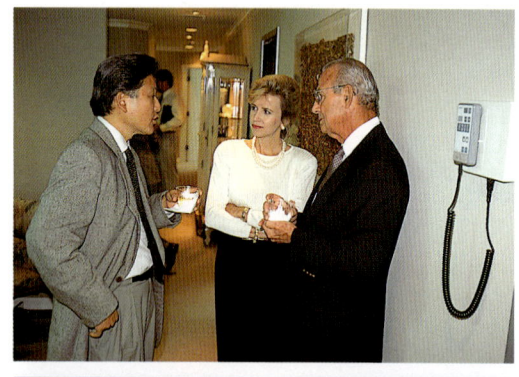

図9-23　改装前のSheets & Paquette Dental Practice．右からDr. Kratochivil（RPIアタッチメントの開発者），Dr. Paquette, Dr. Kagawaである．

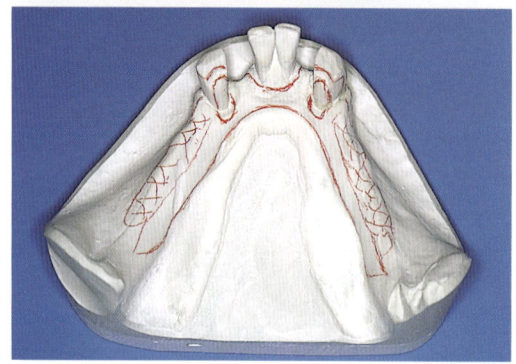

図9-24　パケット先生がマスターモデル上に記入した基本設計．本症例は，筆者がパケット先生と最初に手がけた思い出の深いものである．

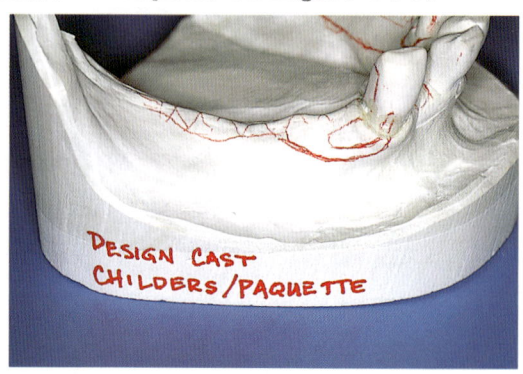

図9-25　同，右側頬側面観．

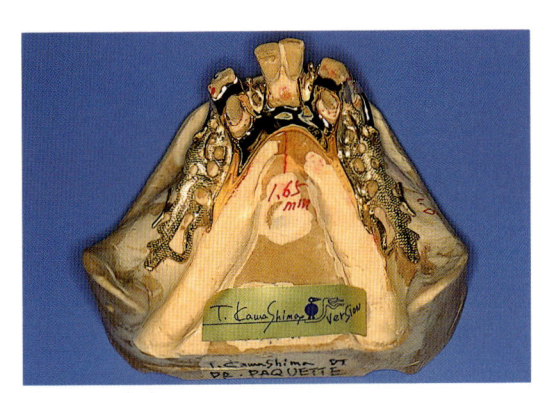

図9-26 完成したキャストパーシャル.

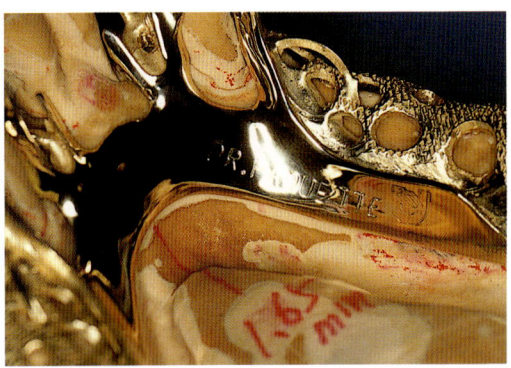

図9-27 同,メジャーコネクターの舌面に刻印がある(舌側面観).

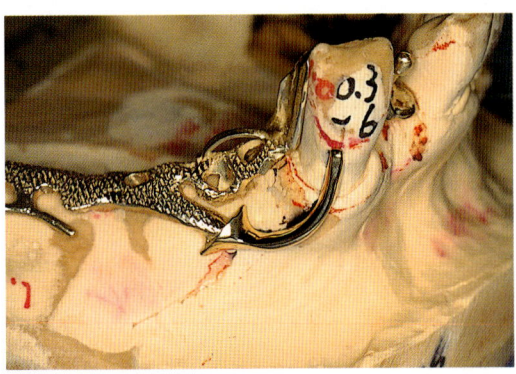

図9-28 ③のIバークラスプ.リテンションパワーは435gとした.

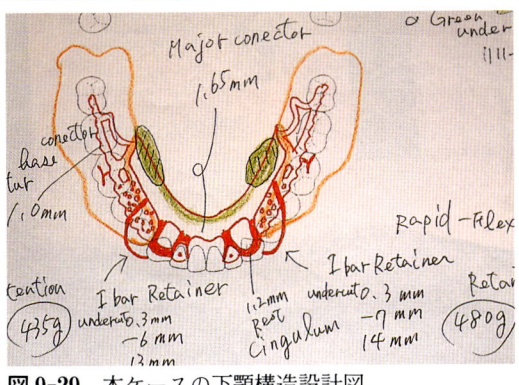

図9-29 本ケースの下顎構造設計図.

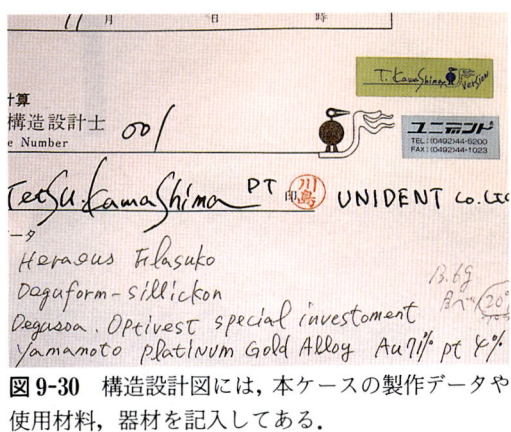

図9-30 構造設計図には,本ケースの製作データや使用材料,器材を記入してある.

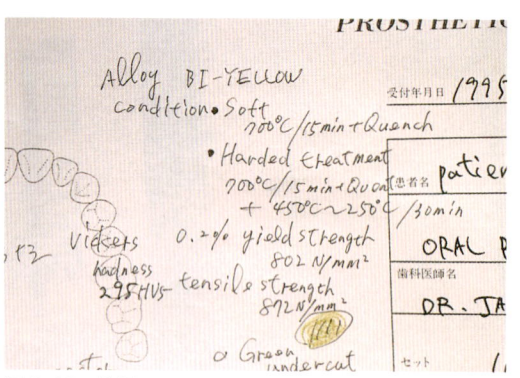

図9-31 使用したメタルは，BI YELLOW である．T.K.M.熱処理で得られた機械的性質も同時に記入してある．

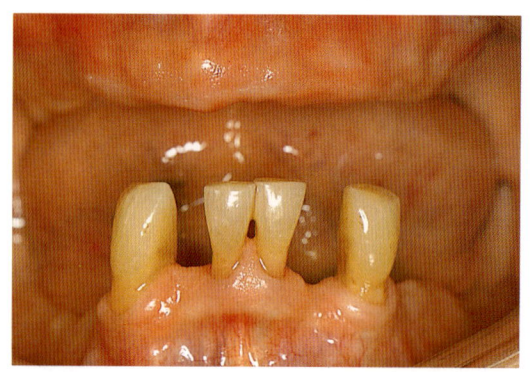

図9-32 口腔内写真．上顎はフルデンチャー，下顎はパーシャルデンチャーである（図9-32～40の写真提供は谷口忠範氏）．

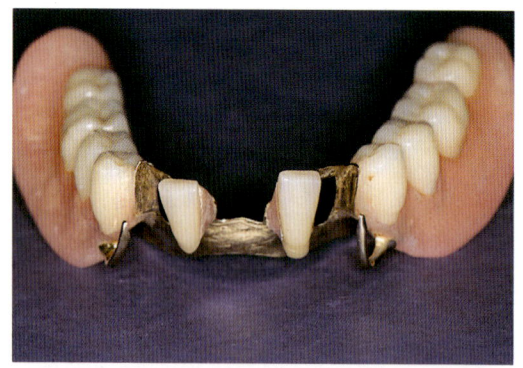

図9-33 レジン部分の完成は院内ラボで行われた．担当歯科技工士は谷口忠範氏，小野泰幸氏である（唇側面から見た状態）．

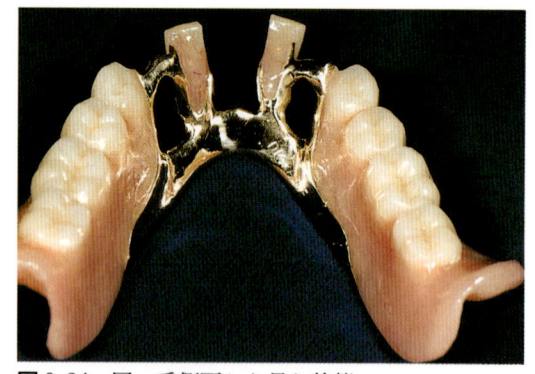

図9-34 同，舌側面から見た状態．

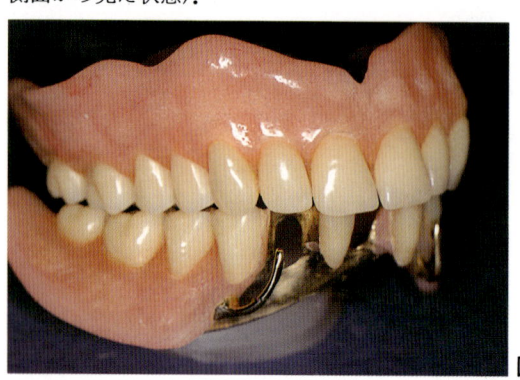

図9-35 上下顎のデンチャーの中心位の状態．

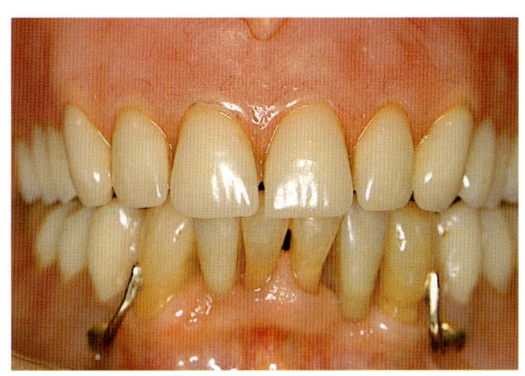

図9-36　患者さんにセットしたところ（唇側面観）.

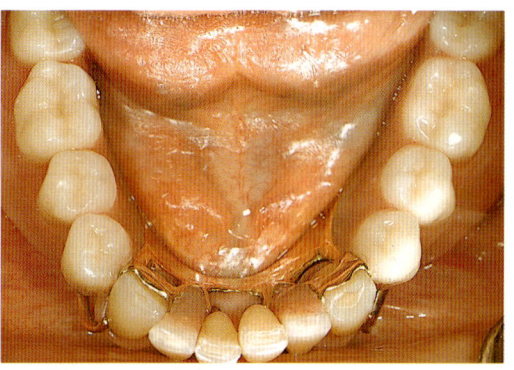

図9-37　同，下顎咬合面観．適合を含めすこぶる快適とのコメントをいただいている.

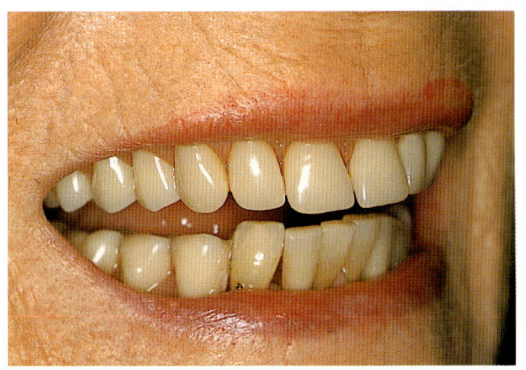

図9-38　笑ってもIバーはほとんど見えない（右側頬側面観）.

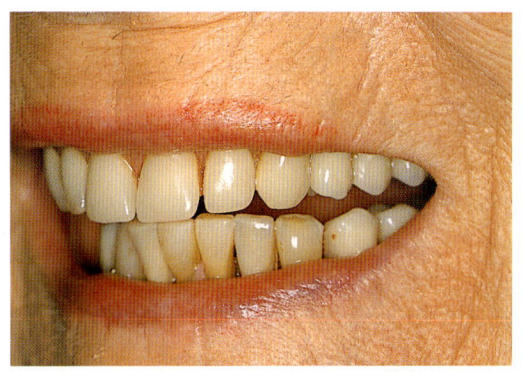

図9-39　Iバーは，クラスプの中では審美性に優れている（左側頬側面観）.

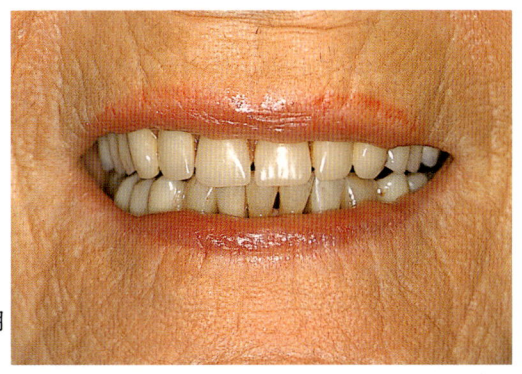

図9-40　患者さんにとって顔貌が回復し，食事への期待感に包まれた二重の喜びのときである（唇側面観）.

9章 臨床例にみる Gold-platinum の魅力

Case 4
Jacinthe M. Paquette, D.D.S.の臨床 その3

ケース2と同様にパケット先生（図9-6）から依頼された上下顎のキャストパーシャルである（図9-41～78）.

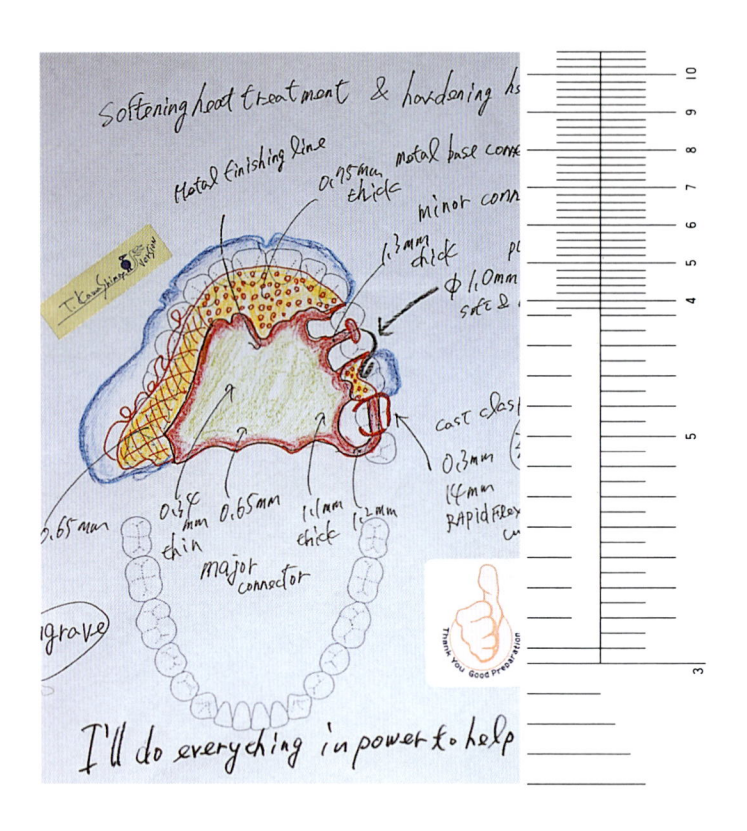

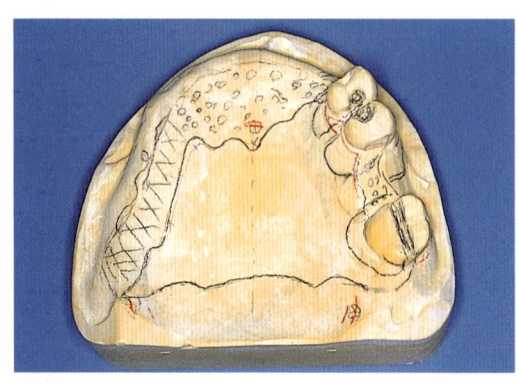

図9-41 上下顎キャストパーシャルにする予定のケースである．パケット先生からは，基本設計の参考にと，パノラマレントゲンフィルム，上下顎スタディモデル，バイト，患者さんの情報などが寄せられた．それをもとに筆者がスタディモデル上に基本設計を行った．|6をブリッジでポンティックにせず，あえてデンチャーにした．理由はいろいろあるが，このほうが患者さんにとって予後が良いからである．

Jacinthe M. Paquette, D.D.S.の臨床 その3

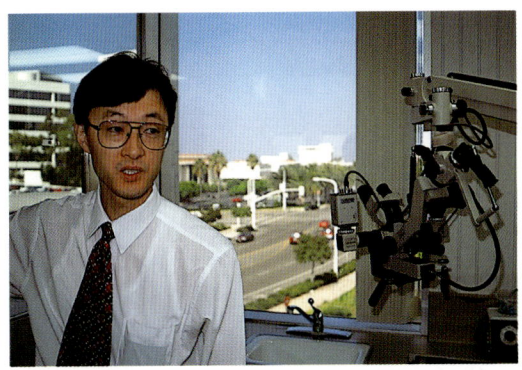

図9-42 1999年6月21日渡米した際，Newport Beachにあるデンタルオフィスに立ち寄り，最終的なミーティングを製作担当の谷口忠範氏と行った．

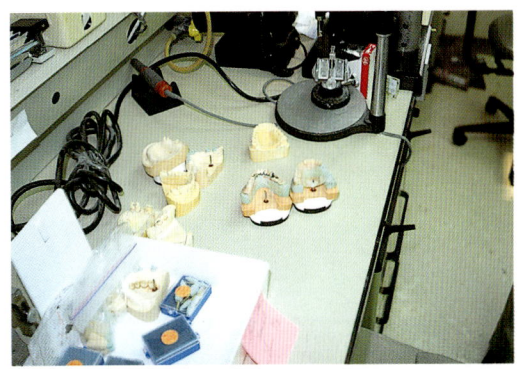

図9-43 谷口忠範氏のテクニシャンテーブルの上にあるのが，本ケースの前処置として行われたクラウンブリッジワークの最終作業段階である．キャストパーシャルの製作がスムーズにできるよう，前段のクラウンブリッジワークについてミーティングを行った．

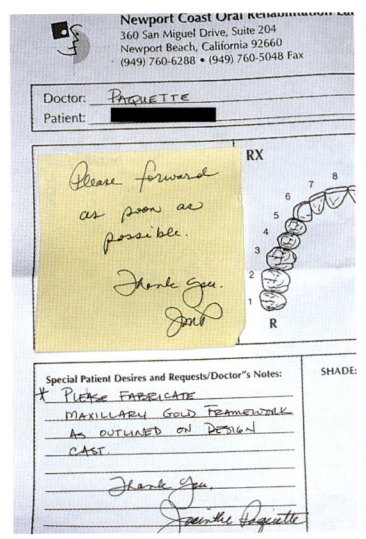

図9-44 帰国後しばらくしてから，キャストパーシャルの製作依頼がきた．図は，パケット先生からの依頼事項の一部である．

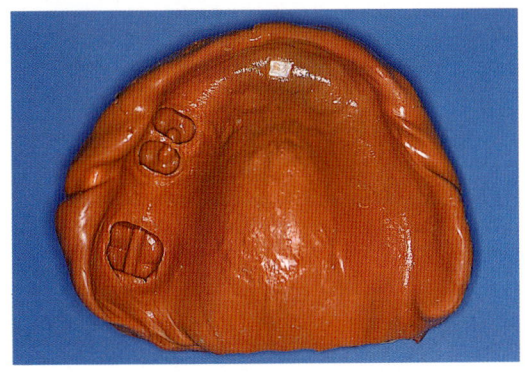

図9-45 ファイナルインプレッションも添付されてきた．万一インプレッションが不十分なときは，何度でもトライしてくれる．

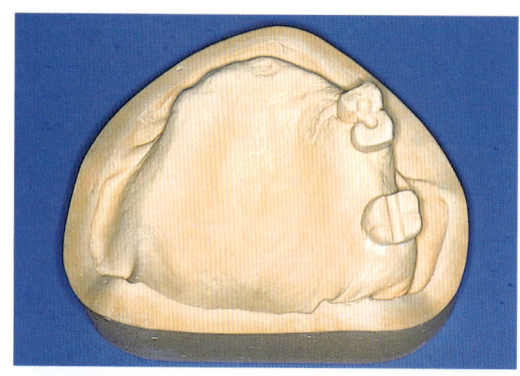

図9-46 同，マスターモデル．|4 5 にオクルーザルレスト（隅角型），|7 にオクルーザルレスト（横断型）が形成された．

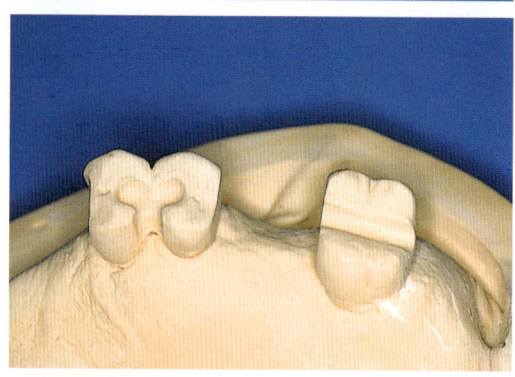

図9-47 同，拡大．すでにこの段階で，セーフティーな構造設計を想定した基本設計がなされていることがわかる．

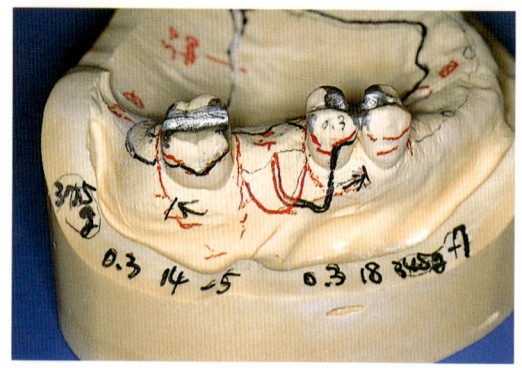

図9-48 ラピッドフレックスシステムによるクラスプの構造設計を行う．|5 のローチクラスプの維持力は345g，|7 のスタンダードクラスプの維持力は375gとする（左側頬側面観）．

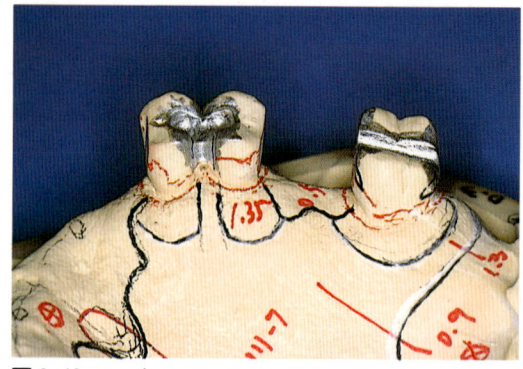

図9-49 メジャーコネクターならびにマイナーコネクターの数値化した構造設計を行う（左側舌側面観）．

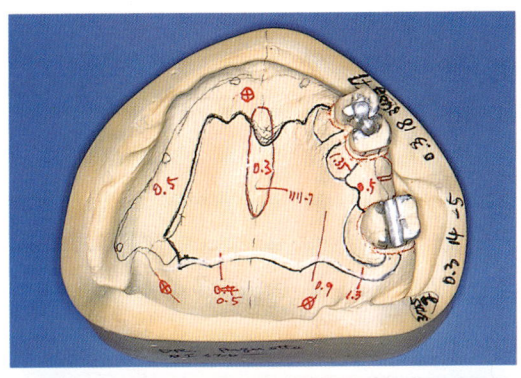

図 9-50 本ケースのすべての構造設計を模型上に数値化し，描記した（咬合面観）．

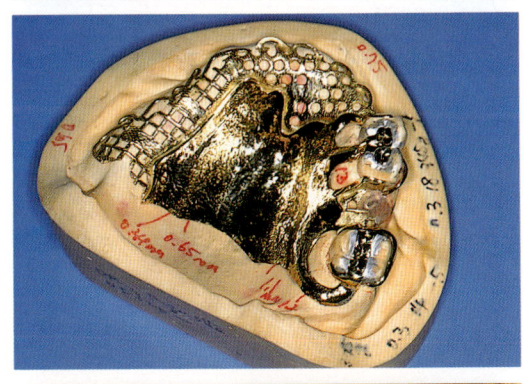

図 9-51 完成したキャストパーシャル．ただし，|5 については当初ローチクラスプで設計したが，熟慮のうえ，審美性を考慮して Gold-platinum のワイヤークラスプに変更した（咬合面観）．

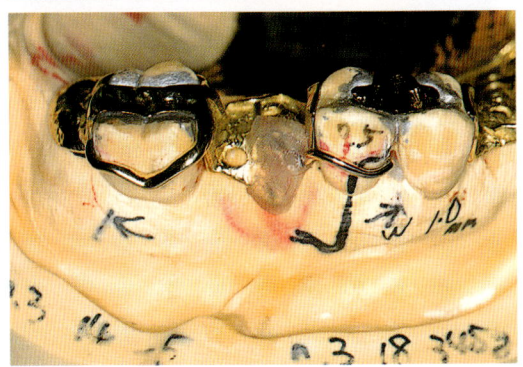

図 9-52 ワイヤークラスプは決して鑞付けしてはいけない．鑞付け作業によって，熱処理済みのワイヤークラスプに為害作用を与えるからである（左側頰側面観）．

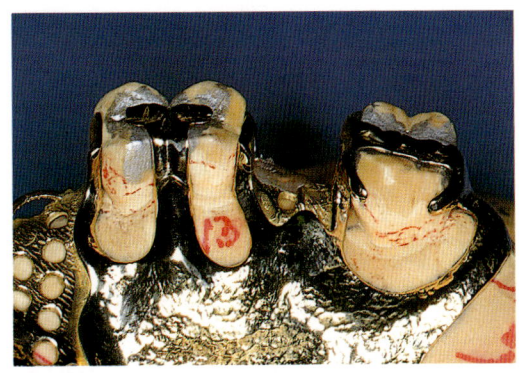

図 9-53 同，左側舌側面観．

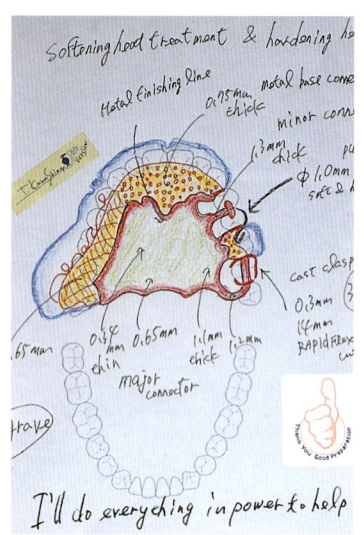

図9-54 本ケースの構造設計図.

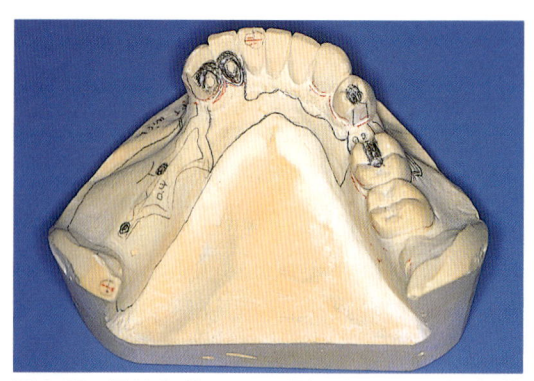

図9-55 同じ患者さんの下顎である．上顎と同様に，与えられた情報に基づいて基本設計のシミュレーションを筆者が行った．これらのスタディモデルを含め，他の情報が前もって送られてくる．いきなりマスターモデルが送られてきて，"即"キャストパーシャルの製作を行うなどということはない．

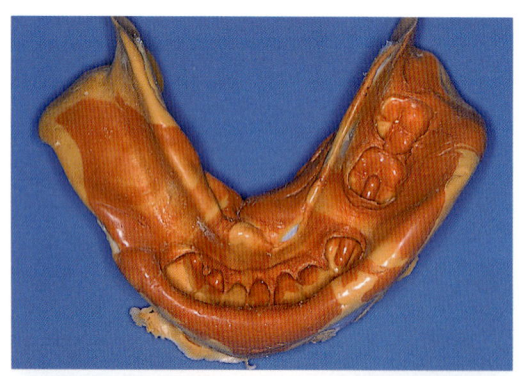

図9-56 基本設計どおりのマウスプレパレーションが終了した段階で，ファイナルインプレッションが行われる．

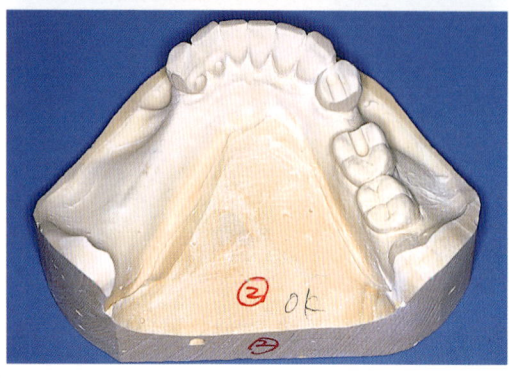

図9-57 郵送されてきたマスターモデル（咬合面観）.

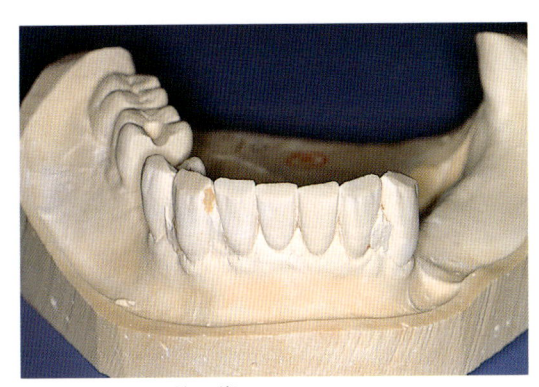

Jacinthe M. Paquette, D.D.S.の臨床 その3

図9-58 同,唇側面観.

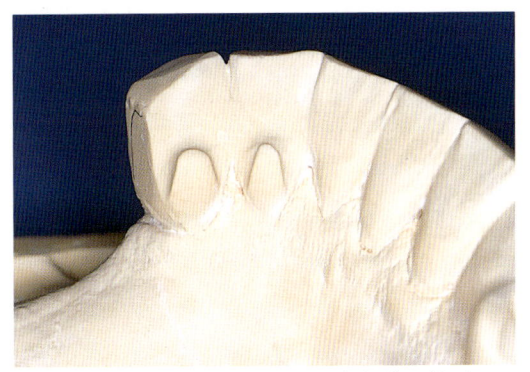

図9-59 同,左側舌側面観. 基本設計に基づいて$\overline{2\ 3}$にシンギュラムレストが形成されている.

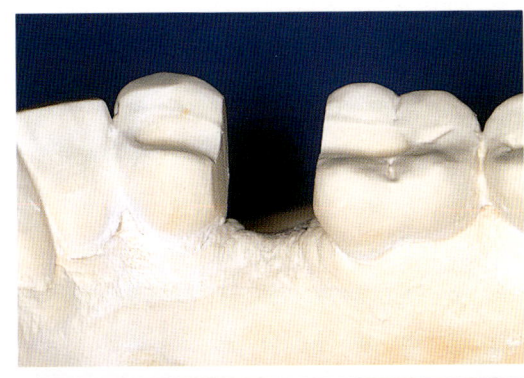

図9-60 同,基本設計に基づいて$\overline{6\ 4}$にオクルーザルレスト(中央部型)が形成されている. このようなケースでは,$\overline{5}$をポンティックとする片側のブリッジを設計してはいけない. なぜなら,パーシャルデンチャーが不安定になるからである.図9-41と同じ理由である.

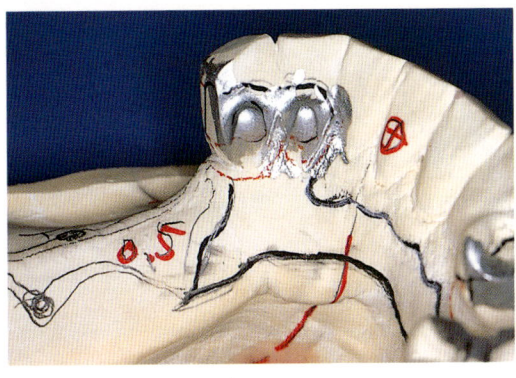

図9-61 キャストパーシャルの製作に入るために,構造設計を進めていく(左側舌側面観).

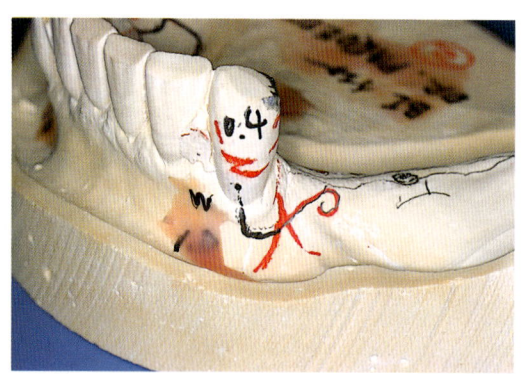

図 9-62 4|3のワイヤークラスプ（直径 0.1 mm）をⅠバーのような形態に屈曲する構造にする．審美的にしたいためである（左側頬側面観）．

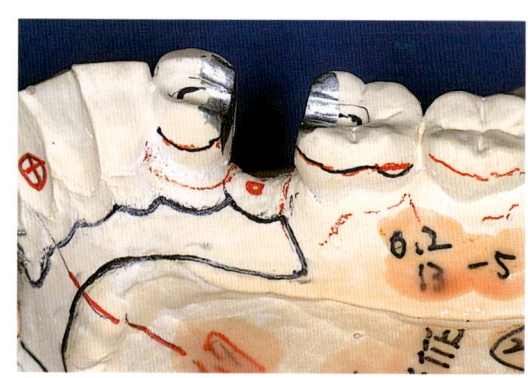

図 9-63 同，右側舌側面観．

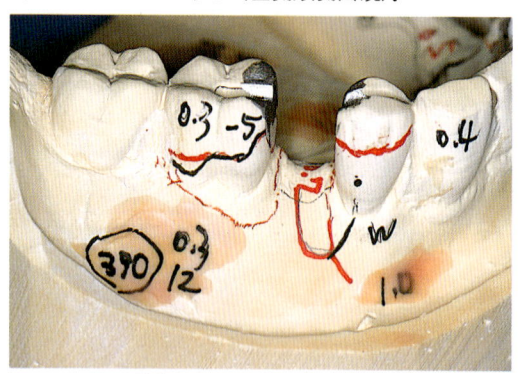

図 9-64 同，7|のリテンションパワーは 390 g とした（右側頬側面観）．

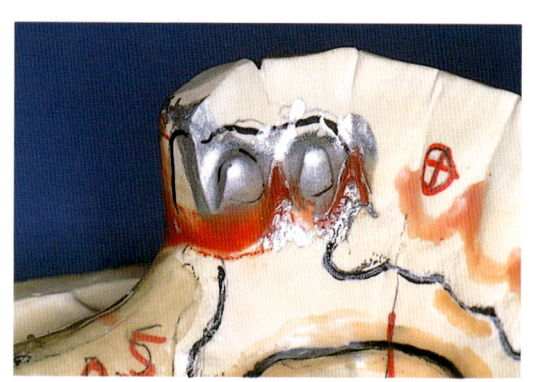

図 9-65 通法どおりワックスでリリーフする（左側舌側面観）．

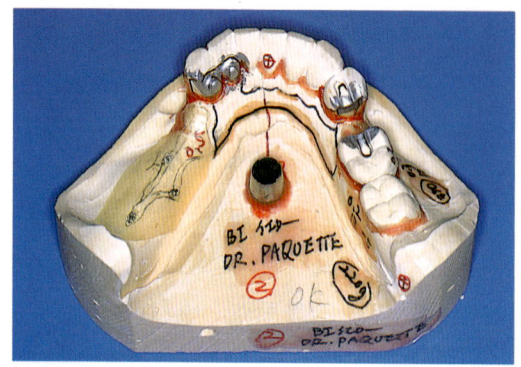

図 9-66 リリーフおよびブロックアウトが終了した段階で，T.K.M.のマスターモデル用スプルーコーンA型を植立する（咬合面観）．

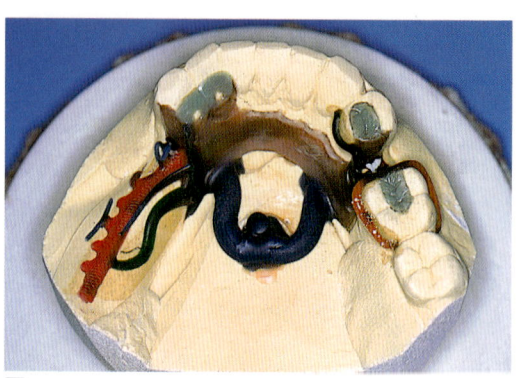

図 9-67 ワックスアップが終了し，スプルーイングを行ったところ．レマフォームのクルーシブル付（Dentaurum 社）を用いている．

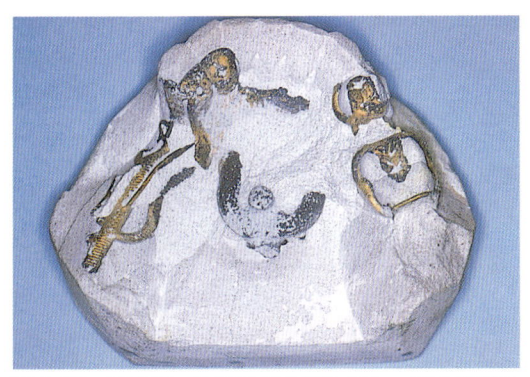

図9-68 鋳造後，外埋没材を割り出し，耐火模型のみを掘り出す．

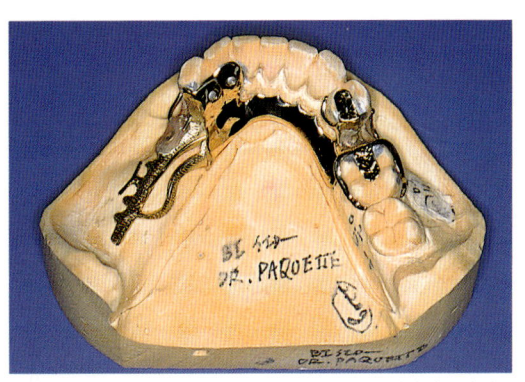

図9-69 完成したキャストパーシャル（咬合面観）．

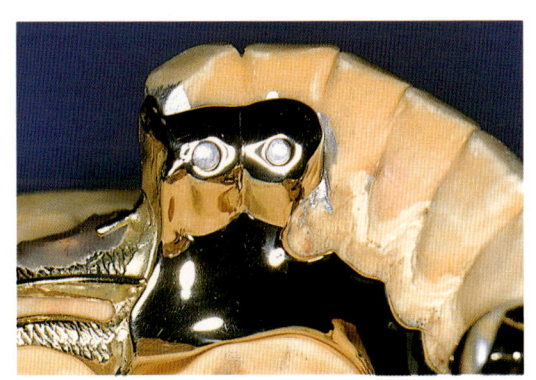

図9-70 2|3 シンギュラムレストの適合状態（左側舌側面観）．

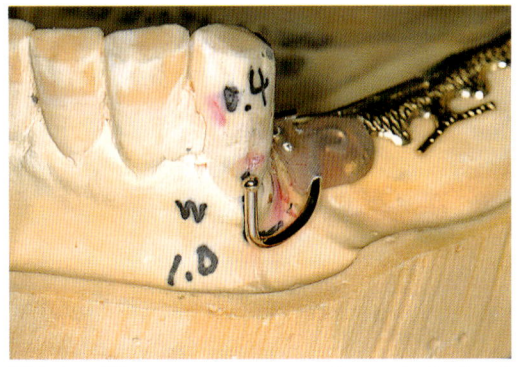

図9-71 |3 の Gold-platinum の I バータイプワイヤークラスプ．太さは1mmで，先端部は丸く加工してある（左側頬側面観）．

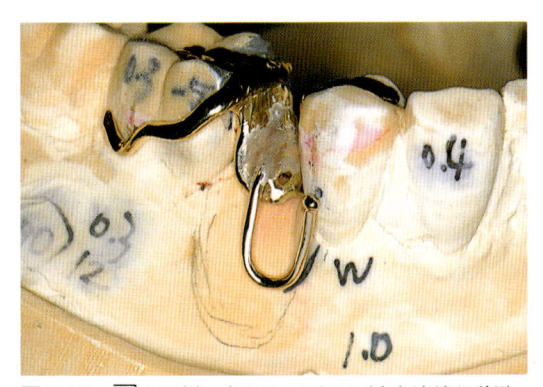

図9-72 4| も同様に加工してある（右側頬側面観）．

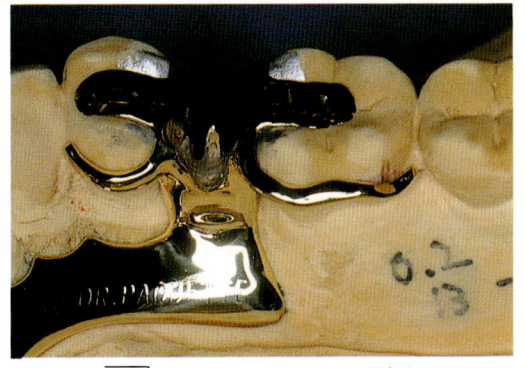

図9-73 6|4 のクラスプとレストの適合を見てほしい（右側舌側面観）．

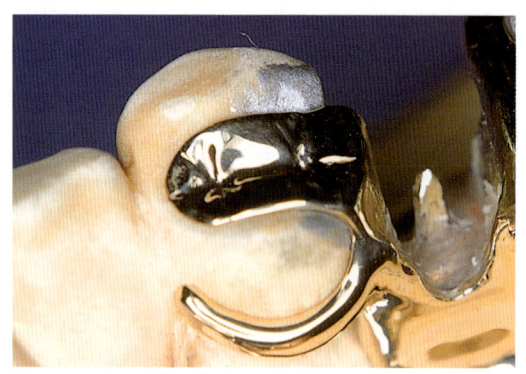

図9-74 同，4̲の拡大（2倍率）．レストもクラスプも適合に問題はない（右側咬合面観）．

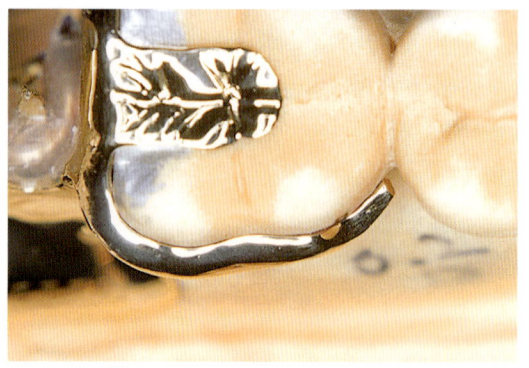

図9-75 6̲のオクルーザルレストと舌側クラスプアームは，"超"適合している．

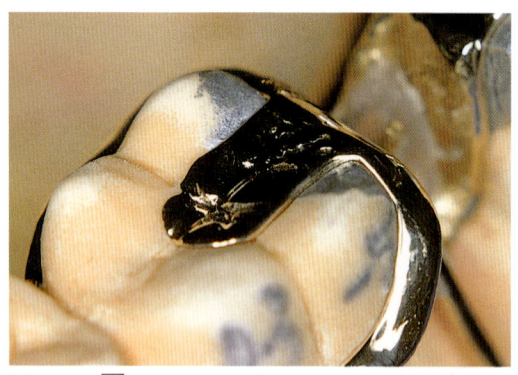

図9-76 6̲のオクルーザルレストをやや頬側から見たところ（2倍率）．T.K.M.システムに従えば，理想の適合をゲットできる．

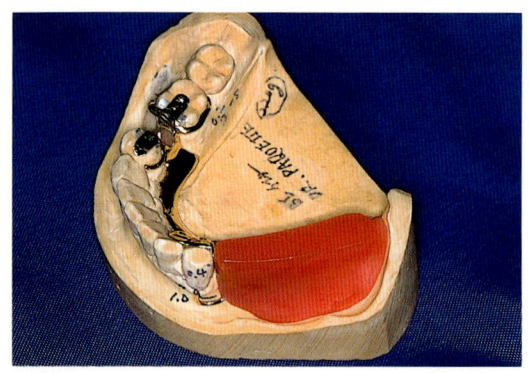

図9-77 バイトをとるため，ワックスリムを付与する．

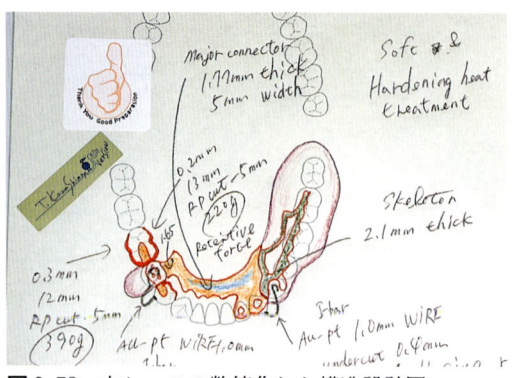

図9-78 本ケースの数値化した構造設計図．

第10章
新開発金合金
ニューバイオメタルに期待する

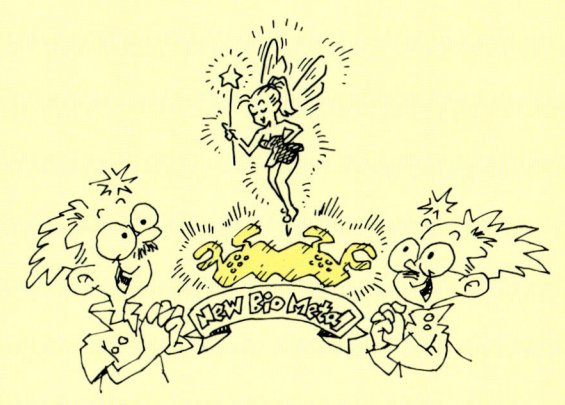

医療人としては，生体にやさしい材料を使いたいものである．

時代はやさしさを求めている

　国民の3割がなんらかのアレルギーで悩んでいる今日，歯科医療人としての立場に立つならば，生体材料の安全性については，いつも重大な関心をはらわなけらばならない．特に近年は，歯科用合金についても，このような視点から，アレルギーの起こりにくい，安全な合金の，さらなる開発が望まれている．

　金合金は，生体に対する安全性や耐食性，機械的性質の良さや鋳造性などの面から，これまで歯科用合金として，さまざまな症例に広く使われてきた．しかし，金（Gold）単体での利用は，化学的性質は安定でも，強さや硬さが小さいなどで歯科補綴物用としての機械的性質が劣る．そのため，微細化元素としての白金やその代用としてのパラジウムが添加されて，合金として利用されてきた．さらには時効硬化性金属にするために，銅を添加し，固溶体の強化を図ってきた．

　ところがヨーロッパを中心に添加金属の毒性がクローズアップされ，パラジウムが排除される傾向がでてきた．また，銅の添加も，いずれ問題視されるであろう．時代は環境へのやさしさはもちろんこと，人に対しても「やさしさ」を求めているのである．

第10章 新開発金合金―ニューバイオメタルに期待する

ニューバイオメタルの登場と
その臨床応用

　前述のような時代背景をもとに，パラジウムを含まない金合金として登場したのが，Biorol SG（**図10-1〜9**，DeguDent社）である（高橋俊幸：歯科鋳造用金-チタン系合金の組成に関する基礎的検討．歯科材料・器械，17(2)：126〜139,1998 参照）．

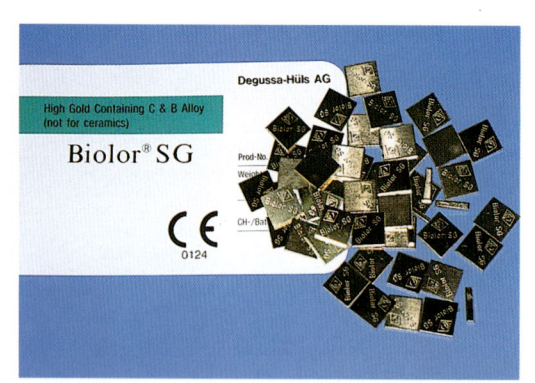

図10-1　パラジウムフリーのメタル Biorol SG（DeguDent 社）．

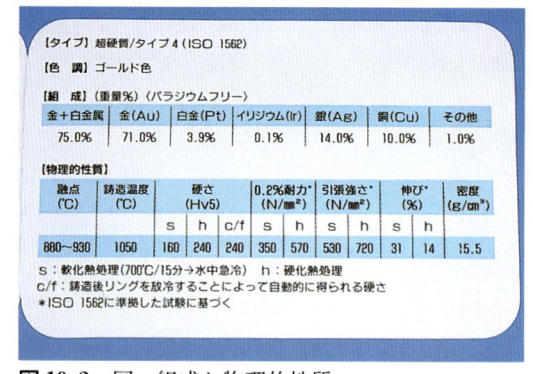

図10-2　同，組成と物理的性質．

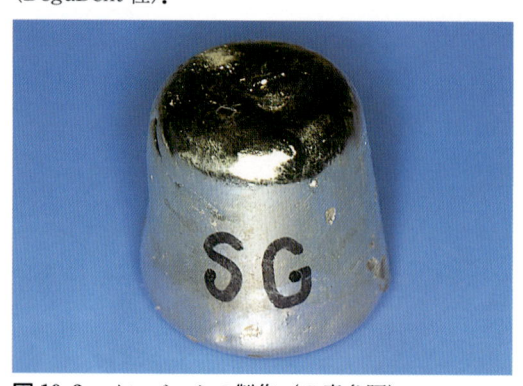

図10-3　インゴットの製作（7章参照）．

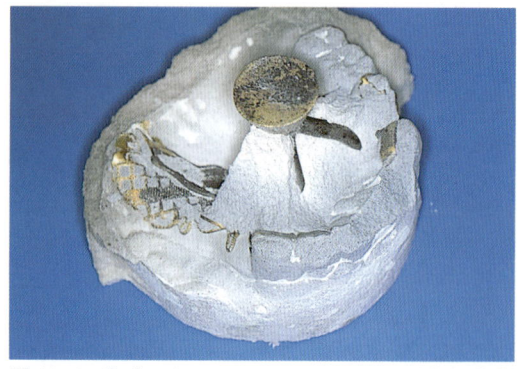

図10-4　臨床に用いることができるかどうかを実際の臨床例でテストしてみた．

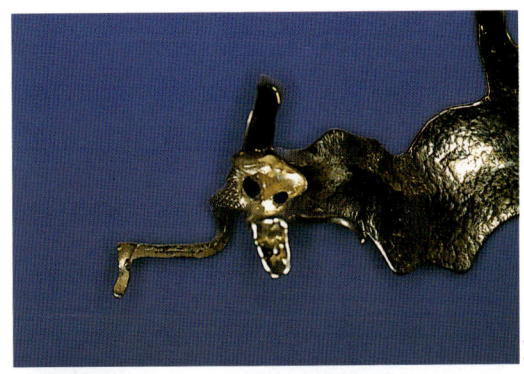

図 10-5 T.K.M.熱処理後,ローチクラスプを屈曲して機械的性質をテストする.

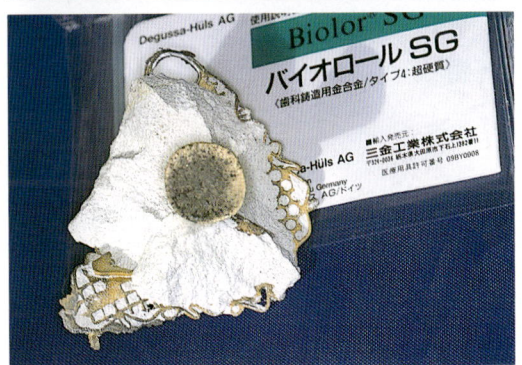

図 10-6 フルプレートに用いることで,鋳造性をテストしてみる.

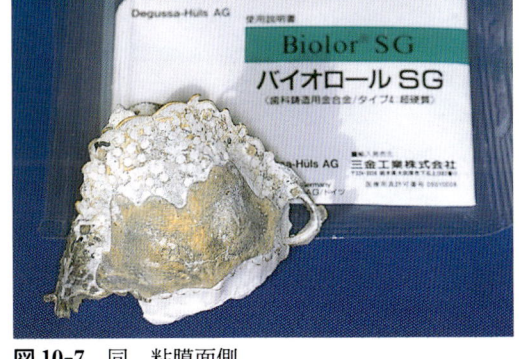

図 10-7 同,粘膜面側.

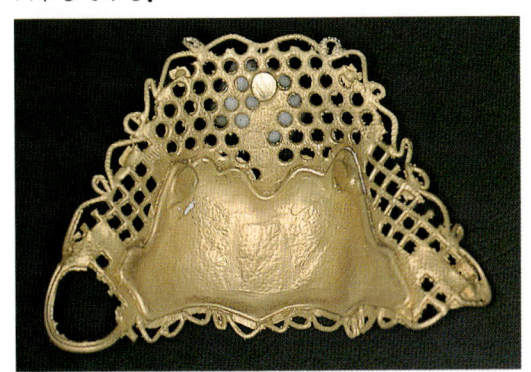

図 10-8 同,メタルフレーム.パラジウムがいっさい排除されても,鋳造性になんらの悪影響も生じなかった.

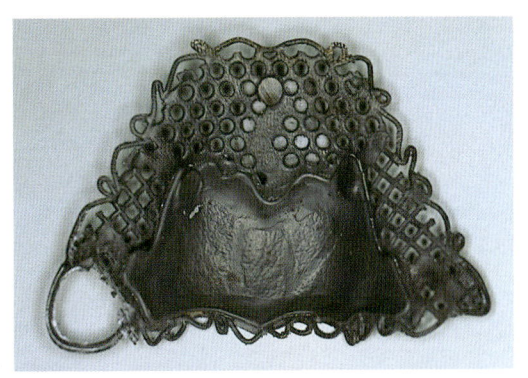

図 10-9 Biorol SG を用いたフルプレートで,T.K.M.熱処理が可能かどうかのテストを実際に行ってみた.T.K.M.熱処理が従前の術式同様に適用できることが確認できた.

さらに，金をベースにしてチタンのみ添加し，銅を含め他のいっさいの添加金属を排除した革命的金チタン合金BiOr 17（図10-10～16，DeguDent社）が1995年10月にドイツで初めて歯科用合金として発売されている（川島　哲：バイオメタルへの飽くなき挑戦―金チタン合金（純金＋Ti）を用いたキャストパーシャル．QDT，22(4)：106～115，1997参照）．

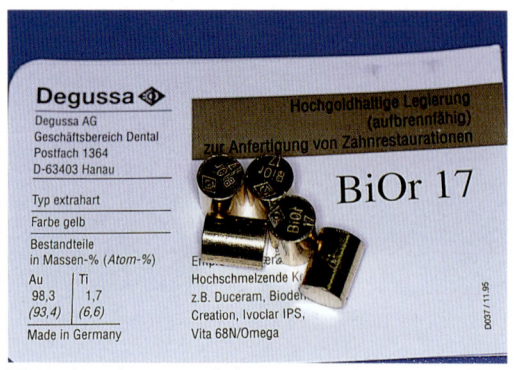

図10-10　金チタン合金 BiOr 17（DeguDent社）．
※現在は販売中止となっている

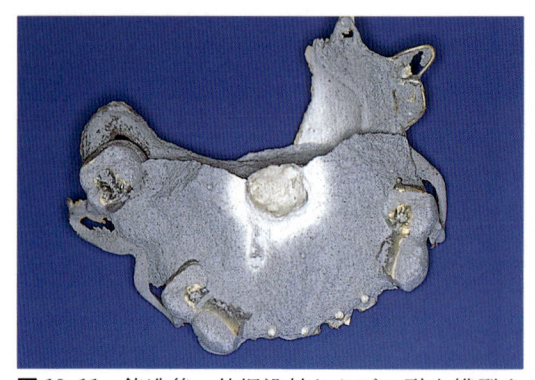

図10-11　鋳造後，外埋没材ならびに耐火模型をT.K.M.割り出しテクニックで，メタルフレームを取り出す．

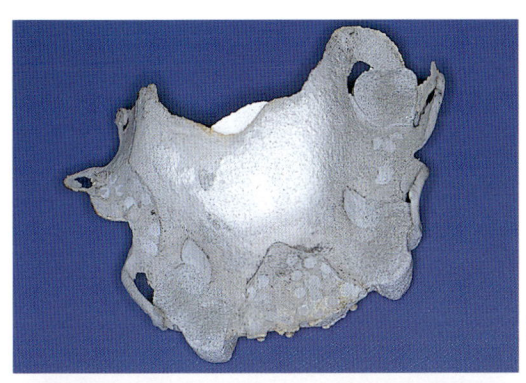

図10-12 同，粘膜面側．耐火模型材，外埋没材にはともに Deguvest F を用いる．

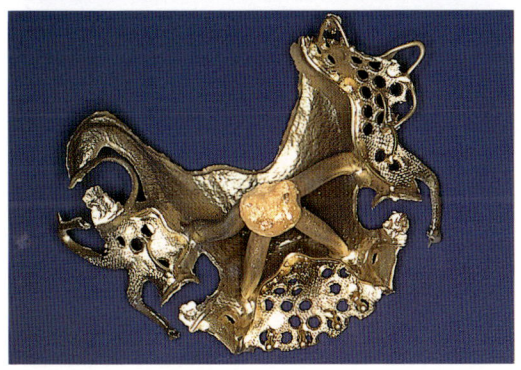

図10-13 ガラスビーズを用いてペンシルブラスターを行っただけの状態のメタルフレーム．

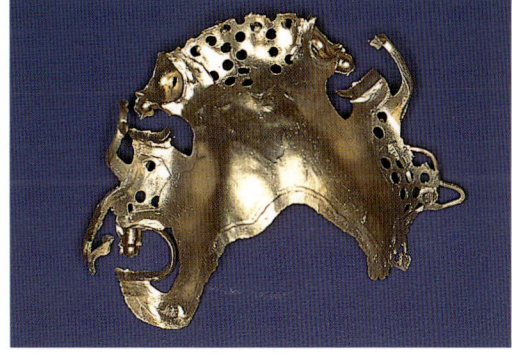

図10-14 同，粘膜面側．鋳肌面はよい．チタン添加合金は非貴金属のコバルトチタンでも鋳肌面はよい．これはチタン添加合金に共通の特性といえる．

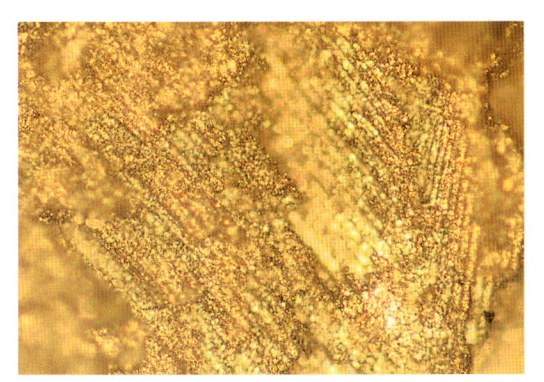

図10-15 BiOr 17 の切断面（倍率×10）．タイプⅣの Gold-platinum とは結晶構造が異なっている．

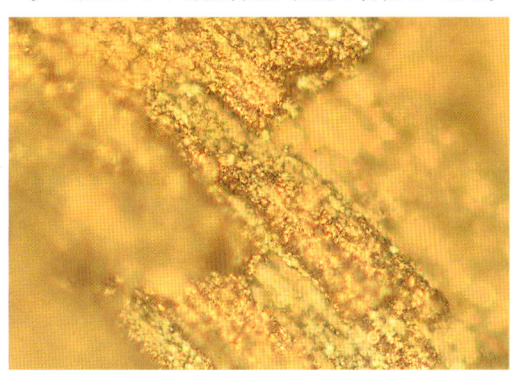

図10-16 同，（倍率×20）．

本メタルのデータは**表10-1**に示すとおりである．組成は，重量％でAu 98.3％，Ti 1.7％である．また，色調は黄金色で，融点1,060～1,100℃，ビッカース硬さ230，引張り強さ470 N/mm^2，0.2％耐力230 N/mm^{2}である．
　従来タイプの超硬質金合金タイプⅣ Degulor MOの物理的性質（機械的性質）は**表10-2**に示すとおりである．
　両者の性質を比較すると，BiOr 17はキャストパーシャル用のメタルとしては，明らかに若干弱い感じがする．今後はチタンの混合比率を変化させること，もしくは本メタルに対する"熱処理技術"の開発等によって，キャストパーシャルに必要な機械的性質が得られるならば，大いに期待できる金属と考えられる．いずれにしても，金にチタンを加えるという既成概念を打ち破る発想は，さらなる生体親和性を考えるうえで，大変貴重なものである．
　ところで，純チタンについては，生体親和性はよいものの機械的性質に劣るため（**表10-3**），筆者はキャストパーシャル用の

表10-1　BiOr 17，高金含有鋳造用合金（陶材焼付用）

組成 重量％成分（上段） 原子量％成分（下段） （その他の微量金属 0.05％以下）			溶融範囲 ℃	鋳造リングの予備加熱温度 ℃	鋳造温度 ℃	熱膨張		ビッカース硬度 HV 5		0.2％耐力 N/mm^2		引張り強度 N/mm^2		伸び％		比重 g/cm^3
						25～500℃ μm/m・K	25～600℃ μm/m・K	b	a	b	a	b	a	b	a	
Auおよび Pt貴金属	Au	Ti														
98.3	98.3	1.7	1060～1100	800	1250	14.4	14.8	210	230	420	230	520	470	6	9	18.3
93.4	93.4	6.6														

ろうおよびフラックス
ろう　Degudent-Lot G 1（AT 1030 ℃）
フラックス　Anoxan
ろう　Lot OG 750（AT 750 ℃）
フラックス　DS 1

＊DIN EN ISO 9693による試験検査実測値
w＝軟化熱処理（15分/950 ℃，空気冷却）
a＝硬化熱処理（w＋15分/500 ℃）
b＝陶材焼き付け後に所定の硬度に達する

副作用について：鋳造体に含有される金属により電気化学刺激による錯誤感覚やアレルギーを起こす可能性がある．鋳造体に含有される金属による全身的副作用は例外的とされる．
異種金属相互作用：対合および隣接関係にある異種金属鋳造体との接触は避けること．
禁忌症：鋳造体に含有される金属による既往の過敏症．

取り扱い説明，金属の再使用，粉塵防護，回収等についての注意事項は冊子「Edelmetall-Dentallegierungen-Verarbeitungshinweise（貴金属および歯科鋳造取り扱い説明書）」にあるさらに詳細を参照．
（筆者注：生体親和性に優れているBiOr 17においてさえ，金属の毒性やアレルギーについての注意事項が書かれていることにドイツのメーカーの姿勢を読みとってほしい）

メタルとしてはナンセンスであると一貫して主張してきた．その主張どおり，キャストパーシャルに用いることができるものではないことは，君たちにもわかるだろう．このような視点から，チタンは，"純"としての利用でなく添加金属として有望であると10年前に予言したのである．それが現実になりつつあるのは，生体親和性のよい，ニューウェーブの金属が登場するという意味で，国民病とまでいわれているアレルギー患者にとってはもちろんのこと，筆者さんにとっても喜ぶべきことである．

表10-2 超硬質金合金タイプIV Degulor MOの物理的性質

合金名	タイプIV	色調	重量%						
			Au	Ag	Pd	Pt	Cu	Zn	Ir
Degulor MO	超硬質	黄金色	65.5	14.0	×	8.9	10.0	×	×
			Au＋Ptループ金属 75.5						

溶融範囲 °C	ビッカース硬度* HV 5		0.2％耐力** N/mm²		引張り強度 N/mm²		伸び %		比重 g/cm³
	w	a	w	a	w	a	w	a	
900〜990	195	275	275	420	780	580	870	33	11	15.6

* 全重量≦2％で×印を含む
** DIN 13 906による試験検査実測値
　DIN 登録 No.06 Z 047.1

w＝軟化熱処理
a＝硬化熱処理
g＝鋳造リングのまま空気徐冷により所定の硬度に達する

ろう
Degulor®-Lot 0，AT 840℃
Degulor®-Lot 1，AT 800℃
Degulor®-Lot 2，AT 745℃
Unilot 1，　　　AT 820℃
Unilot 2，　　　AT 760℃
フラックス
Anoxan またはDS 1

表10-3 合金別物性比較

合金名	単位	0.2％耐力		引張り強さ	
		軟化	硬化	軟化	硬化
BI YELLOW*	N/mm²	451	804	608	883
	kgf/mm²	46	82	62	90
Bilor SG*	N/mm²	350	570	530	720
	kgf/mm²	36	58	54	73
Degulor MO*	N/mm²	420	780	580	870
	kgf/mm²	43	80	59	89
純チタン3種**	N/mm²	345以上		481〜618	
	kgf/mm²	35以上		49〜63	

* 各メーカー公表値より作表
** 浜中人士：金属材料の現状と今後の発展．歯科技工学臨床研修講座（5），医歯薬出版，東京，1998，p.190 より作表
1 N＝0.101972 kgf，1 MPa＝0.101972 kgf/mm²，1 N/mm²＝1 MPa

第10章　新開発金合金―ニューバイオメタルに期待する

国産初の金チタン合金の臨床評価

　前項で評価した金チタン合金は，国産のものとしてTitan Gold 16（日本歯研工業社）が市販されている（**図10-17，18**）．この合金によるパーシャルデンチャーの試作を行ったがキャストパーシャルとしての有効性の評価は，金チタン合金 BiOr 17 と同様であった（**図10-19〜29**）．パーシャル用の金属としては機械的性質がやや劣るものの，クラウンブリッジワークに用いるには，臨床上問題はない．

　今後は，キャストパーシャルの分野で金チタン合金の熱処理等の基礎的研究が進み，臨床応用の可能性が開かれることに大いに期待し，自らも挑戦したい．ただし，バラ色のごとく良いことばかりではない．98.4％金（Titan Gold 16）ということは，純金と同じくらいの比重があるということである．この重さをどう克服し，メタルフレームを軽量化していくかが，生体親和性を高めた高カラット金合金のさらなる課題である．

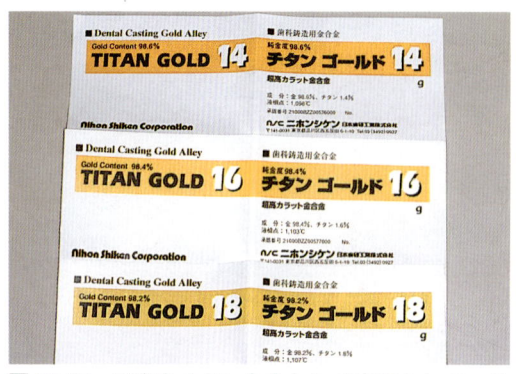

図10-17　国産金チタン合金として市販されているTitan Gold 16（日本歯研工業社）．なお，Titan Gold 14と18は，市販されていない．

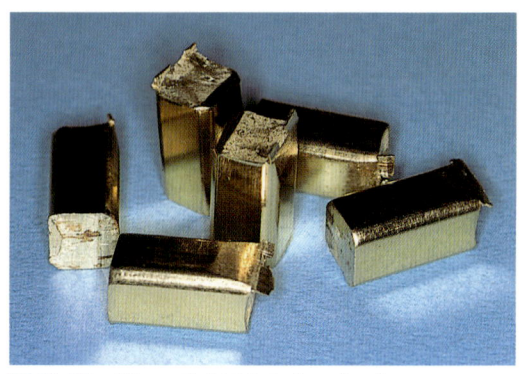

図10-18　Titan Gold 16のインゴット．

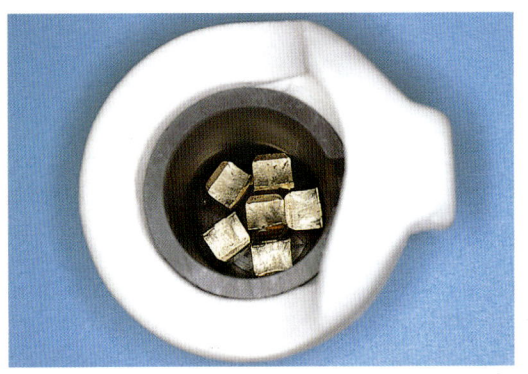

図10-19 グラファイトルツボにて高真空下で融解する．

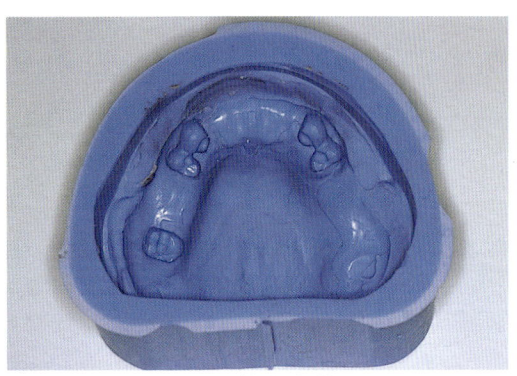

図10-20 シリコーン複印象材には，Deguform Plus を用いる．

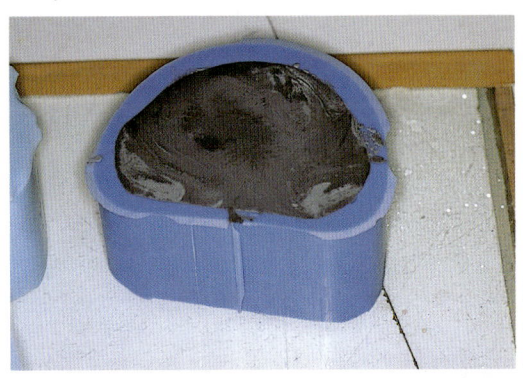

図10-21 Deguvest F を用いて耐火模型を製作する．硬化させる場合は，必ず厚さ5 mm の平らなガラス板上で行う．

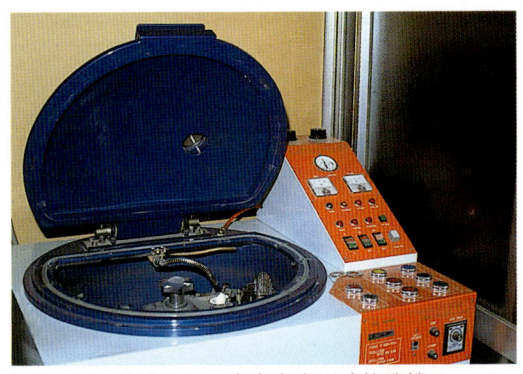

図10-22 鋳造には，高真空高周波鋳造機スーパートロンⅡ UVM-7000（ユニーク社）を用いた．

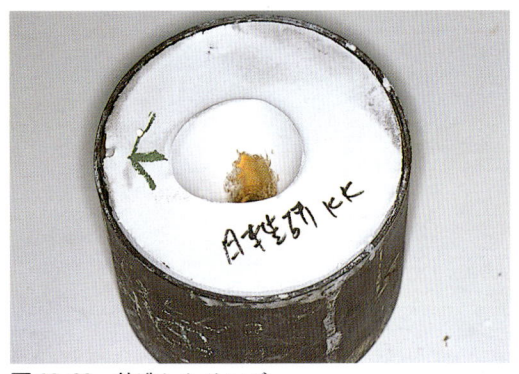

図10-23 鋳造したリング．

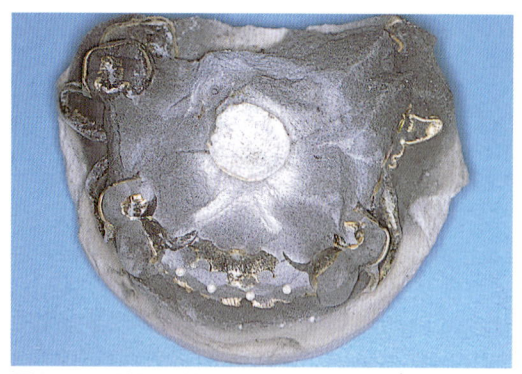

図10-24 外埋没材を除去し，耐火模型のみを取り出す．

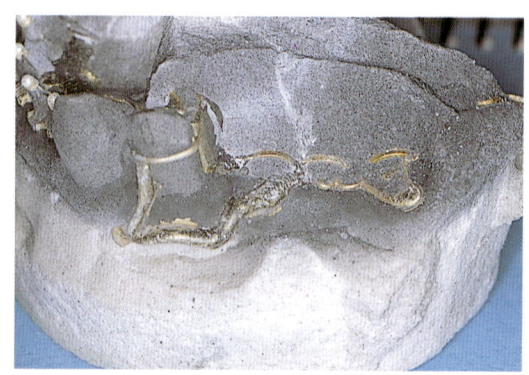

図10-25 クラスプ等のアズキャストの状態．

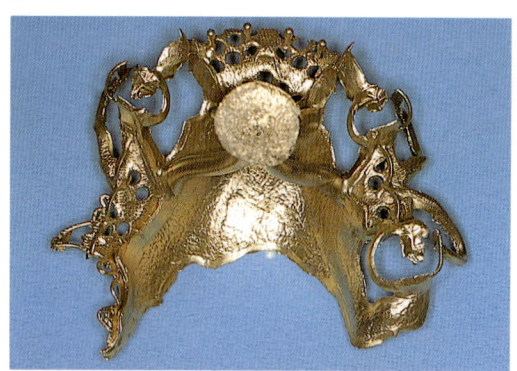

図10-26 ガラスビーズを用いてペンシルブラスターで埋没材の除去を行った状態のメタルフレーム．

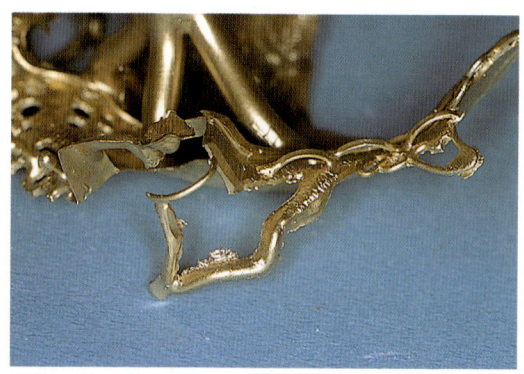

図10-27 同，クラスプ等の部分を拡大したところ（右側頰側面観）．鋳造はむずかしいことはない．従来型のGold-platinumよりも鋳造欠陥は生じない．

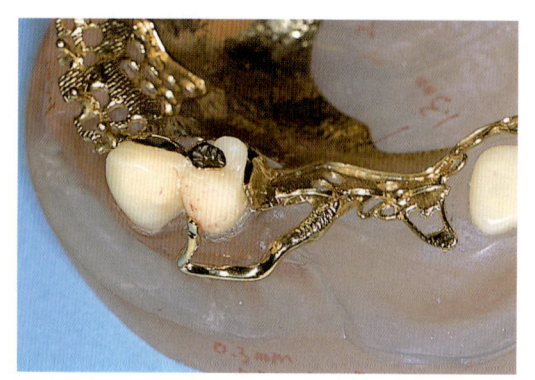

図10-28 完成したキャストパーシャルをマスターモデルにセットしたところ（右側頰側面観）．

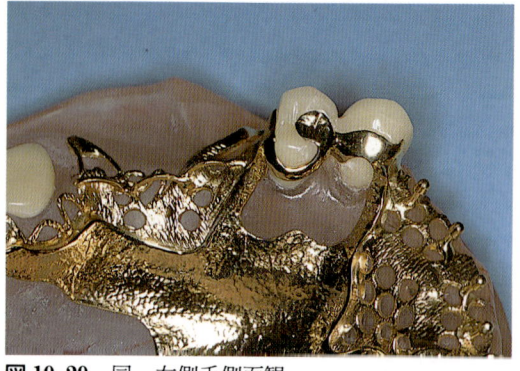

図10-29 同，右側舌側面観．

付章
器材の選択基準・
器材一覧・メーカー一覧

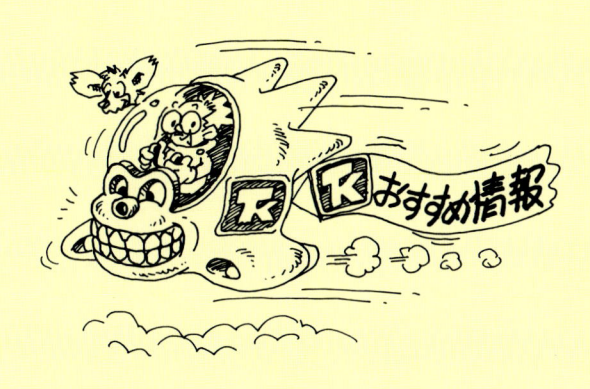

筆者オススメの器材情報が満載！

ベストな器材を選択しよう

　君たちが実際にGold-platinumのキャストパーシャルに取りかかろうとした場合，すぐに思い悩むのが，どんな器材をそろえればよいかということだろう．

　本書では必要な器材については，各項目で，随時紹介してきたが，ふれられなかった器材もある．そこで以下，筆者が現時点でベストと思う器材を整理し，紹介しよう．

　すでに現在キャストパーシャルに取り組んでいるが，今一つ器材に満足できない人にとっても，役立つ情報を記載した．

器材の選択基準

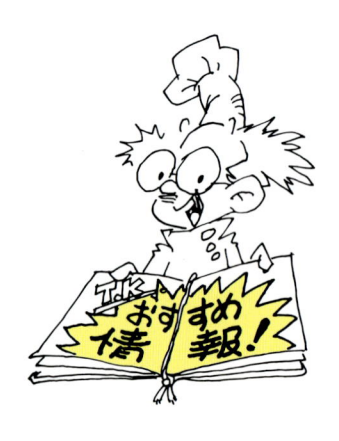

Opitivest, Deguvest F以外に使用できる耐火埋没材はあるか

　本文では，Opitivestを基本に，Deguvest Fの使用について解説した．それでは，これ以外に使用できる耐火埋没材はあるだろうか．残念ながら，Opitivestが最も推奨できるものであり，Deguvest Fを除けば，それ以外に代用できるものはない．

　ただし，外埋没材では，Opitivestを耐火模型に用いたときはBiosint Extraを用い，Deguvest Fを耐火模型に用いたときは同じDeguvest Fを用いればよい．

真空撹拌器の選択は慎重に

　真空撹拌器の選択を誤ると精度の面で重大な影響が出る．その意味では，決してあなどることのできない代物である．真空撹拌器としてどのような機能が備わっているべきか，筆者の選択基準は以下のとおりである．
(1)ミキシング能力が高いこと．
(2)高真空性（減圧性）が得られること．
(3)ミキシングタイマーがついていて，しかもタイマーが最大で120秒間はあること．
(4)ミキシングするものごとにプログラミングが設定できること．何種類もの埋没材や石膏のミキシングがスイッチ1つで設定できるものが望ましい．

上記の条件すべてを満たす真空撹拌器が本文でも取り上げた，Multivac compact（DeguDent社，図1）である．（4）の条件は満たさないが，BEGO社のMotova SLもgoodである．

Gold-platinum alloyはどこのものでもよいか

　キャストパーシャルに用いるには，それ相応の機械的性質が必要である．筆者が推奨しているのは，Degulor MとMO，Biolor SG（DeguDent社）ならびにBI YELLOW（山本貴金属地金工業社）である．

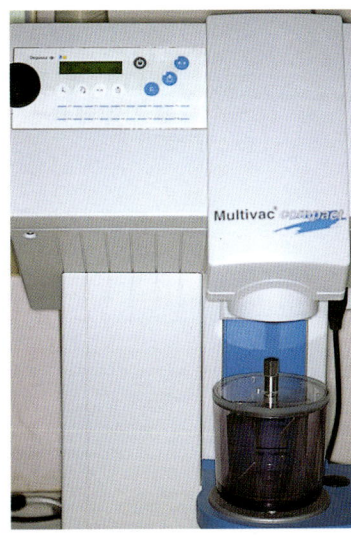

図1　真空撹拌器 Multivac compact（DeguDent社）．

クラスプ用ワイヤーはどこのものがよいか

　ワイヤークラスプは昔の技法と思われがちだが，使い方一つで可能性は無限にある（9章参照）．基本設計上のバリエーションとして，ワイヤークラスプを考慮に入れると，設計の幅が広がってくる．たとえば，キャストではできないところは，Gold-platinum ワイヤーで補完すればよい．

　このようなときにお勧めなのが，PGA-12 の 0.9 mm，1.0 mm，1.1 mm ワイヤー（石福金属工業社）である．トラブルもなく，とてもよい．

シリコーン複印象材は何を用いるか

　本書の本文中では，Opitivest の場合には Deguform（DeguDent 社，**図2**）を用い，Deguvest F の場合は Deguform Plus（DeguDent 社）を用いるとしてきた．

　しかし，国内各社も種々のシリコーン複印象材を発売するようになってきた．筆者がテストした中では，Heraform，TK シリコーンは十分な性能であった．

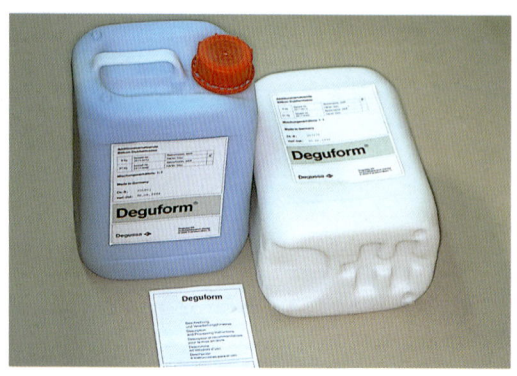

図2　Deguform（DeguDent 社）．

耐火模型の下方にクルーシブルフォーマーを設定する方法は「T.K.M.システム」でゆけ

耐火模型の下方に設定する方法では、マスターモデル用スプルーコーン A, B(齋藤デンタル工業社, 発売元:日新デンタル)と、耐火模型用のスプルーコーンでクルーシブルフォーマー形成用と非形成用(**図3**)を用いるとよい。耐火模型の穴開けはもちろんクルーシブルフォーマーの設定がいとも簡単に行える。

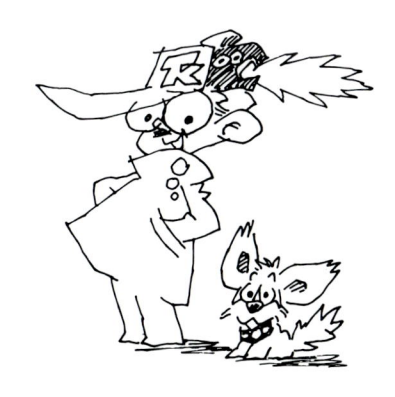

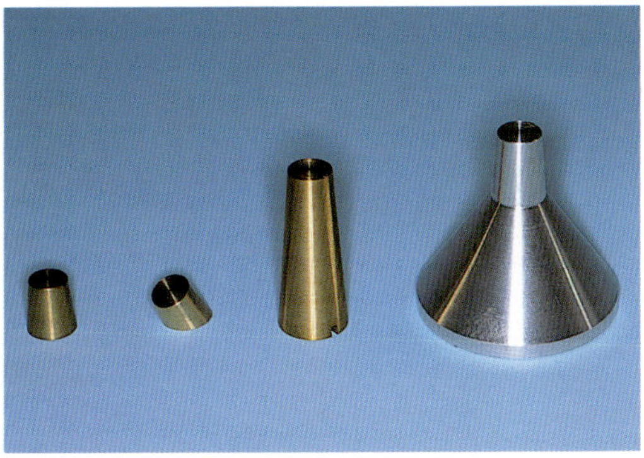

図3 T.K.M.スプルーシステム。左から、マスターモデル用スプルーコーンA, B（齋藤デンタル工業社, 発売元:日新デンタル）と, 耐火模型用のスプルーコーンでクルーシブルフォーマー非形成用と形成用.

鑞付け（鑞着）に際してはどんなソルダーやフラックスを用いればよいか

ソルダーは Degulor-Lot 2（DeguDent 社）がよい（図 4, 5）．フラックスは Oxynon（DeguDent 社，図 6）がベストである．

Co-Cr と違って鑞付けの際は，基本的には通常のブローパイプ（ガスとエアー）を用いるが，部位によってはマイクロバーナーを用いることもある．その際は，火炎を絶対に強力にしてはいけない．酸素とガスの組み合わせでは温度が非常に高くなるので十分注意してほしい．

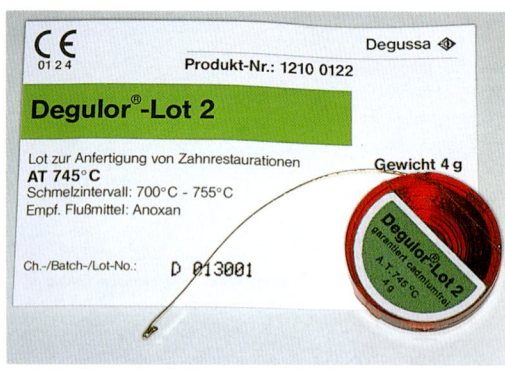

図 4　Gold-platinum 用ソルダー，Degulor-Lot 2（DeguDent 社）．

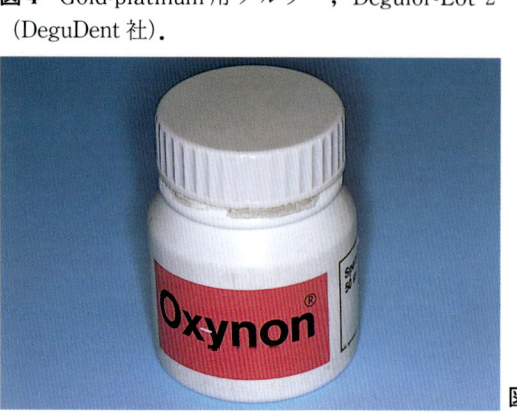

図 5　同，成分と融点．

図 6　フラックスは Oxynon（DeguDent 社）がよい．

マスターモデルおよびシリコーン複印象の表面滑沢剤には何を用いるか

本文でもふれたように,現時点では,両方ともにサンスプレーSun Spray(サンデンタル社,図7)を用いるとよい.

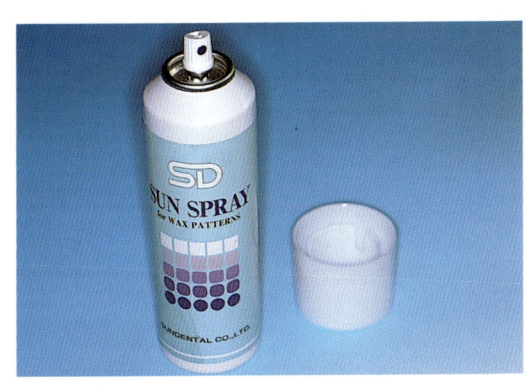

図7 シリコーン複印象には欠かせないサンスプレーSun Spray(サンデンタル社).

ワックス表面滑沢材（wax cleaner）は何がよいか

ワックスアップwax up後の表面滑沢材は各社からいろいろ出されている．しかし，鋳バリの原因になるものが多い．アルコール系のものはだめである．そこで，筆者はノンアルコール系で水溶性のWax Cleaner Spray（松風社，図8）を推奨する．これはスプレータイプなので，スプレー後，軟らかい筆（ポーセレン築盛用）でワックス表面をなでると，さらに効果が発揮される．作業後は余剰の液をエアーガンで吹き飛ばし，液がまったく残渣しないようにする．

外埋没材の除去には何がよいか

筆者は今まで，数社の振動チゼルを用いてみた．最も使いやすく，ねらいどおりのところをタッピングできるのは，空気圧振動チゼルのCAROエアーカッター（東邦歯科産業社，図9）である．

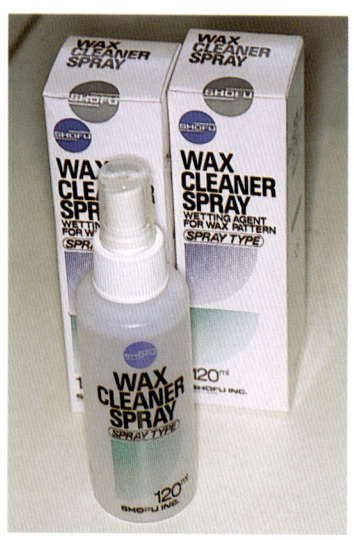

図8 外埋没時に用いるWax Cleaner Spray（松風社）．

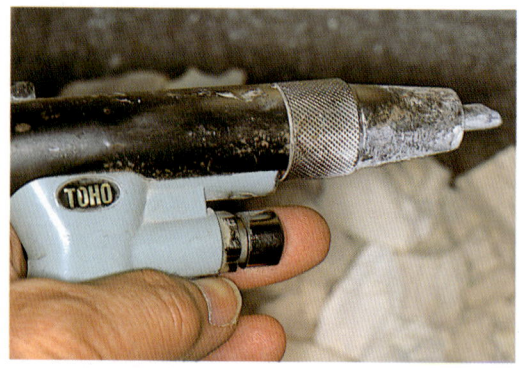

図9 空気圧振動チゼルのCAROエアーカッター（東邦歯科産業社）．

魔法のGold-platinum専用熱処理容器の登場！

軟化および硬化熱処理を"らくらく"行える魔法のカップが登場した．筆者が開発し，(株)モリタより発売予定のT.K.M.マジックカップセット（特許出願済みPAT・T，図10，11）がそれである．だれでも簡単に，高い適合精度と機械的性質の向上が得られる．

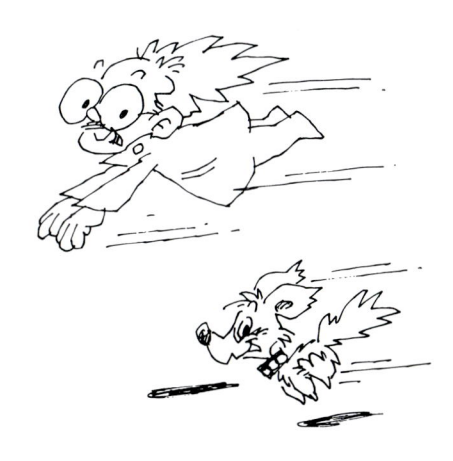

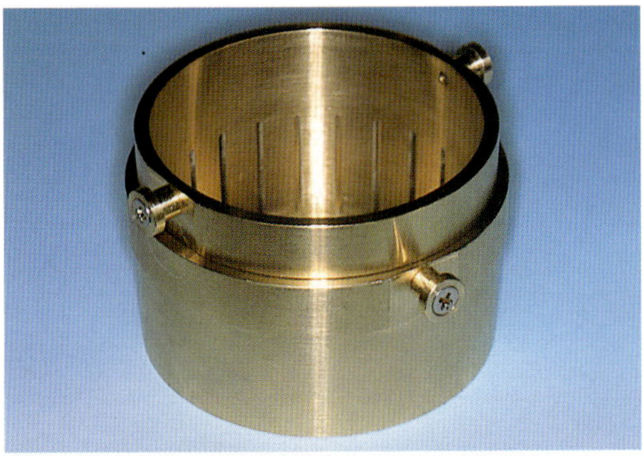

図10　軟化および硬化熱処理用カップのT.K.M.マジックカップ（特許出願済み，モリタより発売予定）．

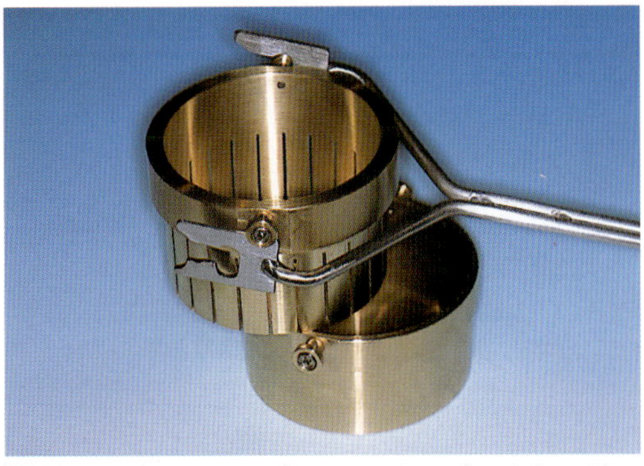

図11　マジックカップとT.K.M.マジックトング．

研磨の友達といえばこれ1本！

これ1本で，レジンでも金属でも，また傷取りから仕上げ研磨まで，幅広く使える優れものがある．スーパーマルチ（山八歯材社，**図12**）研磨材は，マイ・ベストフレンド．

電気レーズには何がよいか

今までブラシもしくはバフ研磨といえば，単なる回転運動によるものであった．ところが，「揺動回転」という新機軸を打ち出した電気レーズ，デュアルスピンレーズLL3（モリタ社，**図13**）が発売されている．

この「揺動回転」という耳慣れないことばは，「軸の回転運動」と「軸の円周運動」の2つの運動を組み合わせたものをいう．この新しい回転力「揺動」によって，摩擦抵抗を減少させ，材料の発熱を抑え，研磨力を向上させたのがこのレーズである[*]．

筆者はキャストパーシャルのレジン部分の研磨に特にこれを用いている．従来のブラシ研磨との違いに，君たちもビックリするにちがいない．

[*]中山真一：『新機構』「揺動」を応用した研削・研磨について．Dental Magazine（モリタ），98：172，2000 参照

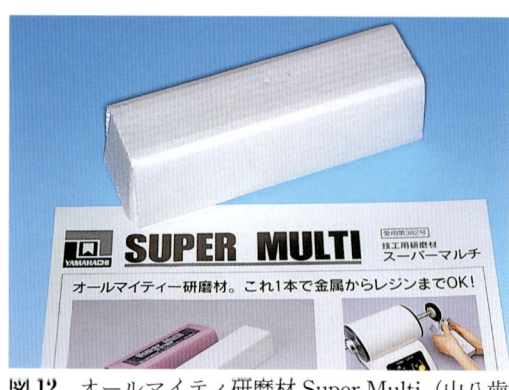

図12 オールマイティ研磨材 Super Multi（山八歯材社）．※現在は Tiger Multi

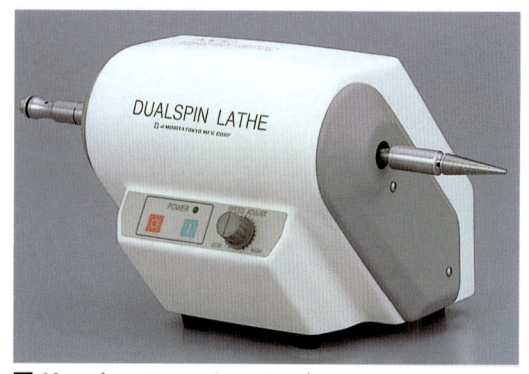

図13 デュアルスピンレーズ Dualspin Lathe LL3（モリタ社）．

マイクロスコープはどこのものがよいか

　今日では，精密歯科技工にマイクロスコープは欠かせないアイテムである．それゆえ，数多くのものが各社から発売されている．マイクロスコープだから拡大できるのは当然としても，クラウンブリッジワークではマージン部分，キャストパーシャルでいえばクラスプの"スキ"などがよく見えるものがない，見えない機種が多いのである．

　君たちもそうかもしれないが，筆者も多くの機種を買い換えてきた．しかしなかなか"これ"というものに，お目にかからなかった．しかし，ようやく究極のマイクロスコープに出会った．それが(株)キクタニのマイクロスコープである(**図14**)．リング蛍光照明付なので，手元が明るく，目が疲れない．きっと，君たちの正確な作業を約束してくれるはずだ．

　図はマイクロスコープ45で，総合倍率が5.25～33.75倍と可変機構付のズームタイプである．写真撮影をしたければ，マイクロスコープ45Sを求めればよく，倍率はあまり高くなくてもというユーザーには，倍率固定型（10倍）のマイクロスコープ10も用意されている．

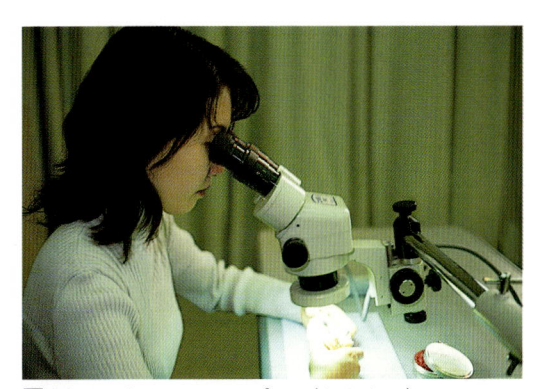

図14　マイクロスコープ45（キクタニ）．

刻印機には何がよいか

　昨今，身元不明者の手がかりとして，また福祉施設などでの補綴物の取り間違いを避ける目的などで，刻印を普及させようという動きがあるのは，歓迎すべきことである．しかし，筆者の考えは，刻印は「患者に対する品質保証」と「製作物に対する責任の明確化」のために行うという視点である（9章参照）．

　さらに，責任を明確化することにより，術者の技術的向上も期待できる．Gold-platinum のメーカー名を刻印することで，メタルのリサイクルの際に役立つばかりでなく，歯科医院が患者に渡すメタルカルテが世界的に一般化する傾向にも対応できると考えている．

　筆者が推奨する刻印機 engraver は，Gravograph IM 3（彫刻アイデア社，**図15**）である．このほかのものとしては，（株）キクタニで販売している刻印機も低価格で，操作も簡単なので，お勧めである．

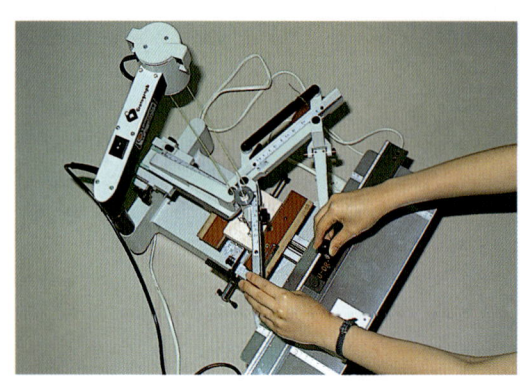

図15　刻印機，Gravograph IM 3（彫刻アイデア社）．

測定ツールなしでは構造設計は語れない

　構造設計とは，一言でいえば数値化である．それには，完成した製作物が正しい寸法であるかどうかを確認しなければならない．筆者は測定にデジタルノギスを用いたり，0.01 mm まで計測できる Quick Caliper(Kroeplin 社，**図 16**)を用いている．

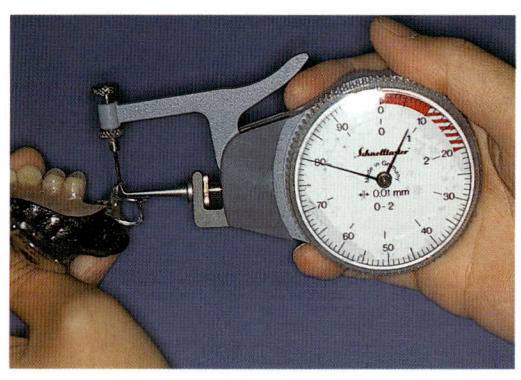

図 16 0.01 mm まで計測できる Quick Caliper (Kroeplin 社，発売元：フィード社)．

付章　器材の選択基準・器材一覧・メーカー一覧

器材一覧・メーカー一覧

表1　器材一覧

器具類

用途	製品名	製造元	発売元	参照ページ
外埋没用flaskのBaseplate	Rema-Form	Dentaurum	インターグローブ	190, 210
外埋没用鉄リング	高位鉄リング，低位鉄リング	モリタ	モリタ東京製作所	137, 183, 191
スプルー用スプルーコーン	TKスプルーシステム	齋藤デンタル工業	日新デンタル	135, 227
複印象シリコーンflask	Duplicating flask	BEGO	ASP, アイキャスト	100
複印象シリコーンflask	Heraform	HERAEUS	ヘレウスクルツァージャパン	110
プレッシャーポット（加圧埋没器）	プレスポット	山八歯材工業	山八歯材工業	120, 121, 161
熱処理用カップ，トング	マジックカップセット	モリタ東京製作所	モリタ	152, 231
鉄リング内面用リボン	Safety Ribbon 65	山八歯材工業	山八歯材工業	137, 138, 169

機械類

用途	製品名	製造元	発売元	参照ページ
サベヤー	デグサユニットIII	DeguDent	デンツプライ三金	91, 94
真空撹拌器	Multivac compact	DeguDent	デンツプライ三金	123, 164, 225
真空撹拌器	Motova SL Vacuum Mixer	BEGO	APS, アイキャスト	
リングファーネス	UMF-908	ユニーク	ユニーク	149
高真空高周波遠心鋳造機	スーパートロンII　UVM-7000	ユニーク	ユニーク	147, 170, 221
高周波遠心鋳造機	テクニトロン URH-703	ユニーク	ユニーク	147
サンドブラスターマイクロ付き	Duostar	BEGO	APS, アイキャスト	
サンドブラスターマイクロ付き	ブラスティング・ユニット	KaVo	Kavo EWL	

石膏，耐火模型材およびその関連

用途	製品名	製造元	発売元	参照ページ
マスターモデル用超硬石膏	ニューフジロックファストセット	ジーシー	ジーシー	58
耐火模型材	Optivest	DeguDent	デンツプライ三金	121, 122, 146
耐火模型材	Deguvest F	DeguDent	デンツプライ三金	121, 125, 146
耐火模型材	Biosint Extra	DeguDent	デンツプライ三金	144, 169
リキッドインベストメント	Wiropaint Plus	BEGO	APS, アイキャスト	138, 139, 150
鑞付け用埋没材	Deguvest L	DeguDent	デンツプライ三金	20

複印象材およびその関連

用　途	製　品　名	製　造　元	発　売　元	参照ページ
シリコーン複印象材	Deguform	DeguDent	デンツプライ三金	104, 114, 161
シリコーン複印象材	Deguform Plus	DeguDent	デンツプライ三金	120, 188, 221
シリコーン表面滑沢材	サンスプレー	サンデンタル	サンデンタル	107, 112, 180
ブロックアウト材	ボンドテープ状コーク	コニシ	コニシ	160

ワックス類およびその関連

用　途	製　品　名	製　造　元	発　売　元	参照ページ
クラスプ用パターン	ラピッドフレックスパターン	DeguDent	デンツプライ三金	82
Plastodent CP	Bar Retention	DeguDent	デンツプライ三金	72
Plastodent CP	Ring Clasp Straight	DeguDent	デンツプライ三金	72
Plastodent CP	Molar Clasp	DeguDent	デンツプライ三金	
Plastodent CP	Retention Mesh S	DeguDent	デンツプライ三金	72
Plastodent CP	Grid Mesh	DeguDent	デンツプライ三金	
Stippled sheet wax	ファイン 0.35, 0.40, 0.45	松風	松風	166, 182
Stippled sheet wax	Stippled Wax green 0.35, 0.40, 0.45	山八歯材工業	山八歯材工業	166
シート wax	＃22（0.71 mm）	大成歯科工業	ジーシー	189
Line wax（Wire wax）	R 06, R 08	松風	松風	72, 92, 94
Blue line wax（キャスティングワックス）	YR 07, YR 10	斉藤歯研工業所	山八歯材工業	159, 187
Preparation wax	レッド 0.5 mm	BEGO	APS, アイキャスト	
Smooth casting wax	0.3, 0.4, 0.5, 0.6, 0.8,	BEGO	APS, アイキャスト	166

メタルおよびその関連

用　途	製　品　名	製　造　元	発　売　元	参照ページ
High gold alloy	Degulor M	DeguDent	デンツプライ三金	5, 11, 183
High gold alloy	Degulor MO	DeguDent	デンツプライ三金	5, 11, 183
High gold alloy	Biolor SG	DeguDent	デンツプライ三金	128, 214, 219
High gold alloy	BI YELLOW	山本貴金属地金	山本貴金属地金	16, 183, 202
金チタン合金	BiOr 17	DeguDent	デンツプライ三金	216
金チタン合金	Titan Gold 16	日本歯研工業	日本歯研工業	220
ソルダー	Degulor-Lot 2	DeguDent	デンツプライ三金	228
Platinum gold wire	PGA-12（0.9, 1.0, 1.1）	石福金属興業	石福金属興業	199

用途	製品名	製造元	発売元	参照ページ
フラックス（鑞着用）	Oxynon	DeguDent	デンツプライ三金	228
フラックス（インゴット用）	Veriflux	Degudent	デンツプライ三金	131
貴金属回収 BOX	クリーン BOX CV-2	ニッシン	ニッシン	
crucible（ルツボ）	BC-1 グラファイト入	ユニーク	ユニーク	131, 170
グラファイトルツボのみ インゴット作製用	X-1 グラファイトのみ	ユニーク	ユニーク	132
酸処理	ニアシッド	DeguDent	デンツプライ三金	24
酸処理器	ニアシッド ピックリングユニット	DeguDent	デンツプライ三金	24

研磨材およびその関連

用途	製品名	製造元	発売元	参照ページ
カーバイドバー	技工用カーバイドバー No.17, No.34	松風	松風	175
ダイヤモンドバー	5108, 5111, 5112	EDENTA	モリタ東京製作所	
SILICON POINTS	M 2 HP 11	松風	松風	176
ビックコーン	ビックコーン シリコンポリッシャーブラウン	名南歯科貿易	名南歯科貿易	176
仕上げ研磨材	Tiger Multi	ユニデント	山八歯材工業	232
セラミックファイバー入研磨材	Stick Point レッド，ブルー，ワイン	キクタニ	キクタニ	93, 175

測定機器その他

用途	製品名	製造元	発売元	参照ページ
メタルキャリパーダイアル式 0.01 mm〜10 mm	Quick Caliper	Kroeplin	フィード	235
マイクロスコープ	マイクロスコープ 10	メイジテクノ	キクタニ	233
マイクロスコープ	マイクロスコープ 45	メイジテクノ	キクタニ	177, 233
マイクロスコープ	マイクロスコープ 45 S	メイジテクノ	キクタニ	233
マイクロモーター	KaVo K 10	KaVo	KaVo EWL	
空気圧振動チゼル	CARO エアーカッター	東邦歯科産業	東邦歯科産業	138, 150, 171
dye spacer（コーティング材）	Color Coat	東洋化学研究所	東洋化学研究所	60

表2 メーカー一覧

会社名	郵便番号	住所	電話番号(homepage URL)
デンツプライ三金株式会社	106-0041	東京都港区麻布台1-8-10	03-5114-1001 http://www.dentsply-sankin.com
株式会社モリタ(東京製作所)	338-8538	埼玉県さいたま市中央区上落合2-1-24	048-852-1315 http://www.dental-plaza.co.jp/
山本貴金属地金株式会社(東京支店)	101-0021	東京都千代田区外神田5-4-9 ハニー外神田第2ビル4F	03-3837-2048 http://www.yamakin-gold.co.jp/
APS株式会社(東京営業所)	110-0015	東京都台東区東上野1-15-6 田辺ビル5F	03-3833-8241
株式会社松風	605-0983	京都府京都市東山区 福稲上高松町11	075-561-1112 http://www.shofu.co.jp/
株式会社ジーシー DIC	113-0033	東京都文京区本郷3-2-14	0120-416480 http://www.gcdental.co.jp/
山八歯材工業株式会社	443-0105	愛知県蒲郡市西浦町大知柄54-1	0533-57-7121 http://www.yamahachi-dental.co.jp/
株式会社カボイー・ダブリュ・エル	130-0014	東京都墨田区亀沢4-13-2-101	03-3625-2521
株式会社ユニーク	334-0062	埼玉県川口市榛松1796	048-285-3151
株式会社キクタニ	640-8392	和歌山県和歌山市中之島1426	073-432-7135
ヘレウスクルツァージャパン株式会社	113-0033	東京都文京区本郷4-8-13 TSKビル2F	03-5803-2151 http://www.heraeus-kulzer.co.jp
ハイデンタル・ジャパン株式会社	578-0903	大阪府東大阪市今米1-20-14	072-961-8811
東邦歯科産業株式会社	336-0034	埼玉県さいたま市南区内谷2-10-2	048-864-2715
株式会社ニッシン	601-8469	京都府京都市南区唐橋平垣町8	075-681-5346
フィード株式会社	220-6119	神奈川県横浜市西区みなとみらい2-3-3 クイーンズタワーB19階	0120-004-504 http://www.feedcorp.co.jp/labo/
石福金属興業株式会社	101-8654	東京都千代田区内神田3-20-7	03-3252-8471 http://www.ishifuku.co.jp/
サンデンタル株式会社	542-0081	大阪府大阪市中央区南船場4-8-9	06-6245-0950
株式会社彫刻アイデア社(東京支店)	130-0005	東京都墨田区東駒形4-24-7	03-3621-8201 http://www.rakucho.com
コニシ株式会社	541-0046	大阪府大阪市中央区平野町2-1-2 沢の鶴ビル	0120-281168 http://www.bond.co.jp/
株式会社東洋化学研究所	173-0004	東京都板橋区板橋4-25-12	03-3962-8811
日本歯研工業株式会社	141-0031	東京都品川区西五反田5-1-10	03-3492-0927
有限会社インターグローブ	532-0033	大阪府大阪市淀川区新高1-1-15	06-6396-4448
有限会社齋藤デンタル工業	124-0006	東京都葛飾区堀切2-56-8	03-3691-2219 http://www.saito-dental.co.jp
株式会社アイキャスト	604-0847	京都府京都市中京区烏丸通り二条下る 秋野々町513 京都第一生命泉屋ビル8F	075-257-7270 http://www.i-cast.jp
名南歯科貿易株式会社(東京事務所)	103-0006	東京都中央区日本橋富沢町10-10 日本橋インテリジェントフラッツ502	03-6906-5728 http://www.meinandental.com

文献

●参考文献
（本書とともに君たちに読んでほしい文献）
1) 1週間でマスターするキャストパーシャル，上．医歯薬出版，東京，1990（基本文献）．
2) 1週間でマスターするキャストパーシャル，下．医歯薬出版，東京，1990（基本文献）．
3) 浜中人士：金属材料の現状と今後の発展．歯科技工学臨床研修講座5，医歯薬出版，東京，1998，184～194（金合金，チタンなどの現状と将来性の理解に役立つ）．
4) 長谷川二郎，太田喜一郎：歯科材料学の常識とウソ．デンタルダイヤモンド社，東京，1990（ズバリわからないところを教えてくれる手引き書）．
5) 奥野善彦ほか編：歯科技工辞典．医歯薬出版，東京，1991（たいていの技工用語が出ているので，調べるときに便利）．

●引用文献
＜1章＞
1) 長谷川二郎ほか：歯科技工士教本/歯科理工学②．医歯薬出版，東京，1995，19（Gold-platinum alloy の性質に関する文献）．
2) 浜中人士：金属材料の現状と今後の発展．歯科技工学臨床研修講座5，医歯薬出版，東京，1998，186（Gold-platinum alloy の性質に関する文献）．
＜2章＞
3) 長谷川二郎，太田喜一郎：歯科材料学の常識とウソ．デンタルダイヤモンド社，東京，1990，65（軟化熱処理に関する文献）．
4) 長谷川二郎，太田喜一郎：歯科材料学の常識とウソ．デンタルダイヤモンド社，東京，1990，118（硬化熱処理に関する文献）．
5) 奥野善彦ほか編：歯科技工辞典．医歯薬出版，東京，1991，159（硬化熱処理に関する文献）．
6) 小原嗣郎：金属組織学概論．朝倉書店，東京，1966，63（時効・時効硬化・析出に関する文献）．
7) 日本熱処理技術協会編：熱処理ガイドブック－基礎編．大河出版，1983，59（析出に関する文献）．
＜3章＞
8) 1週間でマスターするキャストパーシャル，上．医歯薬出版，東京，1990，54～80（基本設計に関する文献）．
9) 田中伸一，野谷健治，三木敬一：クラスプ義歯をより rigid な設計とするために－双子鉤の有効性とそのマウスプレパレーション．日本歯科評論，493，1983（リジッドな設計に関する文献）．
＜4章＞
10) 1週間でマスターするキャストパーシャル，上．医歯薬出版，東京，1990，82～110（構造設計に関する文献）．
11) 奥野善彦ほか編：歯科技工辞典．医歯薬出版，東京，1991，159，441（フックの法則に関する文献）．
12) 奥野善彦ほか：有床義歯技工学．医歯薬出

版，東京，1995，96（荷重に対するたわみ量の文献）．
13) 奥津　敏：楽しく学ぶ構造力学．彰国社，東京，1996（金属材料の構造力学に関する文献）．
14) 建築思潮研究所編：建築設計資料60，構造計画．建築資料研究社，東京，1997，16〜17（構造システムの分類に関する文献）．
15) Hohmann,A.,Hielscher,W.編：LEXIKON der Zahntechnik.Verlag Neuer Merkur, München, 1998（応力-ひずみ曲線に関する文献）．
16) 川島　哲：1週間でマスターするキャストパーシャル，上．医歯薬出版，東京，1990，89，94（ラピッドフレックスシステムに関する文献）．

<5章>
17) 1週間でマスターするキャストパーシャル，上．医歯薬出版，東京，1990，112〜152（維持力の数値化に関する文献）．

<6章>
18) 1週間でマスターするキャストパーシャル，下．医歯薬出版，東京，1990，53〜61，73〜77（シリコーン複印象法に関する文献）．

<7章>
19) 長谷川二郎，太田喜一郎：歯科材料学の常識とウソ．デンタルダイヤモンド社，東京，1990，69（フラックスに関する文献）．
20) 1週間でマスターするキャストパーシャル，下．医歯薬出版，東京，1990，102〜115（スプルーイングに関する文献）．
21) 長谷川二郎，太田喜一郎：歯科材料学の常識とウソ．デンタルダイヤモンド社，東京，1990，65，67（キャスト後の処理に関する文献）．

<8章>
22) 1週間でマスターするキャストパーシャル，下．医歯薬出版，東京，1990，62〜68，149（耐火模型材に関する文献）．

<10章>
23) 高橋俊幸：歯科鋳造用金-チタン系合金の組成に関する基礎的検討．歯科材料・器械，17(2)：126〜139，1998（パラジウムを含まない金合金に関する文献）．
24) 川島　哲：バイオメタルへの飽くなき挑戦－金チタン合金（純金＋Ti）を用いたキャストパーシャル．QDT，22(4)：106〜115，1997（金チタン合金に関する文献）．
25) 浜中人士：金属材料の現状と今後の発展．歯科技工学臨床研修講座(5)，医歯薬出版，東京，1998，190（純チタン3種に関する文献）．

<付録・器材一覧>
26) 中山真一：『新機構』「揺動」を応用した研削・研磨について．Dental Magazine（モリタ），98：172，2000（電気レーズに関する文献）．

索引

あ

RPI アタッチメント　185
I バー　203
I バーアーム　159
I バークラスプ　85
アズキャスト　11, 19, 147
アタッチメントデンチャー　34, 49
圧縮応力　76, 77
圧縮強さ　78
圧縮ひずみ　77
アナライジングロッド　158
アルカリガラス　133
アンダーカットゲージ　91
アンダーカット量　90, 158
維持腕　92
インゴット　130
インサイザルレスト　34
インプレッション　56
エアーガン　107, 111
エーカースクラスプ　84, 85
ADA タイプⅣ金合金　4
液相点　10
Au-Pt 表　83, 92, 159
円錐台　135
応力　76, 77
応力伝達機構　76
応力-ひずみ曲線　77
オーバーヒート　133
オクルーザルレスト　35, 39, 212
オクルーザルレスト（横断型）　206
オクルージョンフォイル　176

か

加圧埋没器　161
カーバイドバー No.17　175
カーバイドのラウンドバー No.8　175
ガイディングプレート　42
外部変形　10
外埋没材　144, 169
ガスバーナー　130
加熱スケジュール　146
ガラス板　181
ガラスビーズ　171
CARO エアーカッター　138, 150, 171
カントゥア　42
簡便 Au-Pt 表　92
簡便 CCM 表　95
キーアンドキーウェイタイプ　49
幾何学的要素　75
技工依頼書　31
既製シリコーンリング　112
既製 wax pattern　72
基本設計　30
基本設計者　65
基本設計の「肩代わり」　32
キャスティング　147
キャスティングマシーン　147
キャストクラスプのアンダーカット量　85
キャストタイミング　130
キャストリング　149
鏡面研磨　94
曲線材　75
曲面材　75
金属アレルギー　2
金チタン合金　216, 220
隅角型　35, 39
空気圧振動チゼル　128
クラスプアームの長さ　84, 92
クラスプデンチャー　34
クラスプの研磨目減り分　92
クラスプライン　158
グラファイト　121, 131
グラファイト入りクルーシブル　133
グラファイトルツボ　170
クルーシブル　130, 131
クルーシブルフォーマー　135, 168
クルーシブルフォーマー形成用　136
クルーシブルフォーマー非形成用　136
ゲートフォーマー　137, 168, 182
結晶粒界　13
結晶粒の微細化　10
研磨材　176
硬化熱処理　12
高カラット金合金　4, 11
咬合器へのマウント　31
咬合面横断型　35
咬合面中央部型　35
咬合面レスト　35
高周波遠心鋳造機　147
構造計算　67
構造システム　75
構造設計　62
構造設計者　65
構造設計線　166
降伏点　78
鉤腕長　84, 92
コーヌス　55
コーヌス外冠　74
Gold-platinum 表　84, 92
Gold-platinum ワイヤー　52
刻印機　198
個人トレー　58
固相点　10
コネクター　73
コネクターの補強構造　73
Co-Cr 合金　93
コバルトクロム合金　2

さ

サイクラークⅡ鋳造機　137
サベイライン　90, 158
サベヤー　90
　――の使用目的　90
酸処理　24
サンスプレー　161, 162
仕上げ研磨　94
シートワックス　58, 189
歯冠外アタッチメント　49, 198
歯頸隆線レスト　34
止血鉗子　131
時効　12
時効硬化　12
支台築造　38
自動練和器 DG-Ⅰ　161
集塵装置　165
自由反発距離　84
少数残存歯　34
小連結子　73
シリコーン表面滑沢材　112
シリコーン複印象材　120
シリコーンポイントMタイプ　176
シリコーンリング　110, 164
シンギュラムレスト　34, 41, 53, 59, 211
水中急冷　173
数値化したキャストクラスプ　90
スーパートロンⅡ UVM-7000　147, 170
スーパーマルチ　232
スクリプトメーター　158
スケルトン　48
スタビライザー　98, 110, 112
スタビライザー改良法　115
スタビリゼイション　98
スタビリゼイションリング　100, 106

スタンダードクラスプ　52, 85, 206
スチームクリーナー　24
ステップ模型　156
スプルーイング　140
スプルーコーン　135
スプルーコーン形成用　189
スムーズワックス　182
スリーブ　98, 100, 107, 110, 111
析出　13
石膏　58
切端レスト　34
セラミックファイバー　93
線材　75
前歯部中間欠損　34
せん断応力　76, 77
せん断ひずみ　77
測定長　87
速効性超硬質石膏　58

た

耐火模型　125, 135
耐火模型材　121, 144, 164
ダイヤモンドバー HP-101　175
大連結子　73
楕円線　75
ダルボ 667 C E/C　50
弾性限（界）　78
着脱方向　90
中間欠損　34
鋳造用金合金　4
鋳造用白金加金合金　4
直線材　75
T.K.M.熱処理　18
T.K.M.マジックカップ　152
T.K.M.マジックカップ法　149, 152
DG-Ⅰシリコーン自動ミキサー　104

デグサユニットⅢ　91
テクニトロン URH-703　147
デグフォーム複印象材　156
デジタルサベヤー　91
鉄リング　182
テレスコープデンチャー　34
電気インスツルメント　166
デンチャーベースコネクター　48, 69
トリマー　165

な

内部応力　10
ナイロンブラシ　176
7つの構成要素　34
軟化熱処理　10, 11
ニアシッド　24
ニアシッドピックリングユニット　25
ニューフジロックファストセット　58
熱処理　3
ネット　48

は

パーシャルデンチャー　34
バーティカルディメンション　31
ハーフ＆ハーフクラスプ　85
ハーフクラスプ　54
バイブレーター　19, 173
破断点　78
白金加金　2
バックアクションクラスプ　85
パラタルインサート　100, 102
パラフィンワックス　165
パラレルミリング　55
半円線　75

ヒーターロッド　159
ヒートトリートメント　3
非貴金属合金　2
ひずみ　10, 77
ビッカース硬さ　14
ビックコーンシリコンポリッシャー　176
ピックリング　24, 147, 174
引張り応力　76, 77
引張り強さ　78
引張りひずみ　77
比例限（界）　78
比例限界　11
ファーネス　19, 173
ファイナルインプレッション　37, 205
フィニッシュライン　47, 157
フィメール　49
複印象用フラスコ　98
フックの法則　78
フラスコベース　110, 111, 162
プラスター　58
フラックス　130, 131, 133
フリーエンド　34
プレッシャーポット　120, 161
プロキシマルプレート　47
ブロックアウトテーブル　110
ブロックアウト部　90
プロビジョナル　39
平面材　75
ベーストレー　100, 107
BEGO社の複印象フラスコ　100
BEGOフラスコシステム　156
ペンシルブラスター　171
偏析　10
ボクシング　58, 160
ボクシング材　160

ま

マイクロクラック　58
マイクロスコープ　177
マイクロペンシルブラスター　151
マイクロミニ　92
マイナーコネクター　47, 73, 158
埋没材　113
埋没法　20
埋没用フラスコベース　137
マウスプレパレーション　36
マジックカップ　25, 152, 231
マジックトング　152
マスターモデル　58
マスターモデル用スプルーコーン　135
マスターモデル用スプルーコーンA型　135, 188
丸線　75
マルチウェイ　76
マルチバックコンパクト　123, 164
マルチバック4　123, 164
マルチフィックスⅡ　176
ミニダルボ　50
ミリング面　40
メール　49
メジャーコネクター　48, 73, 158, 166
メタルコア　38
メタルプライマーⅡ　54
メタルフレーム　174
面構成　75
面材　75
木ネジ　58
モデルフラスコ　110

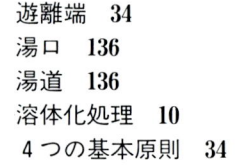

や

ユーティリティワックス　58

遊離端　34
湯口　136
湯道　136
溶体化処理　10
4つの基本原則　34

ら

ラバー研磨　93
ラピッドフレックスシステム　82, 92
ラピッドフレックスパタン　82
リキッドインベストメント　137, 150
リテイナー　48
リテンションアーム　92
リリーフ　160
リリーフ用ワックス　160
リングクラスプ　85
リングファーネス　146
リン酸塩系埋没材　121
ルツボ　131
冷間加工　149
0.2％耐力　11
レスト　34
レスト座　38
レストシート　38
レストの種類　34
レストの設定　34, 44, 47
レストレーション　36
レマフォームのクルーシブル　210
鑞付け用埋没材　19
ローチクラスプ　54, 85, 187, 206

わ

ワイヤークラスプ　54, 207
ワックスジョイント　168
ワックスバス　124, 165

索引

ワックスパターンクリーナー
　137, 169
ワックスフィット　167
割り出し　150
ワンウェイ　76

欧文

ASC 52　51
Base plate　110, 111, 162
base tray　100
BC-I　131, 170
BI YELLOW　16, 183, 202
Biolor SG　128, 214
BiOr 17　216
Biosint Extra　144, 169
Block out tray　110
Cherilyn G. Sheets　194
Color Coat　60
Deguform　104, 161
Deguform plus　120, 221
Degulor M　5, 7
Degulor MO　5, 6, 11, 169, 172, 218
Deguvest F　121, 144, 178, 186
Deguvest L　19, 152, 172
Flaskbase　110
Gold-plutinum alloy　2
Hadax Attachment　49
Heraeus Flask　110
Heraeus Flask システム　110
Heraeus フラスコシステム
　156
Jacinthe M. Paquette　196
Micromini　159
Multivac compact　123, 164
Multivac 4　123, 164
Optivest　121, 144, 156, 163, 164
palatal insert　100, 102
Plastdent CP　190

Safety Ribbon　137, 169
Scribtotherm-Lack　158
Silicone sleeve　110, 164
Siliform flask　99
Sleeve　110, 111
sleeve　98, 100
Smooth casting wax　166
stabilization ring　100
Stick Point　93, 175
Stippled sheet wax　166, 182, 189
Tetsu Kawashima Method　3
TitanGold 16　220
T.K.M.　3
Varioplate　110, 112
Veriflux　131, 134
Wax Cleaner Spray　137
Wax-Fix　167
wire wax　92
Wiropaint Plus　137, 150

【著者略歴】

川島 哲
かわ　しま　てつ

- 1976年　東邦歯科技工専門学校（現東邦歯科医療専門学校歯科技工士学科）卒業
- 1976年　有限会社ユニデント開設
- 1991年　日本補綴構造設計士協会（PSD）理事長
- 2005年　川島セミナー代表

有限会社ユニデント代表取締役．1976年に歯科技工所を開設して以来，一貫してキャストパーシャルデンチャーの補綴構造設計の理論構築と技工術式の改良に取り組んでいる．
主著『一週間でマスターするキャストパーシャル上・下巻』医歯薬出版（1991年），『T.K.Mキャストデンチャーのすべて Bio-Mimetic Cast Denture』医歯薬出版（2005年）
http://kawashima-world.com

バイオ・キャストパーシャル　ISBN 978-4-263-43763-6

2000年5月25日　第1版第1刷発行
2011年1月20日　第1版第3刷発行

著者　川島　哲
発行者　大畑　秀穂
発行所　医歯薬出版株式会社
〒113-8612　東京都文京区本駒込1—7—10
電話（03）5395—7638（編集）・7630（販売）
FAX（03）5395—7639（編集）・7633（販売）
http://www.ishiyaku.co.jp/
郵便振替番号　00190-5-13816

乱丁・落丁の際はお取り替えいたします　印刷・木元省美堂／製本・榎本製本

© Ishiyaku Publishers, Inc., 2000. Printed in Japan ［検印廃止］

本書の複製権・翻訳権・翻案権・上映権・譲渡権・貸与権・公衆送信権（送信可能化権を含む）は，医歯薬出版㈱が保有します．
JCOPY ＜㈳出版者著作権管理機構委託出版物＞
本書の無断複写は，著作権法上での例外を除き禁じられています．複写される場合は，そのつど事前に㈳出版者著作権管理機構（電話 03-3513-6969，FAX 03-3513-6979，e-mail：info@jcopy.or.jp）の許諾を得てください．